医 学 新 悟

——高尔鑫教授医学文集

高尔鑫 著

董昌武 廖圣宝 张亚辉
宋婷婷 高 松 徐 慧 整理

U0346558

中国中医药出版社

·北 京·

图书在版编目(CIP)数据

医学新悟：高尔鑫教授医学文集 / 高尔鑫著；董
昌武等整理.—北京：中国中医药出版社，2018.10
ISBN 978 - 7 - 5132 - 5141 - 9

Ⅰ.①医…　Ⅱ.①高…②董…　Ⅲ.①中国医药学-
文集　Ⅳ.①R2 - 53

中国版本图书馆 CIP 数据核字(2018)第 174544 号

中国中医药出版社出版

北京市朝阳区北三环东路 28 号易亨大厦 16 层
邮政编码　100013
传真　010 - 64405750
山东润声印务有限公司印刷
各地新华书店经销

开本 880×1230　1/32　印张 10　字数 242 千字
2018 年 10 月第 1 版　2018 年 10 月第 1 次印刷
书号　ISBN 978 - 7 - 5132 - 5141 - 9

定价　39.80 元
网址　www.cptcm.com

社 长 热 线　010 - 64405720
购 书 热 线　010 - 89535836
维 权 打 假　010 - 64405753

微信服务号　zgzyycbs
微商城网址　https://kdt.im/LIdUGr
官 方 微 博　http://e.weibo.com/cptcm
天猫旗舰店网址　https://zgzyycbs.tmall.com

如有印装质量问题请与本社出版部联系(010 - 64405510)

前　言

余学医卅五载,凡历始涉、探索、知谛、有得四阶段,于中医学习、从医救人、医药科研、培育后学诸方面渐获些许浅陋见解。兹将有关见解胪列成篇,以交流见教于同道。

学医者当首怀济世救人之心志,然步入医学殿堂前,常有茫然无所从之感。盖因中医学博大精深,医理隐奥幽深,诸疾千变万化,致使初习者往往无所措手。余经数十年经验与教训,以为熟读精研医学经典著作,是为学医之首要,医犹构房筑室,无有顶梁宏柱、千瓦万砖,无以成昂然绚丽之殿宇。辨证、察脉、立法、处方者,不深谙医经典,岂可拟方流畅,药到病除? 故不立苦读医典之志,定难成为良医。胸中不饱揣经论方药者,如同"斗不持械,渴而无水",终难医人。

苦读经典,尚须苦思瞑求其中深奥学理。若食古不化,不为沟通交流,偏执一方一药,以候阴阳偏颇不一之人群、千般万种之证候、反掌变化之病情,则似盲者履步,蹒跚不定,怎能辨阴阳盛衰、疾之证候,以化裁组方,斟酌剂量,药到病除? 故熟读经典,须融会胸臆,触类旁通,方能呼之即出,应用自如。

　　医为治病救人之大学问。其学所涉,旁及天文、地理、社会、人文、人类、人体、物理、化学诸学科。当代勃兴之交叉边缘新学,如生物医学工程、医学电子学、激光医学、超声医学、电子计算机医学应用及细胞分子学、遗传学、免疫学、器官移植等今之为医者均须涉猎或掌握。为临证诊治、科学研究、培养后学,尚应养育新思维,举凡现代方法论之信息论、耗散结构、协同论、突变论等,均可借以研究中医理论,如"证"之实质与经络、针灸、气功之本质。故真正良医需知识广博,学力精深。孤陋寡闻、不求进取者,断难成为当代良医。愚以为,医学非仅专门学科之定称,医家乃杂家、大家也。

　　悬壶医林,治学研究,贵在积累。日常须向书堆里钻,在病床边磨,于实践中体验,从学理上推求。听读行思,兼行并施,且就点滴心得反复磨礳,于已得之上研讨新思路、新方法,务求思之有新,行之有得,得之有果。如此日经月历,定会由涓涓细流,汇为河海。

　　从师受学,向谓习医必由之径。古人师承名家,今人求学高等学府,形成虽殊,目的无异。从师贵在敬重师长,眈其学识,行其医道,执其方药,观其疗效,铭记其得。然一人学短,众人学丰,从师一人，唯得一人之长；师承多人，方能集腋成裘。故今人从师，要在兼学。博采众访，吸其所擅，日久天长，必自成一家。

古语云："知其要者，一言而终；不知其要者，流散无穷。"学海浩瀚无涯，医籍汗牛充栋。欲知其要，当先攻古之经典，次读历代巨著，再览今之新学。医学繁衍变革时期之著述，如东汉张仲景之《伤寒杂病论》、金元四大家之论述及明清温热病学派吴又可、叶天士、薛生白等著作，尤需细读。如此则能登堂入室，方可在实践之中，发现蕴含在诸多典籍中之闪光论点、成功苗头、可供发掘之宝藏，进而扩充之，发扬之，定能探求出适新之方法，研究出新成果。

本篇行将付梓，谨向多年来为余指示医学门径之众多师长及同道致以崇高敬意。是篇成书经过，有烦一些同志及后学协助检索核对资料，一并统此致谢。囿于学识浅薄、实践短缺，文中欠当失误之处，谅必有在。斧正之赐，热望于来哲。

高尔鑫

1997 年 8 月 20 日

张　序

中医药学有着悠久的历史和优良的传统。她是我国劳动人民长期同疾病做斗争的经验结晶。她为中华民族的繁衍昌盛和人类的健康事业已经做出并将继续做出巨大贡献。

中华民族文化瑰宝之一的中医药学,在她形成之始及其发展之中,都始终不断地广泛吸纳当代文化和科学的精华,充实自己,发展自己,完善自己,使自己成为一门对中华民族惠泽过去、思及现在、赐福未来的科学。

当今时代,是中华民族振兴和腾飞的时代。党和政府十分关怀和重视中医药学的继承和发扬工作,为中医药事业的发展提供了可靠的保障并创造了良好的环境。抓住机遇,努力奋斗,积极吸纳当代科学成果,运用当代科学技术,全面继承和发扬中医药学术,使之为中华民族乃至全人类的健康发挥出更大的作用,这是时代赋予我们中医药工作者的历史责任。我们应当无愧于这个时代,担当起历史的重任。

我们欣喜地看到,近些年来中医药界不少专家、学者在这方面进行了不懈的探索与可贵的尝试,所报告的成果和问世的专著也逐渐增多,高尔鑫同志即将出版的《医学新悟》即是其中的一种。

《医学新悟》是作者的一本学术论文集,所收近 30 篇论文,内容涉及临床、保健及中医教育。既有对中医理论的透视,又有对临床实践的微观剖析,既有对疑难杂症诊治的学术研究,又有对养生保健知识的普及介绍,可谓雅俗共赏,相得益彰。在这些或持论严谨,或流畅活泼的论文里,作者理性思维的深度、中医理论的素养、临床实践的功力得到了较为充分的体现。相信读者开卷以后,自当有所体会。

我相信,《医学新悟》的出版对中医理论的研究和临床实践的操作都将有一定的启发和借鉴意义,故特为序。

张文康

1997 年 10 月 2 日

董 序

中医学历史悠久,源远流长。她是中国文明宝库中的一颗璀璨明珠,是世界医学园地里的一株绚丽奇葩。

但是由于各种原因,人们对中医学这份宝贵遗产的研究、发掘、利用得并不充分:她的有关人体生理、病理的精辟论断和独特理论未能被现代科学加以解释;她的一些切实有效的诊治疾病的经验和手段未能在今人的临床实践中得到充分的运用和不断完善。因此,当代医家的一个重要任务就是努力发掘中医的精华,切实用之于临床实践。

实际上,近年来不少中医界同仁都在这方面做过积极探索和潜心研究,高尔鑫同志即是其中的一位。最近尔鑫同志将他10余年来潜心研究和实践的成果《医学新悟》奉献给医界同道。这是作者的一本学术论文集,内收作者10余年来写就的近30篇学术论文,内容包括临床、保健及中医教育三端。

"临床篇"无疑是作者最为着力之处。这些论文都是作者在医疗实践中有所发现、有所创获之作。无论是在选题的新颖、立意的高度、论证的精细、组织的严谨,还是语言的表达上,都是值得高度肯定的。

　　我与尔鑫同志相识于 20 世纪 80 年代初期，他的机颖敏识、乐道敬业给我印象颇深。尔后，尔鑫同志因工作需要走上领导岗位，虽工作繁杂，仍拨冗向学，不辍笔耕，殊为难得。

　　尔鑫同志斯著既成，索序于我。吾欣而允之，特缀数语于卷首，是为序。

董建华

1997 年 10 月 5 日

目　录

总　叙　篇
1

研究思路篇
27

心脑血管疾病防治篇
59

养 生 篇

149

肿瘤防治篇
195

杂病防治篇
217

教学研究篇
261

总叙篇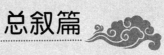

第一章 中医学的渊源、现状与未来

中医学有着悠久的历史和光荣的传统。在历史演进和时代更迭中,中医学渐次形成其独特的理论体系和操作系统。千百年来,中医学为中华民族的繁衍昌盛和人类的健康事业做出了巨大的贡献。为了更好地继承和弘扬中医学的特色与传统,促进其不断发展与完善,对中医学的渊源、现状与未来做一初步探讨与研究将是不无裨益的。

一、中医学的渊源

中医学是建立在古代朴素的自然观、方法论和科学观的基础上,并以古代自然哲学的阴阳、五行、精气神学说作为认识依据,结合长期的实践经验而形成的独特理论体系。中国传统思想文化是在中国自古以来分散的小农个体自给自足经济为主体的生产方式的基础上滋长的,后被大一统封建社会结构所强化固定。它直接在民族心理意识上构筑了坚固的思想框架,使几千年的文化困囿在这个框架之中,从而决定了中国传统文化的封闭性。历史的剧烈变更没有使其裂化激变。世界五大古代文化系统唯有中国文化没有被毁灭，始终把握了自我调节。阴阳五行学说为中医学提供了抽象思维的出发点，奠定了最基本的理论原则，制作了最初的框架，并始终指导、控制着中医理论的发展。中医学体系中阴阳五行学说作为分析人的生理、病理，以及进行辨证治疗的一种思维方法和哲学基础，强调人与自然的统一，这在一定程度上提示了事物之间相互联系的本质及运动规律，对中医学的发展起到了巨大的推动作用。遗憾的是，它未能随社会的发展在更大程度和范围内、在更高层次上揭示事物之间联系的特殊规律，造成了中医学思维过程中的封闭性、粗放性。即使金元四大家争鸣及明、清温病学说兴起，也仅可称为一定范围内的革新。总之，由于传统思想的困囿，以及与自然科学的严重脱节致使中医学始终保持着独特性和传统性，同时也造成了中医学的诸多局限性。

二、中医学的现状

中医学是以中国传统文化为背景的，它的发生、发展与特定的地理、历史等文化背景密切相关，其基本理论、方法都是中国传统文化在医学上的体现与缩影。中医学经过几千年的实践检验，并借鉴了中国古代哲学的理论、观点，明确了阴阳五行学说及其推理方法在中医学中的地位，几千年来经过不断的完善、整理，使之逐渐条理化、规律化、理论化，这是一种借鉴，也是一种融汇。阴阳五行学说之所以可以解释中医的生理、病理、立法、处方、用药，是因为上述精当的立论始终遵循了万事万物间的矛盾、消长、相生、相克的客观规律。如阴病及阳、五脏传变，实质上是"一病影响全身"的必然过程。中医学在历史的长河中，为人类保健事业做出了卓越贡献。由于中医临床的实用性、传统文化的固有性和历史的影响,决定了中医又是背着沉重的历史包袱到当今世界的;其关键在于中医学始终未能与现代科学技术进行有机的结合。因此,振兴中医意味着中医学将面临一场现代化革命,即用新的思维方式指导中医理论的研究,用现代化手段探讨中医出奇制胜的奥秘。中国传统理论表述的语言更新绝不是对中医理论的取代,因为中医理论的精神实质绝不会因研究与表达方式的不同而改变,这只能使中医理论体系更趋于系统、完善,并增强与其他交叉边缘学科的亲和力。

中医学是尚须进一步发掘的肥沃处女地,它尚有许多切实有效的经验未能为现代科学所解释,如脏腑表里关系的实质,针灸、气功的奥秘。许多在生物医学模式中被忽视的中医观点与手段又得到新的重视,如五运六气、子午流注及七情致病等学说。由于中医学拥有很多潜在发展优势,这决定了中医学必将在未来的医学发展中扮演一个重要角色。从医学发展的客观规律看,可以断言:未来医学必将建立在现代医学和传统医学的基石上。因此,为探索新医学的发展,用现代的多学科理论和方法去渗透、发展中医学是必要的,这样中医学将得以生存、发展,中医学这颗古老的东方明珠才能在未来医学体系中大放光彩。

为了认识中医学的全貌,有必要认识世界各民族传统医学的雷同与差异。各民族传统医学存在共同特征是必然的,传统医学即是人们在历史上得到的,经过选择地沿传到现在,它影响着未来医学体系。由于各个种族的差异,以及生态环境、社会文化、历史背景的不同,历史上产生了各个不同理论体系的传统医学,称之为民族医学。尽管各个民族传统医学千差万别,但它们作为以研究人体生理、病理及防治疾病、保持健康为共同目的的医学理论体系,必然存在联系和共同特征。这是不以人们意志为转移的医学发展的客观规律。简单来说,东西方两种古医学都带有明显的哲学性质,无论是《黄帝内经》(以下简称《内经》)的作者,还是罗马的盖伦,均强调要首先懂得哲学,即天地的道理。其认识方法都是以整体把握局部,如《内经》中的阴阳规律,希波克拉底"不认识整体,就无法认识局部"的论点,中国先哲提出的可以化生万物的"五行学说",恩培多克勒提出的可以生成新事物的"四元素"等。以上阐述的规律是古代东西两种医学的最高理论原则,并成为认识人体的基本方法。在具体认识中,《内经》《难经》《诸病源候论》都提出"心藏神",亚里士多德和恩培多克勒也认为心脏主管思维、精神和智慧。诊病时,望诊和脉诊备受古代东西方医家重视。中医学的望诊内容十分丰富,有望神、望舌、望色泽、望络脉等;在脉诊方面,张仲景强调"平脉辨证",王叔和所著的《脉经》更是全面系统地论述了脉诊的内容。希波克拉底也十分重视望诊,盖伦的将脉诊法作为主要诊断方法从古罗马一直沿用到整个中世纪。《内经》强调顺应自然以治病,希波克拉底强调利用自然办法治愈患者;华佗开医疗体操之先河,希波克拉底也提倡体育疗法;孙思邈强调食疗,希波克拉底的《论古代医学》将饮食疗法作为最重要问题之一。各个民族医学之间的相互交流、融合也决定了它们之间必然存在着共同特征。阿拉伯人建成萨拉森帝国后,吸收了希腊、拜占庭、中亚各民族及中国唐代文化,创造了兴盛的阿拉伯文化。阿拉伯医学也可以说是博采众家之长,也说明了它与上述各民族传统医学之间必然存在着共同特征。

　　世界传统医学主要发源于中国、古印度、古巴比伦、古埃及这些古文明的中心。上述古医学除中医学外,均在人类社会不断演变、发展中渐渐地衰落甚至消亡。古印度吠陀时期(公元前2000—公元1000)即出现了健康医疗和生命学的《阿轮吠陀》,且有一段中兴时期,后因外族入侵,印度文化遭受破坏,医学著作不断废毁,到 18 世纪英国入侵印度,印度医学则被先进的西方医学所取代。古巴比伦很早就用占星术来推断人体的生理和病理,治疗上使用植物、动物、矿物药百余种,后来被亚述、马其顿王朝所灭,其医学也随之消亡。古埃及人很早就注意到尼罗河的泛滥现象,很自然地把对气象与河流的观察结果与人体现象联系起来。古埃及纸草文中记述了有关心脏及血行,提到"血管系统"始于心脏而通于全身。古埃及后被马其顿王朝所灭,其医学也被希腊医学所取代。

如何理解中医学与西方医学差异的缘由呢? 恩格斯认为:只有奴隶制才使农业、工业更大规模分工成为可能,并且因此才造成了古代世界文化——希腊文化繁荣的条件。如果没有奴隶制所奠定的基础,也就不会有近代的欧洲。罗马帝国至公元 475 年以后才进入封建社会,他们孕育了丰富的科学思想。从历史演变的角度看,西方传统思想文化极不稳定,表现在医学上,即可见从古代的亚述医学、埃及医学被希腊医学所取代,发展成为罗马医学、阿拉伯医学,至文艺复兴而成为近代医学、现代医学。中国封建社会持续时间长达 2000 年之久,中国几乎是唯一拥有连续性的著述传统的国家,中国封建社会王朝更替,但其传统文化思想根本未变,医学也是以一个模式延续下来,不断发展、完善,直至近代以前的千余年中,一直稳缓前进,居于世界前列。李约瑟从另一角度分析认为:"中国官僚封建制比欧洲封建制或希腊奴隶制要好,中国没有像欧洲封建制那样漫长的黑暗时代。"这也是中医学在古代领先的重要原因。而中医学之所以近代没能像西方医学那样迅猛发展,其根本原因就是传统文化背景未变,自然科学未能迅猛发展。就中医学而言,古典医学理论起源早,内容丰富,临床实用性强,为其优势；但其持续性、不可变性促成了它的固有性，致使中医学难以与先进的自然科学相渗透，从而发展呈滞后性。所以说近代中医既独具特色，又远离现代医学的发展，这是历史的必然。

传统医学与现代科学技术成果结合是产生现代医学的直接因素。中世纪末叶，欧洲封建社会加速崩溃，落后的科学文化已不能适应生产发展的需要，反对宗教的束缚，提倡科学实验，"人文主义"文化兴起，文化科学呈现一片空前繁荣景象，近代自然科学就是从这一革命中产生并发展起来的。哥白尼发表《天体运行论》，布鲁诺指出宇宙空间无限，伽利略创落体运动实验和显微镜，从此产生了实验科学，医学革新运动也从此兴起，医学解剖学、生理学得到迅猛发展，尤其是19世纪中叶自然科学的"三大发现"，更促进了西方传统医学的日新月异。医学发展到20世纪时，基本形成了比较完整的现代医学体系。现代医学正向着微观化、多元化、系统化方向发展。例如冠心病的研究包括宏观症状、体征，微观病理变化、遗传因素、环境因素、心理因素、时间与季节因素。现代医学不仅涉及各类自然科学，还步入社会科学范畴。

三、中医学的未来

中医学理论的独特性、临床的显效性使我们有足够的信心展望其未来的前景。我们坚信，中医学将对未来医学做出贡献，这是由中医学以下特色和功能所决定的。

（一）中医的整体观

中医学认为，在形态结构、生理功能及病理机制上，人体各个脏腑器官都是互相联系、影响的，经络不仅对联络人体周身组织器官起了纽带作用，同时又是输送营养、传递信息的通道。疾病是人体脏腑组织失调、内外环境不协调所致，自然环境、社会环境均可致病，如六淫致病、七情内伤等。施治也必须从整体联系中把握局部病变。这种把整体与横向研究人体生命与疾病的观点结合在一起，形成的生物与自然环境、社会心理的横轴，恰恰补充了"生物医学模式"的不足，表明中医整体观与横向研究人体的理论将融入新的医学模式里，为未来医学发展提供了一个良好开端。

（二）七情致病学说

中医认为不同情志变化对内脏有不同的影响，从而提出七情内伤的观点，与现代生理学研究表明的人类第二信号系统的心理活动功能引起机体的内部变化有直接关系。如情绪悲观会影响内分泌的变化，说明患者的心理活动过程有能主动地改造生理过程的作用。事实证明许多心因性疾病现代医学治疗不理想，而中医却能通过疏肝解郁等治法而使病症消除，这是克服生物医学模式机械唯物观的范例。

（三）气功、太极拳养生防病

《灵枢·九针论》云："久视伤血，久卧伤气，久坐伤肉，久立伤骨，久行伤筋。"提示有规律地进行体力活动是保持健康的重要措施。太极拳、气功健身在养生、防病方面是有效的。相关研究表明，长期练功者其基础代谢率比对照者低6％左右，呼吸频率及心率减少，5-羟色胺代谢水平高于一般人2倍以上，而儿茶酚胺水平仅为一般人的60％，故练功对防治高血压、冠心病等皆有作用。

（四）对边缘学科建立提供资料与经验

1. **医学生物钟理论**　《内经》很早就发现人类的某些生理功能活动及疾病的发生、发展、痊愈、死亡等都随时间的推移而呈现出有规律的改变。现代医学研究也表明这一论点，如肺源性心脏病、冠心病、高血压、脑出血等疾病均以冬季为多。中医子午流注把人体内的气血周流比作潮水一样，表现出周期性的盛衰开合，这一发现说明人体内部存在着"近似昼夜节奏"的重要生理现象。如有人根据子午流注研究发现肾小球滤过率和肾血流量都在 17 时 30 分出现最高值,因此,子午流注学说的研究将为未来的生物钟理论提供重要资料。

2. **地理医学**　中医学认为区域不同,水土性质、气候类型有别,生活习惯、体质特点等不同,往往使人易患某些地方病。现代医学表明,地方性甲状腺肿多缺碘,克山病多缺硒。可见中医地理学思想将为地理医学研究提供宝贵资料。

3. **气象医学**　中医学的运气学说及六淫学说为气象医学研究提供了大量经验。它的最根本点就是用五行运行和六气气化相结合来解释天体运行对气候及人体的影响,并通过五行运行的太过与不足引起六气的失衡来解释致病的六淫。

(五)当前医学中五大难点有望在中医学中找到突破口

1. **中草药治疗肿瘤、病毒性疾病**　研究表明,许多中草药对肿瘤、病毒均有较强的防治作用,如防己、蛇毒、王不留行、番木鳖及冬虫夏草等对癌细胞的杀伤作用已被证实,而金樱子、南蛇藤、马勃等均有广谱的抗病毒作用。

2. **活血化瘀药物防治心脑血管性疾病**　研究表明:大量活血祛瘀中草药如丹参、川芎、红花、桃仁、益母草、当归等有明显的阻止动脉硬化的作用,具降低血液黏度、降低血脂、改善微循环等多方面的功效,可广泛应用于冠心病、脑血栓、血栓闭塞性脉管炎、糖尿病等疾患。

3. **中草药治疗自身免疫、自身感染性疾病**　针对自身感染性疾病,目前发现许多中草药如黄芪、人参、刺五加、菟丝子等均有增强体液免疫的作用。资料还显示:补气温阳、活血化瘀、清热解毒类药物大多具有增强巨噬细胞功能的作用。针对自身免疫性疾病,研究已证实大量中草药能抑制抗体的生成,并能有效地抑制细胞免疫功能,如当归、桃仁、白花蛇舌草、六月雪等。

(六)中草药单、复方研究价值

对中草药单、复方的研究已成又一个热点,它无疑是十分有效的。如现已了解到补益药有改善物质代谢、改善骨髓功能、增强内分泌等体液调节能力,加强中枢神经系统的活动,调整机体免疫功能,提高对不利因素的防护作用。在复方研究方面,研究显示有的复方有效,但其组成的各单味中药无效;有的中药配伍能相辅相成,提高疗效;有的药物相配,相反相成,调其偏胜,制其毒性,缓和或消除不良反应;有的中药配合,相互制约,作用降低或消失,甚至增加毒副反应。以上研究将为未来药物学提供大量资料。

当前中医学面临着两大严峻的挑战,一方面是中医学如何能与日新月异的现代科技相适应,另一方面是当代中国文化的挑战。当代中国文化包含三部分内容:欧美文化、马列主义文化及中国传统文化。这三种文化经过相当长时间的激烈斗争、排斥、吸收与改造,最后整合成为新的当代中国文化。上述挑战决定中医学必须要现代化,否则就有丢失宝贵财富的危机,就存在着消亡的危险,这对未来医学也是很不利的,这绝不是危言耸听。

近百年来关于中医学发展正确道路的问题,一直进行着中医学发展该走什么道路的讨论。简单说来有六种代表性的意见:① 中西汇通论:学术观点主要是中医自发地、主动地吸收西医学的内容,试图发展、充实自身。② 中医科学化论:主张以西医理论来解释、验证中医,凡符合者属科学,否则为不科学。③ 改进中医论:主张以中医学术为主体,借鉴西方医学。④ 中西医结合论:主张以西医理论解释中医,或以中医理论附会西医,创建中西结合的新理论,开创以西医技术手段帮助诊断疾病,中医或中西医结合

治疗的理论和方法。⑤ 特色论和优势论：20 世纪 70 年代末提出
的中国特色说在中医界也产生了很大的反响。中医特色论主张用
最新的科学技术研究中医理论,从而形成中医特色的医学体系;特
色论偏重于回顾性比较,强调中西医理论上的差异。优势论是特
色论的发展,更强调中医的优势而使中医学术得到相应的发展。
⑥ 多学科研究论：认为中医理论体系十分广泛和复杂,需要以各
种现代科学文化去研究、探索,包括人体科学、生物学、电磁学、植
物学、心理学、伦理学、环境学、哲学、系统科学、天文学、气象学、控
制论等。

现代医学与传统医学并存是必然的,也是可贵的。传统医学
将世代延续下去,并为现代医学的发展提供新鲜血液。传统中医
学以其历史悠久、理论独特和经验宏达著称于世。它是中国古代
灿烂文化最精粹之部分,当中国古代科技遗产一件件被淹没在现
代科学技术的汪洋大海中时,中医学依然存在,而且将与现代医学
在今后相当长的一段时间内共同存在;中医学在现代化的进程中,
不但使自身得到大幅度发展,同时也为现代医学的发展提供了新
的治疗思路和方法。如以中医活血化瘀法治疗宫外孕、硬皮病、冠
状动脉粥样硬化性心脏病等均取得了显著的疗效。同时,现代医
学的研究对中医现代化进程也起着强大的促进作用,中医学通过
吸收现代医学的科学理论,如解剖学、生理学、病理学、微生物学、
细胞生物学、药理学及临床各种治疗方法和手段等,为进一步揭示
中医学的科学理论奠定了基础。中医"血瘀证"的本质研究已形成
了初步的科学概念,此属中医现代化的范例。

具体地说,中医作为传统独特的医疗体系将会产生一场重要
革命。首先,要在中医学中进行一场语言革命,用更科学的语言去
描述中医学理论,将是中医学发展的必然趋势,它将解决传统中医

学体系与当代科学文化相背离的矛盾。其次,是对中医学进行多学科的现代科学文化的渗透,这样才能使中医学现代化部分脱颖而出。如现代中医学对血瘀证的认识即有血液循环障碍说、血栓形成说、组织增生变性说、动脉斑块形成说等,以上理论均标志着中医学现代部分的产生。在中医现代化的同时,广泛的民间医疗实践也源源不断地充实、丰富着传统中医学的宝库。如 20 世纪 70 年代初的《全国中草药汇编》收载了中草药 4000 余种,20 世纪 80 年代初的《中药大辞典》收载中草药 5000 种左右,两倍于李时珍《本草纲目》所收的品种数量,其数量和对其功用的重新认识尚在不断增长之中。因此,传统中医宝库的不断丰富,不仅为中医现代化理论的产生提供源泉,而且为现代医学的发展提供了大量资料,同样对建立在现代医学和中医现代化理论基础上的未来医学的形成也是极其有利的。

关于医学的延续性、发展性以及二者之间关系,中医学在世界医学中最明显的特征就是它的延续性,即指中医学理论绵延不断地流传下来。这里采用“延续性”一词,系指延续不绝的特性,但不能忽略中医学本身也有发展进化的一面。过分强调中医学延续性与发展性的矛盾对立,一方面必然使中医学变得墨守成规,拘泥师承,进而趋于门户之争,逐渐形成强大的凝固力量,这种闭锁性导致了整个中医学的发展过于缓慢状态,另一方面,可能导致对传统中医学的全盘否定,造成宝贵遗产的丢失,对未来医学的形成也是不利的。传统医学总是在不同的时代,根据不同时代的科学、文化状态而促成新的医学理论,在这种类似新陈代谢的过程中,一方面历代广泛的医疗实践无时无刻不在丰富着传统医学的宝库;另一方面在继承传统医学的基础上,不断地融合当代的科技、文化以超越创进,形成现代化部分的新理论。总之,中医学的延续性是借发展性来达到其延伸的目的，没有发展性就没有延续性，发展也是在延续性基础上的创新，二者是对立的统一。如张仲景著《伤寒杂病论》就充实和发展了《内经》的热病学说；金元时期的学术争鸣，又突破了《内经》《伤寒论》的理论体系，形成了寒凉、攻下、补土、滋阴四大学术流派；明清时期在原有理论基础上进一步突破、创新，从而形成温病学说。以上均说明了传统中医学延续性与发展性的辩证关系。

关于医学发展与其他科技发展的同步性，医学要创新、发展就必须以多学科的先进科学技术去研究它、发展它，因此，医学的发展将是与其他科技的发展同步进行。纵观医学发展史，新的科学技术的发明和应用往往给医学的发展带来重大的突破。就《内经》而言，它就吸收了当时的古代哲学思想、古天文学、气象学、物候学、历法学、地理学等，这就决定了中医理论体系的广泛性和复杂性。现代医学更是与现代科学成就保持了密切的联系，如人体科学、时间生物学、电磁学、液体流变学、药用植物学、心理学、心身医学、环境医学、哲学、系统论、控制论、信息论、天文学、气象学等。事实证明，无论是中医学的发展，还是现代医学的发展，都必须与现代的多学科研究保持同步，这样才能使医学以最快的速度发展，并逐步形成未来新医学。

未来医学的综合性与分界性同步。相对于今天来说，未来医学是建立在现代、传统医学和最新科学技术成果的基础上。在未来的世纪中，依然存在着"传统医学"，未来的"传统医学"包括历史上的传统医学和未来的民间、民族医学，它依然是经验的积累。所谓未来医学的综合性就是未来的现代医学与民间、民族及传统医学的并存、互相协同，以及相互影响的关系。一方面，民间、民族、传统医学将不断地为未来的现代医学提供营养；另一方面，未来的现代医学也将不断地促进民间、民族及传统医学向着现代理论发展。未来医学的分界性就是指未来的现代医学与民间、民族、传统医学在医学模式、理论体系、诊疗方法和手段等方面将存在着彼此间的差异，从而成了它们之间的分界性。可见未来医学的综合性与分界性是矛盾对立的统一，它们将随着未来医学而同步发展。

第二章 论医学模式与人类健康观

一、概述

在人类历史中，人类的文明史也是一部与疾病做斗争的历史。每个人都渴望有着健康的体魄，但什么是健康？其标准是什么？在不同的历史时期、不同的文化背景、不同的医学模式中有着不同的内涵。根据世界医学发展历史的特征，医学模式被粗略地划分成三种，即：朴素的、多元的医学模式，或称之为弥散医学模式；生物医学模式；社会-心理-生物医学模式。

弥散医学模式系指古代医学起源后，在各个民族不同的文化体系中产生的不同的医学流派并存的一种以地域板块为格局的、无序的、多元状态的医学模式。它没有一个固定的模式，因此对健康现象的描述不尽相同。生物医学模式是孕育于文艺复兴时期，确立并逐渐成熟于 20 世纪中期。这种模式极大地促进了现代医学的发展，但由于它是在机械唯物论的基础上发展起来的，是机械唯物主义在医学上的表现，即用机械的原理去解释人的生理现象，注重对人机体内部结构的解剖研究,并且把人作为高度进化的单纯的生物体,忽视人的社会性及精神心理的重要作用,从而导致对健康概念认识得不全面。其在发病机制上认为是机体局部的功能失调、结构改变,不能用全面的整体观念去认识,在治疗上则采用"头痛医头,脚痛医脚"的方式等。社会-心理-生物医学模式则是在生物医学高度发展的基础上,正在形成的一种崭新的医学模式,要求把人不仅作为单纯的生物学意义上的自然人,而是具有特殊精神、心理状态的社会人,认为人的健康不仅是足够的营养和各个系统功能状态正常运作,还应有一个良好的社会生活氛围和正常的精神心理状态。社会-心理-生物医学模式的确立是人类对疾病的发生、发展及预防、治疗、康复等在认识论上的飞跃,其对疾病的认识不仅仅局限在机体内部,而是用社会生活的各个方面,诸如地理环境、文化背景、风俗习惯、社会阶层、气候特征、生活水平、饮食结构、家庭遗传等去认识去把握,并且把这些因素与个体的精神心理状态联系起来。

二、弥散医学模式健康观

弥散医学模式的历史跨度是从医学起源后一直到中世纪后、文艺复兴前期,其间除了中医学是当时最先进的医学外,国外有并称医界的三大学家,即古希腊的希波克拉底、古罗马的盖伦和阿拉伯的阿维森纳。

(一)国外代表医学及健康观

希波克拉底(公元前 460—公元前 377),其代表著作《希波克拉底全集》代表古希腊医学最高成就,对后世影响很大。《希波克拉底全集》的内容包括解剖生理、摄生法、病理治疗法、内科、外科、眼科、妇产科、儿科、诊断及预后、药剂学等,其主要理论为"四原素"学说、"灵气说"和"四体液"学说,据当时自然哲学中流行的土、水、火、风四原素形成万物的学说来解释生命现象。四原素各有其特性,在人体上,土性组成固体;水性形成液体;火性是一种弥漫宇宙的精微,它能结合万物,统摄人体并使之具有活力,因此被称为灵气(Pneuma),灵气经过呼吸而凝聚了心脏,通过脉管输送全身,运行体液,调节各器官作用,支配人体功能。"灵气说"一直影响西方医学 2000 多年。对于构成人体的主要成分的液体,其随四原素的特性也被分为四种,即血液、黏液、黄胆汁、黑胆汁。四原素与四体液的不同配合构成人体的不同气质。人的机体健康取决于四体液的平衡,平衡失调则导致疾病,治疗也首先要调整四体液之间的平衡。其从自发的辩证观出发,倾向于从统一和整体上去认识机体的生理过程。他说:"疾病开始于全身……身体的个别部位立刻相继出现其他疾病,腰部引起头部的疾病,头部引起肌肉和腹部的疾病,而这些部分都是相互关联的,能把一切变化传播给所有部分。"

盖伦(129—199),是罗马最著名的医生和科学家。如果说希波克拉底时代医学成为一种技术,则盖伦将医学推进到学术上来。其著作广泛涉及医学、哲学、语言学、法律学、修辞学等,仅医学著作留传于世,代表作有《论身体各部器官功能》《论解剖的步骤》。他认为人体内有三种灵气:① 自然灵:贮存于肝脏,与肝制造的血液结合后,经静脉运行到身体各部,供给营养。② 生命灵:贮存于左心,来源于肝脏之血,通过心室中膈之孔进入左心后,与生命灵结合,变成高级血液,经动脉运行至身体各部使人生存。③ 动物灵:贮存于脑,高级血液流经脑时,吸收动物灵,通过神经,分布到各处,使人能够感觉和运动。同时他认为血液不是循环运行,其运行中心不在心脏而在肝脏,血液自肝脏产生并送至全身,如潮水涨落,不再返回。这一错误学说长期被认为是正确的,直到 14 世纪维萨里指出是错误,在 17 世纪才被哈维推翻。

　　阿维森纳(980—1037),是哲学家、自然科学家、医学家。在欧洲中世纪教政合一的黑暗时代,医学的发展遭到极大的毁损,而此时阿拉伯医学则取得了辉煌成就,成为当时除中医学外最先进的医学,其杰出代表就是阿维森纳。他非常博学,著作很多,其医学代表作《医典》总结了希腊、罗马、阿拉伯医学成就,并吸收了中国、印度医学经验。这部书不仅在数百年内成为东方国家习医者的指南,直到 17 世纪时欧洲的一些大学仍然将其作为教本。《医典》包括解剖学、生理学、病理学、治疗学、制药学、卫生学和饮食学。在论热病中,他认为鼠疫、天花、麻疹等是由肉眼看不见的病原体所致,并说明是通过饮水和土壤来散播的,为传染病的防治做出了卓越贡献;在饮食一章中,他论述了年龄、饮食等与人体健康,对住宅环境、衣着服饰、营养卫生与健康也做了详细说明,同时也注重精神因素对健康和疾病的影响。

　　以上三者所代表的医学流派,根据其各自历史环境对医学各个方面进行了详尽的阐述,同时也从朴素的、直观的哲学基础上谈到了社会因素及精神心理因素对人类健康的影响,但都是零星、分散的,不能称之为理论。

　　(二)中国医学及健康观

　　此时期唯一形成理论体系者就是中医学,中医学代表着当时医学的最高层次,也是唯一流传至今并仍然具有强大生命力的传统医学,其中固然有中国相对稳定的 2000 多年的封建社会的文化背景,但更主要的是中医学有着独特的理论体系和博大精深的丰富内涵。其重视整体观的医学模式确具其合理性,其中许多观点与现代倡导的社会-心理-生物医学模式有着惊人的相似;强调辨证论治的医疗特征是其生生不息的源泉;防重于治的健康观念至今仍深入人心。《内经》是其代表著作。

《内经》成书年代历代医家说法不一，一般认为成书于战国秦汉之间，托名黄帝。其实《内经》并非黄帝所作，也不是成书于黄帝时代，《淮南子·修务训》："世俗之人多尊古而贱今，故为道者必托于神农、黄帝而后能入说。"黄帝为中华始祖，书名冠以"黄帝"，既寓有溯源崇本，又有渊源远古的含义。此外《内经》受道家影响颇大，且道家推崇黄帝为鼻祖，这可能也是冠以"黄帝"之名的原因之一。"内"为"外"之相对之称，"经"为常道之意，《汉书·艺文志》所载7种医书尚有《黄帝外经》，故《内经》应是不同时期医家共同完成的医学宏论。《内经》观点有三。

1. **阴阳平衡观**　运用阴阳对立统一法则阐述宇宙内万事万物发展变化的规律，这是古代哲学体系中的一个重要组成部分，也是《内经》理论的基本观点。《素问·阴阳应象大论》说："阴阳者，天地之道也，万物之纲纪，变化之父母，生杀之本始，神明之府也，治病必求于本。"《素问·宝命全形论》也说："人生有形，不离阴阳。"明确指出了人体本身就是阴阳的对立统一。人的生命活动过程就是人体阴阳对立双方在矛盾运动中不断取得平衡的过程。《素问·生气通天论》指出："阴平阳秘，精神乃治。"并强调从"动中求平""动中求秘"，说明阴阳平衡不是绝对的，而是相对和动态的，一旦这种阴阳的动态平衡遭到破坏，出现阴阳的偏胜或偏衰，就意味着人体的患病。"阴盛则阳病"，"阳盛则阴病"。如果进而发展到阴阳关系的破裂，"阴阳离决，精气乃绝"，则表示病情恶化直到死亡。因此，《内经》把人体阴阳平衡的失调看作是疾病发生的最基本因素，所以强调治病就是调整阴阳，即"谨察阴阳所在而调之，以平为期"（《素问·至真要大论》）。

2. **整体观念**　《内经》的整体观念包括两大部分，即人与天体间的整体关联和人自身有机整体观。《内经》强调人与社会自然之间的密切联系，提出了"天人合一""人与天地相应"的论断。《素问·宝命全形论》说"人以天地之气生，四时之法成"，说明了人与外界环境统一的关系。同时《内经》还就不同的季节气候特征、不同区域人们的生活习惯、体质状况、疾病流行、五运之气及对健康寿命的影响都做了详细论述。如"春气者病在头，夏气者病在脏，秋气者病在肩背，冬气者病在四肢。故春善病鼽衄，仲夏善病胸胁，长夏善病洞泄寒中，秋善病风疟，冬善病痹厥"。《素问·异法方宜论》说："东方之域，天地之所始生也，鱼盐之地，海滨傍水，其民食鱼而嗜咸……故其民皆黑色疏理，其病皆为痈疡……西方者，金玉之域，沙石之处，天地之收引也，其民陵居而多风，水土刚强，其民不衣而褐荐，其民华食而脂肥，故邪不能伤其形，其病生于内……北方者，天地所闭藏之域也，其地高陵居，风寒冰冽，其民乐野处而乳食，脏寒生满病……南方者，天地所长养，阳之所盛处也，其地下，水土弱，雾露之所聚也，其民嗜酸而食胕，故其民皆致理而赤色，其病挛痹……中央者，其地平以湿，天地所以生万物也众，其民食杂而不劳，故其病多痿厥寒热……"《内经》强调医家除研究医道外，必须要"上知天文，下知地理，中知人事"。《内经》还从所处的社会历史条件及政治经济地位与生活方式去分析其对健康的影响，将人分为上古、中古、当今三类人。上古人居禽兽之间，动作以避寒，阴居以避暑，内无眷慕之累，外无伸宦之形，此恬淡之世，邪不能入；民人不为嗜欲乱神，不为忧患伤性，精神不越，意志不散，营卫通行，神清性明。中古之人，因中古之世，德稍衰也，帝王德衰，不能以神化物，邪气时至，民人嗜欲增生，腠理开发，邪气因入。当今之人，因当今之世，忧患琢于内，嗜欲无穷，忧患不止，伸宦之役苦其形，伤其外，又失四时之逆顺及寒暑之宜，贼风数至，虚邪朝夕,故精坏神去,营涩卫除,民人常多大病。《内经》根据不同的政治地位把人分为"王公大人"和"布衣匹夫",王公大人乃是血食膏粱之君,其人骄恣从欲轻人,好逸恶劳不作而食,晦淫劳烦,戕伐肝肾,其身体柔脆,肌肉柔弱,血气剽悍滑利;匹夫之士则菽藿为食,多忧劳。

《内经》认为人体是一个有机整体,内则五脏六腑,外则皮、肉、筋、骨、脉等形体组织,以及口、鼻、舌、目、耳等五官九窍,通过经脉有机地联系起来。"有诸内必形诸外",身体内部的病变必然通过外部的相应部位表现出来,如"心合小肠,开窍于舌,其华在面"等。在诊断疾病时,通过五官、形体、色脉了解内部脏腑的病变。另外,《内经》强调精神心理因素对人体的影响,如"忧则心无所寄""悲哀动中则伤魂,魂伤则狂忘""喜乐无极则伤魄,魄伤则狂,狂者意不存人""盛怒而不止则伤志,志伤则喜忘前言""忧思伤心,忿怒伤肝""大怒则形气绝,而血菀于上,使人薄厥"等。在心理活动方面认为心脏活动是心理活动的主要生理基础,如"心者,生之本,神之变也""心者,五脏六腑之大主也,精神之所舍也,其脏坚固,邪弗能容也,容之则心伤,心伤则神去,神去则死矣""心者,君主之官,神明出焉"等。

3. **防重于治观**　《内经》认为预防是积极的,治疗则是被动措施,形成了"防重于治"的学术思想。"上工治未病",见微知著,防病于未然。《素问·四气调神大论》说:"是故圣人不治已病治未病,不治已乱治未乱,此之谓也。夫病已成而后药之,乱已成而后治之,譬犹渴而穿井,斗而铸锥,不亦晚乎!"大至治国,小至人的身心健康一言而概之。《内经》多强调防病养生的重要性并阐述了养生方法,如《素问·上古天真论》曰"法于阴阳,和于术数,食饮有节,起居有常,不妄作劳,故能形与神俱,而尽终其天年……虚邪贼风,避之有时,恬惔虚无,真气从之,精神内守,病安从来"等,并且针对季节、气候不同而采取不同的养生方法,如《素问·四气调神大论》云:"春三月,此谓发陈,天地俱生,万物以荣,夜卧早起,广步于庭,被发缓形,以使志生……此春气之应,养生之道也,逆之则伤肝……夏三月,此谓蕃秀,天地气交,万物华实,夜卧早起,无厌于日,使志无怒……此夏气之应,养长之道也,逆之则伤心……秋三月,此谓容平,天气以急,地气以明,早卧早起,与鸡俱兴,使志安宁,以缓秋刑……此秋气之应,养收之道也,逆之则伤肺……冬三月,此谓闭藏,水冰地坼,无扰乎阳,早卧晚起,必待日光,使志若伏若匿……此冬气之应,养藏之道也,逆之则伤肾……"

三、生物医学模式健康观

在欧洲随着新兴资产阶级的兴起,反对宗教对科学的束缚,提倡科学实验成为一种思潮,文化科学"文艺复兴"时代开始了。恩格斯指出:"这是一个人类前所未有的最伟大、最进步的革命。"近代的自然科学就从这一革命中产生并发展起来。当时科学实验方法的杰出代表培根(1516—1626)在其主要论文《新工具》中指出"只有观察和实验是真正的科学方法",要求"医生放弃一般庸俗的观点,要面向大自然",去探索人体结构的奥秘。许多医者突破陈规旧习,主张医学革新。瑞士医师兼化学家巴拉塞尔萨斯认为:"医生的理论就是经验,没有科学和经验谁也不能成为医生。"在这一时期,医学在各个方面都取得了重大进展,解剖学迅速发展,文艺复兴时代科学文化特征之一是对人体的注意、重视解剖研究。当时著名的艺术家达·芬奇(1452—1519)就是现代解剖学的创始人之一,以及近代解剖学主要奠基人、杰出的比利时学者维萨里(1514—1564)都对解剖学做出了重大贡献。生理学的发展得益于解剖学及当时数学和物理学的发展。其中最大的发现是血液循环，其最后完成者是英国医生哈维（1578—1657），其《关于动物的心脏和血液运动的解剖研究》奠定了生理学的科学基础。恩格斯说："由于哈维发现血液循环，把生理学确立为一门科学。"另外，显微镜的发现并应用于医学极大地促进了医学科学的进步，使医学进入了一个崭新的领域。

18世纪以后，欧洲相继发生了产业革命，机器的大规模使用促进了生产力的发展，建立了科学技术新体系，医学也迈入了专门、分科和系统发展的新阶段。19世纪自然科学的重大发现促进了医学的进步，其中最具有决定意义是：① 有机体细胞构造的发现：恩格斯在《自然辩证法》中说："由于细胞的发现，比较形态学和比较生理学的成立才有可能，并且从此以后，这两者才成为科学。"② 能量守恒定律：大大促进了生物学和机体代谢过程的研究。③ 达尔文发表的《物种起源》："物竞天择，适者生存"是生物界发展的基本规律，揭示整个有机界的内在联系和生物进化的普遍性，为医学的发展提供了科学理论。由此，生物医学模式正式形成。此后，医学发展具有迅速分科、深入发展的特点，分科越来越细，研究越来越深入，并且借助科学技术的发展，许多新的学科得以诞生（如病理解剖学、组织学、生物化学、细菌学、病原体学、寄生虫学、免疫学、药理学等），在临床医学上诊断方法得以改进，并发现了麻醉剂，发明了清毒防腐等。医学发展到20世纪已形成了完整的现代医学科学体系，医学科学突破了19世纪以前所有的两个特征，即分门别类地对人体形态功能与疾病表现进行观察描述和小规模地进行科学研究活动，迈入了更加高级、深入的综合研究的新阶段。20世纪科学技术进步速度超过任一历史时期，出现了许多重大成就，如量子力学、相对论、原子物理与原子能应用、控制论和遥控技术、电子计算机、电子显微镜、高分子化学与塑料工业、激光技术、航天科学、仿生科学、超声、红外线、放射性同位素技术等，这些为人类征服自然和现代医学的发展带来了巨大推动力，现代医学正以前所未有的规模和速度向前发展着。与此同时，一种新的医学模式——社会-心理-生物医学正悄然兴起。

四、社会-心理-生物医学模式健康观

当今的医学发展已步入分子生物学水平的时代，可以从细胞水平、分子水平、基因水平去探察人类生命的奥妙，人类的健康寿命也大大提高。然而，伴随着科学技术的发展而滋生出的种种问题的弊端，常常把现代医学置于尴尬的境地。1979 年 10 月 26 日，WHO 在肯尼亚首都内罗毕宣布天花灭绝，然而与此同时却出现了令人闻之丧胆的"艾滋病"，在美国每年患病人数大幅度增加，且快速向全世界传播，而现代医学对这种名为"获得性免疫缺陷综合征"的疾病却束手无策；由于生活质量的提高、居住环境的改变，感染性疾病和传染病急剧下降，然而高血压、冠心病、糖尿病等代谢性疾病却急剧上升，癌症也成为继心血管疾病后的第二号杀手。另外，由于社会竞争加剧，心理压力增加，每年精神疾病患者也在不断增加。据统计，我国约有十分之一的人有心理障碍现象。

美国康奈尔大学生态学教授戴维·皮门特尔在《生命科学》(1998 年 10 月)发表文章指出：世界上 40% 的死亡人数是由污染和其他环境因素造成的，而且气候的变化会使情况变得更糟；全球气候变化引起气温上升，将进一步加剧疾病的蔓延，并且会导致新病种的产生；每年空气污染对 40 亿～50 亿人的健康产生不良影响，并且看起来情况还有恶化的趋势，因为汽车的增长速度超过人口增长的 3 倍。又有报告称，化学制品可造成新生儿男女比例差

距增大,女孩子青春期提前,男性生殖器先天缺损增多,患睾丸癌和乳腺癌数量急剧增加。最新分析结果表明,全世界男性精子数量确实在下降。

以上一系列问题表明,单纯生物医学模式已无能为力,对这些问题的解决需要全社会的共同努力。因此,对医学的研究除了"生物医学观"以外,还需要从社会和心理方面加深研究。因为人一方面固然是自然界的人,另一方面又与动物不同,是社会的人。人体健康受社会和心理的因素影响很大,有些疾病则完全由社会或心理因素造成,如果只应用生物科学方法显然不能完全解决人类身心健康的所有问题。社会-心理-生物模式是现代医学发展的必然趋势。

五、结语

医学模式历经三次飞跃,人类健康观也随之有质的变更。由弥散医学渐趋于世界大同;由被动治病疗患以适于生存,发展到追求身心愉悦的"机体、精神合一"健康。中医学虽古老而传统,但建构科学,着眼于宏观,重于整体辨证,细究个体差异。在现代社会-心理-生物医学模式中,中医学远大博深的科学内涵越来越被世界所瞩目。

研究思路篇

第三章　对中医药现代化出路的思考

一、充分分析中医药学的特点，认清中医药发展轨迹

中医药是人类的一份历史财富，其严密的思维逻辑与自然统一的辨证方法及丰富的理法方药，使其在人类的科技发展史上有着重要的地位。但同时也因中医药是在中国特定历史文化背景下起源、发展起来的，受中国历史上诸多因素影响，所以中医药具有一定的封闭性。我们要遵从中医阴阳五行、脏腑经络学说和辨证论治理论，坚守中医的理论体系，用现代科学技术研究中医药学，从而保持中医的传统特色和疗效。

二、坚持相互渗透的原则

西医学以其直观、精细、准确、快捷而造福人类，而中医则以"道法自然"的"天人合一"、重视正气、人体阴阳相对守恒、药源自然的特点而见长。西医学过分的机械唯物，忽视天人关联及现代诊疗手段严重的伤正倾向等是其缺陷，中医药学以其理论创新困难、诊断手

段原始粗犷、微观研究欠深入及学术队伍水平有待提高等为其不足。如果发扬各自的优势并相互借鉴和渗透,同时摒弃不足,应是我们逐步推进中医现代化的思路。在遵循中医四诊宏观性的前提下,借鉴现代医学的诊断装备及物理、化学、生化、免疫、基因的高精指标检测,就是为中医辨证提供佐证、讲清道理的尝试,目前该方面已经取得了可喜的进展。而现代医学模式较之以往重视了社会、心理因素,这种对环境和七情的重视,即是相互渗透的体现。

三、客观评估中西医各自的优势

中医应据己所长,确定适合中医的疾病防治范围。在颅脑、脏器和其他组织的外伤、重症感染性疾病、肿瘤的手术治疗、心脑疾病的急性梗死与出血的处理等方面,传统中医手段不具有优势,不应再另起炉灶购置设备,重组人马去重复别人之强项,耗费大量的人、财、物。而一些疾病的前期预防、康复,肿瘤手术后放疗、化疗毒性的纠正、康复和抗复发治疗,重症感染后的复原,颅脑、脏器、组织、外伤后遗症等,使用中医的药物、针灸、推拿、气功治疗能够获得明显效果。同时,部分遗传性、免疫性、内分泌、血液、淋巴系统疾病和病毒感染、慢性疑难疾病,西医学缺乏理想的疗法或因毒副反应大,使用中医药疗法可取得较好的疗效。现代化的迅猛推进引发了许多新的疾病,都迫切需要中西医学进行深入的探讨,寻求解决的方法。人们对医疗保健的需求和回归自然的热潮给中医药发展带来了良机。中医药界应抓住机遇,迎接挑战,努力创新。

四、中医现代化确非易举,然而实现中药现代化应该是可行的

现在所进行的中药现代化举措确实创制出一批疗效卓著的新

药,不论称它们是中药现代化的典范,还是说它们是现代化的中药,其实质已不属于中医药。在使用这些新药时,大多已无须辨证,不再要求它们的四性(寒热温凉)、配伍(君臣佐使)、归经(五脏六腑、经络)及升降沉浮,只是按它们的适应证,对症下药,因此,我们只能称它们是一种新药。在未来医学发展的长河中,自然药的科学化、现代化是不可阻抑的,它是进步的表现。所以,强求中医药现代化或阻抑中医药现代化都是不正确的。保存、延续中医药传统,并发掘使其现代化,则是对待中医药的科学态度。

第四章 生物医学与生物技术对中医药发展的影响

随着生物工程技术的日益迅猛发展，在当今信息经济浪潮的背后，生物经济的优势兀现，必将取代前者而成为新世纪经济的主导。生物经济的崛起将在多方面影响未来中医药的发展，不仅对中医药基础理论的现代化重构产生深远而积极的影响，如构建在精细分析综合基础上的新整体观、辨证观，而且也将为中药现代化的发展打下良好的基础。

一、21世纪是生物经济崛起的新时代

人类社会经历了5000多年的农业经济，又经历了大约300年的工业经济，现在正步入一个崭新的知识经济时代。如果说在过去的农业时代和工业时代知识作为经济发展的一种资源，影响是不知不觉的、非常缓慢的，那么在当代，知识已成为现代经济的核心生产要素。在世纪之交，随着科学技术的迅猛发展，特别是以信息技术为主要内容的人工智能技术的飞速发展，人类社会已见知识经济的端倪。如今，信息技术革命、信息产业、互联网、网络公

开、电子商务作为知识经济的重要内容,日益成为人们日常生活的组成部分。但是在 IT 技术和网络技术一浪高过一浪的鼎沸之声中,另一种高新技术——生物技术正在悄然崛起。如果说信息产业带动了经济的飞速发展,初步显示了知识经济的巨大威力,标志着知识经济的到来,只能说信息经济是知识经济的萌芽阶段,而生物经济则是知识经济的充分发展阶段。与互联网相比,互联网只是对我们的信息沟通带来了巨大的革命,而生物领域的革命则能够从根本上改变人类自身的命运,其带来的商业机会和创造的价值将会大大超过网络,成为知识经济充分发展的标志。

20 世纪 90 年代以来,随着人类基因组计划等各类生物基因组学研究的展开,新的基因不断被发现,新技术、新手段不断涌现,生物技术进入了大发展阶段。生物应用技术渗透到人们生活的各个角落,制药、保健、农业、畜牧业和食品行业首当其冲。从某种意义上说,信息技术知识改变人的生活方式等外围的东西,而生物技术则是改变人的本身,特别是当人类基因组的全部序列都确定以后,这种变化还要大,进一步发展下去可能就要改变物种的演化规律。生物技术既能改变外部环境,又能改变人的自身,必将对人类经济和社会生活产生重大影响。正如杨振宁先生在南京的题为《中国文化和科学》的演讲中指出:"假如说 20 世纪是物理学世纪的话,那么 21 世纪将是生物学世纪。生物学对人类的价值观的影响恐怕比物理学对世界的影响更深奥。"的确,21 世纪将是生物技术的时代,特别是随着基因工程向着深层次的迅猛发展,基因组计划、蛋白质工程、细胞工程、酶工程等技术逐步实现向工业化的转化,带动农业、食品、医药、化学、工业等领域的革命,产生难以估量的社会效益和经济效益,生物经济将逐渐取代网络经济成为经济的新主导。目前,生物技术的新发展已经打破了生物的种间、属间甚至界间的界限,是人类进入了一个按自己的需要创造新品种的伟大时代。当今时代,谁站在基因技术的前列,谁就可能成为时代的弄潮儿,谁就能成为 21 世纪经济社会的主角。

信息技术的日益成熟、生物经济的崛起、生物工程技术的广泛运用,无疑给徘徊在新世纪十字路口的中医药学的发展提供了契机。如何抓住机遇,加速中医药现代化进程,是摆在我们每一个中医药工作者面前的重大课题。

二、生物医学与生物技术对实现中医药现代化的影响

中医药现代化的组成部分主要包括理论体系、诊疗技术和中药现代化。多数学者认为中西医结合理论体系的建立(或称中医学理论的现代重构)是一个再造中医学术的长远目标,从自然哲学到自然科学,从经验医学时代跨越实验医学到整体医学时代,无不充满漫道雄关。生物经济的崛起为实现中医药现代化的历史性跨越提供了新的历史机遇,特别是对困扰中医理论研究的某些瓶颈问题,如"证"的研究、辨证论治的机制探讨、中药的性味归经理论及中药现代化的发展等,都将产生巨大的影响。

1. 构建分析综合基础上的中医整体观 整体观是中医学理论的主要特征之一。中医理论中关于脏腑间相互制约的关系,以及脏腑与体表的关系、与季节气候的关系、与药物四气五味及归经的关系、与社会环境及心理关系等的论述,充分体现了其天人相应、脏腑相关的整体医学理论,即便是今天也具有其合理性和先进性,并对当今医学模式的转变及某些医学门类(如时间生物学、气象医学、地理医学、生态医学、心理医学等)的发展有着很好的启迪和借鉴。这种通过阴阳五行系统联系起来的有关生命的整体观,用以解释生命现象、指导临床实践,尽管在一定的历史时期内促进

了中医学的发展,但不难看出,这种建立在宏观思辨基础上的整体观带有很大的盲目性、猜测性和随机性,也严重阻碍了中医药学的进一步发展。

与建立在"分析还原论"基础上的现代医学相比,中医学所缺乏的是微观基础上的精细分析,如何构建在精细分析基础上的具有现代科学意义的整体综合是现代中医工作者孜孜追求的目标。目前,中医界对"证"的实质的艰难探索、对辨证论治机制的现代微观化研究,无不反映了中医界同仁渴望古老的中医学在新的历史时期焕发现代科学气息的良好愿望。尽管由于中医学学科自身的特殊性,目前出现这样或那样的困惑和困难,但绝不失为一项很有意义的探索。

生物医学和生物技术的发展为中医药现代化探索提供了前所未有的方法和手段,分子细胞生物学深入到了机体的微观世界,打破了组织器官的局限,从分子水平辩证地研究整体的功能和联系。它应用还原方法对生命进行研究,从细胞超微结构及分子水平阐明生命的物质基础,再经综合分析过程,利用现代系统论、控制论、信息论和协调论等学说,把"孤立"的物质与组成整体的所有器官联系在一起,把局部的作用和整体的健康状况联系在一起,这种建立在大量实验基础上的辩证的整体观不仅与中医的整体观有相似之处,而且比中医对整体的认识更客观、清晰。分子生物学在充分实验基础上形成的反馈论、信息论等,发展完善了中医的五行生克关系;分子细胞生物学的方法既证明了中医的整体观,又使中医在客观化、定量化上与综合-演绎的方法联系在一起,填补了中医缺乏微观还原的空白,使中医的抽象思维建立在实验科学研究的基础上,必将在更深层次完善中医学整体理论体系。

2. 基因单核苷酸多态性与中医证的多样性　单核苷酸多态

性(single nucleotide polymorphism,SNP),主要是指在基因组水平上由单个核苷酸的变异所引起的 DNA 序列多态性。它是人类可遗传的变异中最常见的一种,占所有已知多态性的 90% 以上。SNP 在人类基因组中广泛存在,平均每 500～1000 个碱基对中就有 1 个,估计其总数可达 300 万个甚至更多。

基因在决定个体的正常表型,即形态、代谢和免疫状态等方面起着决定性的作用。通过赋予个体对疾病的易感性或抵抗力,以及影响机体与环境因素的相互作用,基因也对任何一种疾病的发生发展起着重要作用。因此,人们希望能识别这些基因,以加深对疾病的认识,从而改进疾病的诊断预防。随着人类基因组计划的进展,人们越来越相信基因组中的这类多态性有助于解释个体的表型差异、不同群体和个体对疾病,特别是对复杂疾病的易感性,以及对各种药物的耐受性和对环境因子的反应。因此,寻找研究 SNP 已成为人类基因组计划的内容和目标之一。而中医的"证"则被认为是疾病发生发展过程中某一阶段的病理概括,是关系到疾病的病因、病位、病机及疾病发展趋势的当前本质。证的表型受到各个体遗传体质、机体内外环境的影响,从而显示出对疾病的易感性和发病过程中的趋向性。因此,加强对基因的研究特别是 SNP 的研究将有助于对证的研究的进一步理解。

中医学把疾病看成是整体协调受到了干扰,分子遗传学认为表现型是基因型与环境(即调整基因的外界因子)相互作用的结果。一个基因可能引起不同的表现型(一因多效)。即使是主基因效应非常典型的单基因经典遗传病,其表现型(如疾病)的最终实现也需要很多别的基因参与。同一个表现型(复杂性状)很可能也与一个以上的基因有关,如哮喘至少与基因组中的 5 个位点有关,糖尿病很可能与近 10 个位点有关,体现了微观层次的复合因素对疾病的影响。

过去限于技术条件和其他一些原因,迄今疾病的遗传研究大多从单个基因入手,或按照单基因的模式进行,很少能够考虑包括成千上万基因的整个基因组及其功能状态。但随着 SNP 的不断发现和人类第 3 代遗传标记图的绘制,以及 DNA 芯片及其他技术的发展,已存在大规模自动化检测 SNP 的可能,现在已有可能描绘在某一疾病时或发育阶段中多个基因位点甚至整个基因组的状态。未来有可能检测许多个体的所有的多态位点,包括一切有功能意义的多态位点,这种全基因组多态性扫描或基因型分析如果能在大群体,或至少在许多个体中进行,那么通过表型与全基因组 SNP 图谱的相关研究,理论上可将人类的任何表型、功能、对任何疾病的易感性加以定位。除此以外,利用微阵列技术将来还可以同时检测发生某一疾病时所有相关基因的表达。在未来,一张个体的基因组结构图谱(SNP 图谱)和一张个体的基因组表达图谱将能全面地描绘出个体的遗传物质及其功能状态,而归纳众多个体的这种结构和功能图谱将把疾病的发病机制研究推向一个崭新的水平,这将更加有助于从基因水平探讨中医病证的证候学特征。

3. 生物技术与中药现代化　我国拥有世界最丰富的中草药资源,现已查明的动物、植物性药源超过 1 万余种。中医药有数千年的悠久历史,在长期的实践中形成了独特的理论体系并积累了丰富的临床经验,使中草药作为重要的天然药源宝库受到世界瞩目。利用中草药开发研制新药是我国的优势,在当今知识产权越来越重要的时代,我们更应抓住机遇,发挥我们的优势,开发出具有我们自己特色的新型药物。现在西方国家在研制新药方面已把目光瞄准我国传统中草药,试图从中草药中发现新的活性成分、新的单体,创制出新型药物,我们更应把握时机,自己来开发这一领域。充分利用生物工程技术实现中医药现代化,打开国际市场,与世界接轨。

(1) 生物技术的发展对中药现代化政策导向的影响 当前国际新药研制的新动向是从天然动、植物(包括海洋动、植物)中发现新的活性成分、新的单体或新的化合物分子模型,创制出新型药物,而这方面的研究工作离不开生物工程技术,应用生物工程技术可以大大提高中草药中活性成分的含量。我国在今后生物医药发展的首要重点是中草药及其有效成分的发酵生产,发展具有中国特色的生物技术医药工业。中药产业现代化的发展方向就是要促使这个"综合性产业"现代化,用高新技术改造传统产业,促使中药产业在"十五"期间能成为我国国民经济中的一个新经济增长点。中药产业现代化的指导思想是:资源重组,抓大扶强,技术创新,规范发展。资源重组意在调整和优化产业结构和布局,优胜劣汰,优化生产要素,合理配置自然资源和人才资源,为规模化发展奠定基础;抓大扶强意指重点扶持大型企业和综合经济能力强的企业,形成中药产业中的龙头,达到中药产业的规模化和集约化;技术创新意在依靠和加强高新技术的应用和对原有技术的创新性改造,技术创新是企业发展的动力和源泉;规范发展意指中药产业健康发展的途径和保障,按照国际规范、国家规范和企业规范来规范和约束企业的管理行为、生产行为和经营行为,规范中药市场,使企业健康发展并步入现代大型企业的行列。

(2) 生物技术的发展对中药现代化生产技术的影响 生物工程技术的应用可以更好地开发我国生药资源和挖掘中医药这一巨大宝库,自己研制疗效好、特异性强、毒副作用小的新型药物,更好地促进天然药物生产的高技术化,革新我国的医药产业,增强我国医药在国际市场的竞争力。生物工程技术在中医药研究、新药研

制中的应用具有重大的现实意义和深远的战略意义。在研制开发
新中药的过程中,活性成分的分离纯化、活性成分结构的测定、构
效关系的研究、有效活性部位的修饰、定向诱导有效活性成分的生
成、新剂型、新工艺的研究等都需要应用生物工程技术。

大规模的发酵技术、细胞工程技术、高效生物器等都已被应用
于生药资源的开发研究中,这对从天然动物与植物药源中寻找高
流活性的药物单体或新型药物结构分子、对微量生物活性物质的
分离提取,以及应用生物工程技术进行大规模生产等提供了有益
的技术支持。目前已建立的快速测定特殊生物活性物质的方法、
受体及基因产物的分子药理实验方法,为从天然药源(特别是中
药)中筛选新药提供了非常有利的条件。国内外都在发展针对天
然药源特点的膜工程、酶工程、高效萃取技术、低温冷冻干燥技术、
粉碎及生物制品化学修饰加工等生化工程技术,大大促进了天然
资源药物生产的高技术化。另外,酶工程和抗病虫害基因工程技
术对在中药的生产过程中,农药残留物、重金属含量超标及某些中
药的毒副作用等问题的解决,可以发挥巨大的作用。

三、生物技术工程在中药现代化进程中的应用前景

生物技术在中药现代化的发展过程中有着广阔的前景。一是
构建现代中药理论体系。现有中药理论体系的核心是中药药性理
论,也是中药学的特色。中药药性理论包括四气五味(性味)、归
经、升降浮沉、用药禁忌等,内容十分丰富,是中医临床用药的理论
结晶,是辨证识药的高度概括,也是药物对人体作用的集中体现和
总结。在中药药性理论中,中药的性味(四气五味)和归经是最基
本内容,其中四气五味是药性理论之根本。一般来说,一味中药可
以是一性多味多归经,这种传统、朴素、自发、经验、抽象及宏观等

特点,国外学者,尤其是西方人极难掌握和理解。因此,中药现代化研究有助于构建现代中药理论体系,并以此探求正确的研究思路,从而达到中药基本理论及有关内容的科学阐述和微观化表征,让世人了解中药,如此,中药走向世界方有可能。有人提出分子药性假说就是一种有益的尝试。

二是利用基因工程技术生产活性蛋白或多肽,如水蛭多肽、天花粉蛋白、蛇毒、蛇毒抗栓酶、蝎毒活性肽等;阐明中药作用机制,如通过克隆 HMG - CoA 还原酶基因,并将其在大肠杆菌中表达,以之研究降血脂中药大黄、决明子等对 HMG - CoA 还原酶基因表达产物的影响,开发出高效降血脂药物并阐明其机制从而研制中药靶向新制剂;加工合成和转化天然药物,对多糖类化合物进行分离纯化、结构的修饰、药效研究,研制开发新药物,以及用发酵工程生产菌类中药。

三是根据遗传物质 DNA 在不同生物个体差异来鉴别中药品种。如利用限制性内切酶酶切片断长度的多态性来研究品种间、种属间的变异情况,从而提示不同品种之间的亲缘关系,为鉴定药材品种提供依据。PCR 技术以其高速、高效、优质和全部自动化的优点为中药材特别是贵重药材的鉴别带来了方便,从而建立起地道名贵中药的基因文库及质量标准体系,如人参、地黄、山药、枸杞子、贝母等。

综上所述,生物医学与技术的发展为中医药现代化研究提供了物质和技术方法上的保障,为中医药基础理论的重构打下了良好的基础,生物工程技术使中医药学在新世纪的再次飞跃受益匪浅,以分子细胞生物学为主的多科学研究方法将使中医药完全实现现代化。正如杨焕明教授所说的那样:以基因组作为中医药现代化的切入点时机已成熟,基因组学正是中医药现代化的最佳切入点。

第五章　从人体功能的整体调节探讨中医证的研究

随着分子生物学的不断发展,新技术、新方法的不断涌现,人们的感官不断被延伸,看到了微观世界丰富多彩的生命现象,获得了大量有关人体生命活动的信息和启示,为人们了解疾病、战胜疾病提供了有力的手段。但由于现代医学脱胎于西方"分析还原论"的理论体系,热衷于对机体进行微观形态结构分析,忽视与整体联系的思维方式日益暴露出其弱点:人们可以观察到细胞膜受体亚型的亚型、细胞内信号传递系统中某些成分或酶的变化、基因表达或表型的改变等,至于如何联系人体生理功能机制则不得而知。正如瑞典医学家 Folkow 教授指出的那样,"教师在细胞膜下消失了"。

将细胞分子生物学研究与机体的整体研究在功能调节上有机结合起来,正是整个生命科学界关注的重要命题。所幸的是,许多明智的科学家已觉察到"分析还原论"在现代医学研究中的缺陷,美国著名生理学家 S. G. Schultz 教授指出:"对部分的知识虽是必要的,但是是不充分的,我们还必须要知晓有关整合或联系的一般法则,阐明这些法则将是生物学下一场令人震惊的革命。"李政道博士也指出:"仅是基因并不能解开生命之谜,生命是宏观的。"因此,现代分子生物学的研究应力求从分子水平辩证地研究整体功能和联系,即在应用还原论方法对生命现象进行微观分析的基础上,再经综合分析过程,利用现代系统论、控制论、信息论和协调论等学说,把"孤立"的物质与组成整体的所有器官联系在一起,把局部的作用与整体功能联系在一起,把局部的病变与整体的健康状况联系在一起,把人与社会、自然界联系在一起,形成以生理整合为基础的整体调节理论,并由此促进现代医学模式由生物医学模式向社会-心理-生物医学模式的转变。以现代整合生理学为标志的新的生命观不再满足于对受体离子通道、跨膜信号传导、细胞内物质传递及核内反应机制的局部生理功能的阐释,而是力求将如此众多的细胞/分子水平的发现与整体综合研究相结合,阐明其在整体水平宏观生理活动中的意义;在治疗上,不再单纯追求某些生化指标(或其他指标)的改善,而是着眼于人的生命质量的提高。所有这些表明:现代医学的发展正经历着"由分子到人体"的转变,即把分子生物学上的发现在功能调节上与人体整体研究有机结合起来。

中医学正是以整体观为基本特征的传统医学理论体系,阴阳五行、藏象学说、六经辨证、八纲辨证、卫气营血辨证及药物的四气五味、归经理论无一不体现了朴素的整体观、系统论、协调论的观点。强调人是有机统一体,人与自然界、社会是有机统一体的整体观念正是现代医学所竭力追求的理想模式。如何在现代医学的发展过程中发挥中医学自身优势,寻找切入点,实现与现代医学在更高层次上的结合,从而形成新的医学理论,将是我们面临的重大课题。

中医证的研究正是实现这一目标的切入点之一,证是疾病发展过程中某一阶段的病理概括,其本质是人体功能的即时状况的综合反映,包括了疾病的病因、病性、病位、病势等诸多因素,而且它还是一个动态的发展过程,疾病的不同过程可以表现为不同的证,把握证的实质无疑是对机体即时的综合功能状态最深刻的认识。因此,辨证论治一直是中医临床实践的核心,证的研究一直为人们所关注。

纵观中医证的研究历程,从证的实质探讨到证的规范化研究已经做了许多有益的探索,取得了很多令人瞩目的成就。如肾阳虚证从下丘脑-垂体-肾上腺皮质(甲状腺、性腺、胸腺)轴出发阐释其本质已被世界公认;血瘀证的研究也取得了重大进展,并有效地指导临床实践;证的标准化研究也在不断深入……但是证的研究尚未取得突破性进展,究其原因,一方面是由于证本身是一种动态的功能病理状态,易转化、发展,并且其概念应用欠清晰,灵活性大,难以定性、定量、定位;另一方面,证的研究还存在着诸多制约因素,如动物模型的复制、证的规范化欠完善、观测技术手段的滞后等。除此之外,缺乏正确的思维模式可能是另一个重要因素。我们应当从现代医学发展的过程中得到新的启迪,由于证是一个活动的功能态,是机体综合功能的即刻反映,因此在对证的研究过程中不应仅着眼于与西医某些指标的一一对应关系,即所谓的"金指标"(有当然更好),而应从机体的整体调节中把握证的实质,这更符合中医学整体观的内涵。遗憾的是,许多证的研究恰恰舍弃了中医学的精髓部分,企图以某些固定的现代医学指标替代证的综合表现,产生的各种结果令人困惑不足为怪。从现代医学角度对证的内涵理解应当为:证是涉及当时人的精神状态、体内神经体液因素、免疫功能状态等及其与致病因素之间相互作用、彼此制约的整体调节的综合反映。它关系到体内各系统功能的相互整合,而非某一系统、某一指标的改变。

因此,对中医证的研究除了继续加强证的规范化研究,改进研究方法、手段以外,尚需把握正确的思维方式,充分发挥中医整体思维的优势,并紧密结合现代医学的发展,以现代医学的整体调节理论研究中医证的本质。

首先,应从理论上提出新的假说。众所周知,许多重大科学成就的取得,就是以在当时科学技术的基础上提出的正确的假说为先导,中医证的研究也不例外,如肾阳虚证的研究成功就是在下丘脑-垂体-肾上腺皮质轴改变的假说基础上加以证实而取得的。最近我们从神经-内分泌-免疫调节网络角度出发,对高血压阴虚证本质的探讨正是基于整体调节理论提出的新的尝试。阴虚是高血压的基本病理环节,阴虚证的发病率占Ⅰ、Ⅱ期高血压的43%和47%,高血压以阴虚为主要类型。中医学认为:高血压的发病与人的体质、情志、饮食、劳欲等多种因素密切相关,或肝郁气滞血瘀,郁久化火,或厚味咸食,痰湿内蕴,久而生热,或劳欲过度,耗伤精(津)液,均可导致肝肾阴虚,肝阳上亢,发为本病。同时,阴虚日久,损及阳气,产生气阴两虚、阴阳两虚等各种变证。由此可见,阴虚证在高血压发病中具有重要意义。而现代医学对高血压的认识随着研究的深入也从血管神经感受器的调节到肾-体液控制系统再到细胞膜离子通道改变的不断深化,其病理改变涉及神经、血管、内分泌、免疫等多方面的改变。神经-内分泌-免疫调节网络是体内同时具备感受和调节功能的整体调节系统,机体内在因素或外在因素一旦发生改变,都将被这一网络敏感觉察并随即做出反应。这种反应是通过网络系统相互影响而产生的,如众多的神经递质及激素可影响免疫细胞及免疫应答的各个环节;免疫细胞不仅分泌多种神经递质和激素,而且免疫细胞膜上和细胞内有多种神经递质和内分泌激素的受体的表达;神经内分泌及免疫系统间存在着双向往返的反馈联系等。这一具有多边的、特异与非特异并存的联系网络的功能状态的演变在高血压的发病过程中具有重要意义,其不同的功能状态可能正是高血压不同证型改变的实质所在。

其次,在实践中要加强病证结合研究、方证结合研究,从整体上把握对证的实质认识的进一步深化。病是指人体功能或病理形态的诊断学概念,反映了疾病内在的病理生理变化规律,贯穿于疾病的全过程,表现了整体调节在时序上的趋向性。证是疾病某一阶段多种因素的概括,反映了人体功能整体调节的即刻状态。一般来说,证寓于病之中,病可表现为不同的证,临床上表现为单纯的"证"是少见的。以病为经,以证为纬,病证结合研究更能从疾病的整个发展过程中正确把握证的本质。同时,正是由于各种不同疾病的特殊病理、生理规律决定了不同疾病相同证候间的差异,通过对这些差异研究,从而归纳出证的一般规律(从特殊到一般),更有助于对证本质的判断。在方证结合研究方面,由于根据中医理论组成的配伍精良的中药复方的多成分及其多作用,可针对疾病的多因素、多环节的病理病因而发挥作用,其效用无疑优于一个西药甚至一群西药的联合治疗,这正是中医整体观在治疗学上的体现。以方测证是中医学传统方法之一,我们一方面要继续在宏观上注重方药对患者主观症状及相关体征的改善,另一方面要在微观上注意观察相应的一系列生理、生化、病理等指标的变化,并将这些变化进行分析、归纳、整理,力求赋予其中医学要素的含义,以探求证之本质。但中药复方的药效物质不清,一直是困扰人们的难题,也是方证关系研究中的一个难以逾越的障碍。为此,应积极引入现代的药效学、药剂学、临床药物代谢动力学等的最新成果，如近年提出的治疗药物监测（therapeutic drug monitoring，TDM），促进中药复方在体内成分的定量、定性研究，深化证本质研究。中药复方体内有效成分的适应证和所能调整的机体整体功能状态及相关的一系列病理、生理学指标，可能就是证的客观指标。

　　因此，应从人体功能的整体调节入手，发扬中医学整体观优势，在理论上和实践中以全面联系的观点加强中医证的研究。

第六章 营卫与神经-内分泌-免疫相关性研究的构想

营卫理论是中医理论的重要组成部分。后世虽对营卫的病理、生理有了较深入的认识，但对营卫实质的认识尚未有较为明确的表述。近年来，随着文献、实验及临床研究的深入，尤其是对神经-内分泌-免疫网络研究的进展，提示脏腑阴阳失调的病理实质可能与此网络发生紊乱有关，这也为我们认识营卫与神经-内分泌-免疫的关系提供了契合点。基于此，本文力图对营卫与神经-内分泌-免疫的关系加以论述和探讨，以期为营卫实质的研究提供新的思路，并恳请同道予以指正。

一、对营卫性质及功能的探讨

1. **营卫为实质性的功能化物质** 营卫理论源于《内经》，传统上将营卫定位于气的范畴。《灵枢·营卫生会》："人受气于谷，以传于肺，五脏六腑，皆以受气，其清者为营，浊者为卫，营在脉中，卫在脉外。"此段对营卫的来源、性质做了基础性的阐释，并初步阐明了营卫的物质性。《素问·痹论》说："荣者，水谷之精气也，和调于五脏,洒陈于六腑,乃能入于脉也。"进一步说明营气主要来源于脾胃运化的水谷精气,即水谷中的精微物质。同样,卫气的产生亦源于水谷精气,通过脾胃运化而成,所不同的是两者的功能发生了分化,"其清者"行于脉中而成为营气,"其浊者"行于脉外而成为卫气,各自发挥其生理功能。正如气是构成人体最基本的功能性物质一样,营卫也具有物质性。正是由于营卫的实质性物质基础的存在,其生理功能才得以实现和发挥。营卫与气血津液都是构成和维持人体生命活动最基本的物质,是脏腑功能活动的物质基础。

2. **营卫是具有阴阳属性的平衡体系** 营卫正常生理功能的发挥有赖于营卫之间功能的互相协调。对于营卫的功能,《内经》早有详细论述,《灵枢·邪客》:"营气者,泌其津液,注之于脉,化以为血,以荣四末,内注五脏六腑,以应刻数焉。"表明营气有营养和化生血液的功能。《灵枢·本脏》:"卫气者,所以温分肉,充皮肤,肥腠理,司开阖者也……卫气和则分肉解利,皮肤调柔,腠理致密矣。"表明卫气的功能以卫护肌表、控制腠理开合及汗液分泌等为主。卫气的卫外作用需借助营气的濡养才得以实现。《灵枢·脉度》:"阴脉荣其脏,阳脉荣其腑如环之无端,莫知其纪,终而复始。其流溢之气,内溉脏腑,外濡腠理。"营主内守,卫主卫外,一内一外,一动一静,从而构成了机体具有阴阳属性的平衡体系。一旦此体系被打破则出现一系列营卫不和的证候,如恶寒、发热、防御能力低下等表现,即《伤寒论》第 53 条云"卫气不共营气谐和故尔"。

二、营卫病理、生理与神经-内分泌-免疫的关系探讨

西医学认为神经-内分泌-免疫网络系统通过经典的下丘脑-垂体功能单位分泌众多的内分泌激素,如去甲肾上腺素、儿茶酚胺、多肽,共同维持机体的稳态,而人体的整体生理功能的协调一

致是以此网络的平衡为基础的。下丘脑-垂体功能单位通过下丘脑-垂体-甲状腺、下丘脑-垂体-肾上腺、下丘脑-垂体-性腺三个主要生理功能轴将中枢神经系统传来的神经冲动转化为激素信息作用于机体的各个器官,在对人体体温调节、免疫功能及生物节律等方面起着重要的调节作用。基于上述对营卫的认识,我们认为营卫所构成的平衡体系与神经-内分泌-免疫网络在功能上有着极其类似的关系。以下从对人体体温调节、免疫功能及生物节律三方面探讨神经-内分泌-免疫与营卫的关系。

1. **与体温调节的相关性**　中医学理论认为恶寒、发热、汗出是机体正邪相争、阴阳失调的必然现象。作为营卫平衡体系中的卫气,其主要功能是调控腠理开合与汗液的排泄,从而维持机体体温的恒定。此生理功能依赖于营气泌济津液功能,使卫气运行有度,不失其常,此阴阳平衡过程被打破,即出现营卫失和的病理状态。现代研究表明,下丘脑通过植物神经的兴奋释放神经递质,直接控制机体的体表及内脏血管的收缩,通过产热或散热、收缩汗孔或排汗保持体温的恒定。下丘脑的体温调节中枢是控制产热和散热功能的整合,一旦出现应激状态,此过程发生紊乱,出现恶寒、发热、体温升高等症状,这与《内经》所述的营卫失和的症状相一致。

临床上,女性更年期综合征患者除表现出一系列典型的营卫失和的症状如经期紊乱、经前反应(乳房及少腹胀痛等)、经量、经色、经质、神志变化外,还主要表现出阵发性潮热、汗出等一系列体温调节失常的症状。从中医角度看,女性在绝经期前后正处于"七七,天癸竭"之际,故肾气的衰退是生理趋势,肾气的衰退必然影响脾胃的运化,从而间接影响营卫物质基础,营气"泌济津液"于血的功能减弱,进一步导致营卫失和。西医理论认为,更年期患者体内最主要的变化是内分泌,主要是下丘脑-垂体功能的退化,进而导致卵巢功能的减退,其中雌激素的变化最为显著。其中雌激素的变化与营气泌济津液的功能有一定的相关性。由此我们认为,更年期由于整体内分泌功能的失调,机体阳气渐衰,出现如《素问·上古天真论》所云"女子六七,三阳脉衰于上,面皆焦,发始白"的状态,阴液缺少,阳气的温煦和化生更显缺乏。此时,物质基础缺乏,功能相对亢奋,出现阴阳二气不相平衡、脏腑气血不相协调的状态,即阴虚火旺的证候,则更加重了营卫失和的病理状态。治疗上,予以调和营卫的桂枝汤、甘麦大枣汤加减可取得满意疗效。有研究表明,桂枝汤对体温、汗液分泌呈双向调节作用,并可改善患者的内分泌状况,这也从治疗学上反证了营卫与神经、内分泌的关系。

2. **与人体防御能力的相关** 通过对营卫体系的病理、生理考察可知,卫气的卫外作用需借助营气的濡养才得以实现。中医学关于机体的防御功能与现代医学的免疫功能有一定的相关性。近年来对神经-内分泌-免疫的研究揭示,神经系统可通过分泌神经递质作用于免疫细胞,也可通过改变内分泌的方式而影响免疫功能。有研究表明,温病营分证患者,血清补体、淋巴细胞转化率普遍增高,患者的细胞免疫和体液免疫失调,提示营卫失和的实质可能与神经-内分泌-免疫网络功能紊乱有关。血液中的免疫分子和效应分子失调或功能低下,可能是营卫失和、防御能力低下的主要原因之一。

3. **与人体周期律的相关** 《灵枢·营卫生会》:"营在脉中,卫在脉外,营周不休五十而复大会,阴阳相贯,如环无端。卫气行于阴二十五度,行于阳二十五度,分为昼夜,故气至阳而起,至阴而止。"详细地描述了营卫运行的时间性和节律性。《素问·生气通天论》:"阳气者,一日而主外,平旦人气生,日中而阳气隆,日西而阳气已虚,气门乃闭。"可以看出,人体的阴阳出入与天时气候关系密切。代表人体功能的卫气在日间活动趋于活跃,夜间则相对稳定,维持着"昼精而夜瞑"的生理周期。营卫运行适度,则此周期正常,营卫失和,则周期紊乱。中医学对此节律性的认识与现代医学"生物日周期律"概念相类似。西医理论认为,人体生理功能有日周期节律,如血细胞、体温、肾上腺皮质激素的分泌每日都有一波动周期,人体表现于外的统一的生物周期可能是由下丘脑的视交叉上核生物节律中心所控制,其通过释放神经递质经下丘脑-垂体功能单位而调控机体的内分泌、代谢等生理过程。因此,中医学理论所认识的节律性可能涉及神经、内分泌、代谢等多个环节。建立在整体的天人相应基础上的营卫运行的节律性规律可能较西医单纯从解剖、生理、病理所获得的生物周期律的涵盖面更为广泛,但不可否认的是,从整体角度探讨生物节律性的神经-内分泌网络与营卫运行的周期性在解释生物节律性方面确有一定的相似性。

三、结论及假设

通过上述分析我们认为,中医营卫理论是对人体整体病理、生理观察结合临床经验所归纳出的具有阴阳属性的平衡体系。营卫是用阴阳哲理解释人体气血脏腑功能的体用问题的理论。营卫的病理、生理与现代医学神经-内分泌-免疫网络功能有密切的关系并有一定的相似性,两者都可以用来解释人体多环节、多脏器功能的紊乱,其产生的差异在于认识学角度的不同。西医对人体的认识主要来源于解剖、生理、生化等微观研究,最终落实于神经-内分泌-免疫这个大的网络。而中医则侧重于从临床观察和经验总结中,在对整体功能考察的基础上加以哲学的思辨而概括为营卫理论。两者都是从整体上把握人体的功能,其内容有一定的重合性。

　　由此,我们推测:营卫作为一种具体的物质,是具有实质性的功能化物质,这些物质可能是某些免疫细胞、免疫效应分子、激素或神经递质。当机体在内外环境的作用下发生紊乱即出现营卫失和时表现为此类物质的变化,继而通过神经-内分泌-免疫网络产生一系列的临床表现。基于此种假设,从神经-内分泌-免疫网络角度探讨营卫的本质将是有益的探索。

第七章 中医临床疗效评价与循证医学

中医学在长期的实践经验积累基础上,在中国传统文化的氛围中形成了一套独特的认识论和方法论体系,成为优秀传统文化的重要组成部分。近 20 多年来,多学科向中医学渗透,实验研究引入中医学,宏观辨证与微观辨证相结合,逐渐形成了独特的现代中医学模式。但目前临床疗效的评价存在着诸多的问题,借鉴循证医学的思想和方法将有助于解决这些问题,并推动中医临床研究的发展。

一、中医临床疗效评价的瓶颈

中医学重视个人临床实践,而临床疗效的评价往往缺乏科学性和严谨性,加上患者个体差异,其疗效的重复性较差。中医学的产生、发展与特定的历史条件和文化背景有密切的联系,其哲学思想和方法论与现代医学有着本质的区别。由于缺乏具体而规范化的评价方法,中医药的研究成果缺乏说服力,难以与国际接轨。

辨证论治作为中医特色至今仍指导着中医的临床实践。中医学辨证论治的核心是通过思维、分析、归纳进而判断其整体的功能状态。中医学的"证",无论是一种功能态还是状态学,其基本性质是宏观的、非标定性的,对其疗效的判断和评价更多地加入了叙述性的判断和分析,缺乏可信的原始数据和判断依据。按照现代科学的要求,评价客观事物的标准必须具备准确性和可靠性这两个最基本的特征。由于中医学固有的特性决定了其在证候标准和疗效评价上的不足,近30年,中医药界在证候的标准化及疗效评价方法学上做了大量工作,并取得了很大的进展,但由于此项工程本身的艰巨性和复杂性,以及各家在认识论等方面的差异,仍有许多问题没有得到解决。

医学文献的系统性分析是医学科研的基础,中医传统的文献综述是一种叙述性综述,其弱点在于无规定的系统方法,因此对临床患者的疗效评价无固定的标准。综述者没有通过定量的方法综合和分析原始数据,有时仅凭主观进行叙述性判断和评价。在中医文献中,多数文章往往只有"随机"字样,没有记载具体的随机方法和组间可比性,多数没有现代科学意义上的诊断标准和排除标准,疗程不规范、不统一,现代统计学方法难以渗入,缺乏长期随访的终端指标,如病死率、致残率等,使得中医药科研成果缺乏说服力,从而影响其开发前景。中医药临床文献研究和系统性分析目前还处于较为原始的阶段,临床随机对照、系统评价及临床指引等先进的研究方法尚未在中医临床及科研文献撰写中得到全面普及和应用,这样不利于全面了解中医药临床和科研动态并做出客观的评价,进而指导临床决策。

二、循证医学与中医临床疗效评价

循证医学是近年来国际临床医学领域发展的新趋势之一。其定义为"慎重、准确和明智地应用所能获得的最好依据来确定"。其核心思想是：医疗决策和临床评价应尽量以客观研究成果为依据。这一证据的要求是全方位的，要求各种疾病的诊断、治疗、疗效的判定以实验研究或其他科学的手段为依据。临床研究的方向围绕如何"自觉地、准确地、公正地根据现有的最好证据来决定对每一位患者的治疗选择"这一目的。循证医学理念的引入对于中医临床疗效评价方法学乃至中医学思维无疑是一股新鲜血液，必将促进中医临床评价方法学的改进。

1. **循证医学可以引导中医临床疗效评价由随意走向科学**
大样本、多中心、随机对照的临床实验是循证医学遵循的基本方法，也是评价一种疗法有效性和安全性的最可靠的依据。由于多中心随机对照临床实验对研究结论的真实性和可靠性具有无可置疑的价值，因而它将使中医药有效性的临床评价建立在牢固的科学基础之上，通过科学系统的方法评价和证实中医的疗效，不仅为中医临床研究提供科学的支持，而且将使晦涩难懂的临床方法易于广大医生接受和操作，将有力地推进中医临床疗效的普遍提高，为中医药进一步走向现代化和国际化创造条件。

2. **循证医学使辨证论治的内涵更为科学和充实**　辨证论治的最大特点是从事物内部的矛盾运动中揭示各种现象。辨证论治的整体调控理论符合客观世界矛盾运动的规律性，但由于个人经验在整个医疗过程中的地位占有很大的比重，因而不可避免地使临床治疗和疗效判定带有主观和非科学的因素。循证医学概念的引入，促使中医学所辨之"证"的概念内涵更为准确，外延更为广泛。完善证候标准、建立证候诊断量化表、推动证候的标准化是循证医学提出的新要求。一个具有较强科学价值的中医药疗效评价体系应该在辨证论治的指导下，建立对于各种疾病的公认的常规疗效评价标准,包括证候微观指标的评价标准和生活质量的评价标准等。从现阶段中医疗效评价实际情况看,应遵循循证医学的原则,着重开展对某些常见病、多发病的辨证论治方案的疗效评价,采用随机对照临床实验的方法进行综合评定,这将有利于进一步揭示辨证论治规律,提高中医药临床评价标准的可靠性。

3. 循证医学给中医临床医学文献撰写提出启示　循证医学提示,中医临床医学文献的撰写应该对临床随机对照实验做出系统性分析与评定,将所获得的最佳成果用于指导临床实践和临床评价,确定统一的临床评价标准,并科学地将中医药的科研成果向国际推广。随机、对照、盲法等临床实验的基本原则应尽量应用于中医的评价与分析中。同时,有必要建立中医药治疗研究文献的系统性分析信息库,这有助于全面了解中医药临床疗效的动态,为进一步提高中医药临床疗效评价水平提供确切可信的参考意见。由于文献的系统分析法是国际公认的研究方法,因而这必定有利于促进中医药走向世界。

三、引入与突破

西医学对疾病的常规性疗效评价标准由于受到生物医学模式的影响,着重于评价病理组织形态和生化指标的改变。中医学整体观的医学模式对疾病的治疗与评价重视调整机体动态平衡,讲求人体对社会与自然环境的适应,对现代临床疗效评价有相当的借鉴意义。应该认识到,中医学的辨证论治与循证医学是不同层面的问题,两者都强调“证”的重要性,但辨证论治之“证”涵盖范围更广泛,更侧重于认识论,而循证医学更侧重于方法学。中医学的辨证论治与循证医学的相互交融与渗透必将对中医临床疗效评价方法学带来新的契机,可望形成新的架构。

　　传统中医学有着厚重的历史积淀，同时，又背负着沉重的历史包袱。振兴中医学意味着中医学将面临一场现代化的革命，当务之急就是要解放思想，摒弃那些保守的、不合时宜的落后观念，借鉴现代科学的思维方式与研究方法，用崭新的手段探讨中医出奇制胜的奥秘，探索更为有效的治疗途径。

　　循证医学理论的引入使我们需要对既往的临床研究进行系统性回顾分析，更精确地对临床疗效进行系统评价，使我们的临床思维和临床评价方法学建立在现代科学与传统思辨的基础上，拓宽中医药的研究思路，力求理论与实验研究的突破创新，避免低水平的重复研究，提高整体研究水平，让中医药真正走向现代化和国际化。纵观医学发展史，新科学技术的发明或引入绝不会改变中医理论的精神实质，只会使中医的理论体系更加趋于系统、完善，并不断增强与其他新兴学科和边缘学科的亲和力，激发更大的创造力，在理论和实践中有所突破和创新。相信未来的医学将建立在传统医学和现代医学共同发展并融合的基石上。

心脑血管疾病防治篇

第八章 中 风

第一节 急性出血性中风瘀血病机实质探析

一、概述

脑出血系指非外伤性脑实质内出血,又称原发性脑出血,在中医辨证中属于中风范畴。

据调查,在所有的中风患者中缺血性中风约占 75% 左右,其中有 90% 以上为中经络,而出血性中风占 22%,这当中属于中经络者占 44.3%。由此可见,相对于缺血性中风,出血性中风虽然比例较小,但其病情危重,预后凶险,以高致残率、高死亡率严重威胁者的生命健康,而其中的风险又特别表现在急性期。我们在临床中注意到缺血性中风梗死灶较大的患者多伴有远端出血的病变,形成混合型脑中风,其风险性并不亚于出血性中风的重症患者。因此探讨出血性中风急性期的辨证、病机变化及理法方药,对于提高出血性中风的疗效、减少死亡率、提高患者的生活质量都具有重要意义。

对于脑出血的治疗,以往在临床上除了运用传统脱水药物外,治疗手段较少。而近年来,国内对出血性中风的临床与实验研究做了大量工作,特别是在急性期运用中医活血化瘀方药取得了良好疗效,同时在中医基础理论的研究中也提出了诸如"瘀血生风"等一系列对于出血性中风病机的有益探讨,但中医理论的滞后性使其还不能对出血性中风中血瘀证的实质做出合理的解释。笔者认为及早确立急性出血性中风血瘀证的地位,尽可能地合理解释瘀血病和现代病理学改变之间存在的联系,对充实中医理论、指导临床用药具有重要意义。

传统中医理论对于瘀血病机在中风中的作用,早在《内经》中就有论述,虽然当时尚无中风病名,但已经出现了"仆击""大厥""薄厥"及"偏枯""身偏不用"等许多与中风相关的名词。例如《素问·生气通天论》云:"大怒则形气绝,而血菀于上,使人薄厥。"《素问·调经论》云:"血之与气并走于上,则为大厥,厥则暴死,气复反则生,不反则死。"都明确而生动地指出"大厥""薄厥"的病理基础是血随气逆,聚于上而不降,上蒙元神,经脉失养,而成风气内动之候。

自《内经》以降,后世医家对中风瘀血病机亦有不同认识。如刘河间提出"人肥则腠理致密而多郁滞,气血难以通利,故多卒中也",认为中风多与气血运行不畅有关。王清任则认为"中风半身不遂,偏身麻木是由气虚血瘀而成"。而张锡纯则更为明确地指出"盖血不自升,必随气而上升,上升之极必至脑中充血……若其气上行不反,血必随之充而益充,不至血管破裂不止,犹能望其复苏乎?"这已经相当接近于现代中医学对出血性中风的脑血管破裂、血溢脉外、瘀血内阻的基本病机的认识了。

二、瘀血病机和脑出血主要病理变化的关系

现代医学认为脑出血的主要病理变化包括脑血肿的占位效应及血肿对周围脑组织的直接破坏；血肿邻近组织、相邻部位乃至远隔区域脑组织出现的广泛的缺血性损害；脑水肿的产生等。虽然脑出血的病理变化和出血性中风的病机并不能完全画等号，但此二者的相关性研究对于我们了解瘀血病机在出血性中风的地位有着重要意义。

1. **脑血肿及脑出血血液流变学改变与瘀血病机** 脑血肿是脑血管破裂后，溢出的血液在脑实质中形成的。中医传统理论认为其"是离经之血，虽是清血、鲜血，亦是瘀血"（唐容川，《血证论》），因为此血"与荣养周身之血已暌绝而不合"，"此血在身不能加于好血，而反阻新血生化之机"。由此奠定了瘀血病机在出血性中风中的理论基础。

现代医学的研究也表明脑出血存在着血瘀证的客观表现，急性脑出血发生于多种慢性疾患，特别是在发病之前长期存在着高血压、高血脂、高血糖或高胰岛素血症及动脉粥样硬化相关的心脏疾患等，造成血液成分、血流动力学、血液流变学的改变。如高血压患者可表现为全血及血浆比黏度、RBC 聚集指数增高，总外周阻力增高，动脉弹性降低，血流速度下降等"高黏综合征"。也有人指出脑出血患者白细胞和凝血酶亦显著升高，并估计白细胞和凝血酶本身也可影响微循环通畅。

2. **脑出血后的缺血性损害及局部脑血流量（rCBF）的变化与瘀血病机相关性显著** 现代医学研究提示，脑出血后在血肿周围、相邻部位甚至远隔区域可出现广泛的 rCBF 的下降，从而引起持续的脑缺血性损害。而且这种下降的程度与神经功能的损伤程度

密切相关,神经功能的损伤程度越重,则 rCBF 下降的程度越重。虽然有人认为脑出血后局部组织缺血的程度和时间均不足以导致脑组织的缺血性损害,然而更多的文献表明即便这种相对温和的缺血不足以引起脑梗死,但它仍可导致细胞凋亡。同时还有学者指出,脑出血后 rCBF 的增加与神经功能的恢复亦相关。

因此,尽快地提高 rCBF 是改善脑出血预后的重要措施之一,这亦符合中医关于离经之血"在身不能加于血,而反阻新血生化之机,故凡血证总以去瘀为要"以及"瘀血不去,新血不生"等基本理论。

3. **脑水肿与瘀血病机**　脑出血后脑水肿是脑出血后的继发性病理变化,其病理机制主要为脑血肿的物理压迫、继发性缺血损伤、血肿中某些成分的毒性作用和自由基反应引起的脂质过氧化损害致使血脑屏障(BBB)及脑细胞受损、通透性升高所致。

脑水肿在中医辨证中应属于水饮、痰湿的范畴,而水饮、痰湿都是体内水液代谢障碍的表现。中医学认为津、血在生理上同生互化,在病理上水饮与瘀血亦是密切相关。《金匮要略·水气病脉证并治》云:"少阳脉卑,少阴脉细……妇人则经水不通。经为血,血不利则为水,名曰血分。"说明了血瘀可致水肿的形成。另外王肯堂也有"瘀则生水""瘀则液外渗,则成水也"之论,进一步说明了血瘀和水肿的关系,也符合血液循环障碍、血液动力学的改变最终都可能导致水液代谢异常、水肿发生的现代医学理论。

三、临床和实验研究中方药的反证

近年来脑出血急性期引入活血化瘀治法取得了良好疗效,从另一个侧面证明了瘀血病机在急性出血性中风中的地位。

药理学研究表明,针对脑出血的各种病理学改变,活血化瘀药具有扩张血管、增加器官血流量、改变血液流变学指标、抗血栓形成及减轻炎症反应的作用。另外丹参等还能显著清除自由基,改善脑部微循环,减轻脑水肿,降低颅内压,有利于神经功能的早期恢复。水蛭在脑出血早期运用可以促进血肿周围"胶质性肉芽组织样结构"的增生,改善微循环,改善脑缺氧,保护脑细胞,控制脑水肿。

现代医学在脑出血急性期应用扩张血管的药物也取得了较一致的结果。如钙离子拮抗剂赛莱乐,它可使各种原因引起的局部微血管痉挛得以解除,从而改善血肿周围微循环,不引起血肿扩大,相反有使其缩小的趋势,有利于脑组织及神经功能损伤的恢复。运用尼莫地平、低分子右旋糖酐、罂粟碱、川芎嗪等多种扩张血管的药物联合使用,可减轻脑出血后的缺血性损害,且可以改善脑水肿,而无增加颅内压的作用。虽然扩血管药物并不能完全等同于中医活血化瘀药物,但它们扩张血管、改善微循环的作用是一致的,这也可以力证急性期脑出血确实存在瘀血病机。

中医学对于本病的病因病机主要责于风、火、痰、瘀、虚五端,所以在治疗中亦多有息风、化痰之品。现代药理学已证明,多数治风药物皆具有扩张血管、改善微循环、减轻血液黏滞,以及抗炎、抗凝、抗血栓形成等多方面作用。风药具有升散、行透等多种特性,作用广泛,不仅能消除引起血瘀的诸多病因,振奋人体气化功能,间接促进血流畅达,消散瘀滞,而且能直接作用于血分,与活血化瘀药共奏异曲同工之效,亦符合中医"治风先治血,血行风自灭"的传统理论。

同时药理研究还表明天南星、瓜蒌、远志、石菖蒲、半夏等化痰之品也具有改善脑血流量等作用;海藻能够降低血液黏度,增加血流量。由于出血性中风的痰(水)多直接根源于血瘀,故治亦常用活血化瘀之品。

综上所述,出血性中风的病机可概括为:以虚为本;风、火是病理表现;痰是病理产物;瘀血则是本病的病机实质,是其发生的关键环节。

四、存在的问题与可能的解释

过去人们普遍认为,脑出血的活动性出血仅发生在短暂的时间,其后的病理变化主要由血肿本身、脑水肿及全身因素所致,与出血本身无关。但近年的研究结果表明,脑出血早期血肿继续扩大是导致临床病情变化的重要原因之一。有人对 103 例经过严格筛选后的患者进行初次(89 ± 3)分钟时间内、6 小时、20 小时的 CT 扫描发现,38%的患者存在继续出血,血肿扩大小于 33%,继续出血多发生在 6 小时之内。

据以前的文献报道,活血化瘀的中药中有许多具有较强烈的抗凝作用,甚至还有强烈的促纤溶作用。针对这种情况,有人提出中药活血化瘀治疗脑出血急性期可能会加重这部分患者的活动性出血,从而使症状恶化的疑虑。

我们认为活血化瘀药物的作用是复杂的,不能根据单味中药,甚至单味中药中的某项提取物的抗凝或促纤溶作用就断言其可能引起出血。应该看到活血化瘀药通过组方、配伍抵消这部分副作用是可能的,并且也为现代药理学研究证实。

瘀血不去,败血必生,必致再行出血。从中医理论看,脑出血的继续出血并不影响瘀血病机的作用,中医文献中"见血休止血,首当祛瘀"(明代王应震)、"宜行血不宜止血"(《先醒斋医学广笔记》)、"凡血证总以去瘀为要"(《血证论》)等记载也力证了瘀血不但是急性出血性中风的基本病机,也是脑出血继续出血的主要原因。笔者认为通过以上探讨,对建立行血活瘀中药用于治疗脑出血的理论基础和指导临床实践是不无裨益的。

第二节　从脑的生理探析中风后
神志病证的病机

一、概述

中风后神志病证涉及精神、情感、心理、人格等多个方面,包括郁病、痴呆、癫痫等多种病证。中风后郁病是常见的多发病,以精神抑郁,情绪不宁或低落,少言寡语,悲忧善哭,少气乏力,或烦躁不安,急躁易怒,情感脆弱,焦虑,无兴趣,空虚淡漠,日常生活及工作能力下降,甚至有自杀企图及行为等表现居多。中风痴呆是指继发于中风之后而出现的以精神呆钝、遇事善忘、定向不清、计算不能、判断理解多误等为主要临床特征的智能障碍病。中风后癫痫轻则表现为一侧口角、眼睑、手指或足趾局部抽动,并沿腕部、肘部扩散,或有眩晕、下沉感、肢体麻木、针刺感等体觉性发作;重则出现烦躁、汗出、恐惧、愤怒等情感异常,继之意识不清,甚则意识丧失,上睑抬起,眼球上翻,牙关紧闭,全身骨骼肌持续收缩等。中风后癫痫发作临床表现多种多样,呈反复发作导致脑部损害,若不及时治疗会对患者危害很大,严重危及患者的生命安全。

尽管以上诸证表现各不相同,但从中医学的角度来看,均属于神志病变范畴,具有共同的发病部位和基础。以往对中风后的康复多注重肢体运动及语言能力的康复,对于神志病证的重视不够,从而影响康复进程和患者生活质量。近年来中风后神志病变的辨证治疗开始受到重视,而对其病机的探讨是治疗转归的关键。本文试从中风后神志病证发病部位的特殊性及其病因、与脏腑气血精津的关系等方面,进一步分析其病理演变机制。

二、脑是中风发生的病位

有关中风与脑及脑与神志的关系,由于对脑功能认识的逐步深化而日益明确。脑是中风直接损伤的部位,其作为人体的元神寄居之所,损伤后对神志的影响尤为严重。古人对中风损伤病位尚不十分明确,但认为中风发生的部位在于"上"。《素问·生气通天论》指出:"阳气者,大怒则形气绝而血菀于上,使人薄厥。"这是因大怒伤肝等情志刺激迫使气血逆乱于上,此"上"者,当为脑部受损,导致昏厥不省人事。《素问·调经论》亦云:"血并于下,气并于上,乱而喜忘。"若伤及诸筋,使筋弛纵不收,不能随意运动,发为半身不遂。若五脏失调,气化功能失常,代谢紊乱,升降出入不能正常进行,病理产物如气滞、血瘀、痰浊、风火等内邪上犯于脑,则脑的生理功能发生紊乱而引起神志智能障碍。

近代张锡纯明确提出中风的部位在脑。其在《医学衷中参西录》指出:"脑充血诸症,西人所谓脑气筋病者,皆与肝气有涉。"现在认为中风主要以颅脑瘀血与痰浊水湿互阻脑窍为主要病机。发病原因多有肾精不足,元气不充,清窍失养,加之肝失疏泄,气机逆乱,或兼脾失运化,水湿内停,致气滞、血瘀、水停而成。其总的病机为气血流通不畅,以致脑脉瘀阻,或络破血溢,最终导致瘀血内留,水津外渗,水瘀互结于颅内,脑窍闭塞,元神失养,神机不运而变症丛生。

三、脑是神志活动的物质基础

自《内经》以降,心主神明之说已广为接受,而脑与神志的关系一直被忽视。其实早在《素问·脉要精微论》就指出:"头者,精明之府。"《素问集注》说："诸阳之神气,上会于头,诸滋之精,上聚于脑,故头为精髓神明之府。"说明脑是精髓汇聚之所,神志活动之处。

《灵枢·海论》说："髓海有余,则轻劲多力,自过其度;髓海不足,则脑转耳鸣,胫酸眩冒,目无所见,懈怠安卧。"说明脑接受感觉信息而有知觉,产生意识,发生反应,在脑的支配下,肌肉、关节协调运动,产生各种运动。若脑有病变,可引起运动障碍、举止失常等。故《金匮玉函经》曰"头者,身之元首,人神所注",李时珍明确提出"脑为元神之府"。脑髓为记忆之根本。《本草备要》一书记载:"人之记性皆在脑中。小儿善忘者,脑未满也;老人健忘者,脑渐空也。凡人对见一物,必有一形影留于脑中。"人的记忆是脑髓在外界事物的刺激下形成"形影"。因此,脑是记忆的物质基础,脑髓空虚则神无所归。《类证治裁》亦云:"人之神宅于心,心之精依于肾,而脑为元神之府,精髓之海,实记性所凭也。"《医林改错》进一步认为:"高年无记性者,脑髓渐空。"

四、脑的生成及其与脏腑气血精津的关系

脑居颅内由髓构成,如《素问·五脏生成》说:"诸髓者,皆属于脑。"《灵枢·海论》亦云:"脑为髓之海。"脑主灵机记性,司意识思维,主宰元神的生理功能。脑居颅内,赖髓充养,髓海充足,才能发挥其"神"的效用,而脑的生成及其功能的发挥均与气血精津和五脏功能密切相关。

脑髓的生成来源于先天之精,又得到后天之精的不断滋养。《灵枢·经脉》说:"人始生,先成精,精成而脑髓生。"认为脑由先天之精所化生,是最先发育的器官,为元神所居之处。因此,先天之精的盛衰直接影响着脑的发育和神明之用。肾为先天之本,主骨

生髓上通于脑,脑为髓海,故精足则令人体魄坚强,智慧聪颖。唐容川曰:"事物之所以不忘,赖此记性,记在何处,则在肾经。益肾生精,化为髓,而藏之于脑中。"《灵枢·五癃津液别》云:"五谷之津液,和合而为膏者,内渗入于骨空,补益脑髓。"说明后天的水谷化生的气血精微物质对脑髓具有不断的充养作用。对于脑髓病变者,可通过脾胃功能的调补,以后天水谷之精补养脑髓,益智怡情。《医林改错·脑髓说》云:"灵机记性在脑者,因饮食生气血,长肌肉,精汁之清者,化而为髓,由脊髓上行入脑,名曰脑髓。"饮食水谷经脾胃运化,化而成津,一方面入脉而成为血,上濡于脑窍,另一方面入肾为精,直接充养脑髓。

　　肾精化髓充脑也是其他脏腑功能正常,不断协调的结果。《素问·上古天真论》说:"肾者主水,受五脏六腑之精而藏之。"其中心与神志的关系尤为密切,《内经》对心与神的认识提升为五脏之首:"心藏神。""心者,君主之官,神明出焉。""心者,五脏六腑之大主也,精神之所舍也。""凡此十二官者,不得相失也。故主明则下安……主不明则十二官危。"由此奠定了"主神志"作为心的主要功能之一的理论基础。其实,心主神志的功能是在"心主血脉"功能的基础上的进一步体现。《灵枢·天年》:"黄帝曰何者为神? 岐伯曰:血气已和,荣卫已通,五脏已成,神气舍心,魂魄毕具,乃成为人。"心为火脏,居于上,肾为水脏,位于下,两者宜相互交通,水火既济,才能使肾之精气上输于脑,神明方有所主。《类证治裁》中说:"夫人之神宅于心,心之精根于肾。""神明寓于心肾交感之中。"在心肾失济后,相应出现神志证候,如《医方集解》:"人之精与志皆藏于肾,肾精不足则志气衰,不能上通于心,故迷惑善忘也。"《医学心悟》明确指出:"肾主智,肾虚则智不足。"人至老年,肾精衰枯,脑海空虚,神明无主。或肾阴不足,心肾失交,水火不济,灼伤心阴,或心血不足,虚阳上扰,神明不敛,呆证遂生。肾精不足,大脑失聪,则阴阳失调,而迷惑健忘,行动呆滞,反应迟钝。

另外,肝藏血,肾藏精,精血互生,肝血和肾精可相互转化,若肝血亏虚,血不化精,或肾精转化为肝血后,肾精减少,其上养脑髓的作用下降,导致脑髓空虚,神明失养,轻则头晕目眩、健忘失眠,重则发为癫、痫、痴呆。肝主疏泄,调畅全身气机,可推动气血津液的运行;疏泄脾土,有利于气血化生,从而保障情志活动得以正常进行。肺主气司呼吸,助血脉之运行,主宣发肃降,为水之上源,五行属金;肾为水脏,主一身之水液代谢,主纳气,主封藏,故金水相生,相互为用,一旦肺阴受损,则肾之阴精亦随之不足,同时肺主气、主宣降减弱,均可影响到血脉的运行和水液代谢,水饮、痰浊、血瘀内生,蒙闭清窍,神明失司。

五、中风后神志病证的病机特点

脑髓之生成及其正常功能的发挥依赖于脏腑之间功能上的相互协调配合,气血精津化生及升降出入运动正常。《素问·阴阳应象大论》"人有五脏化五气,以生喜怒悲忧恐",任何某一脏腑气机失调,脏腑之间生克制化协调关系被破坏,导致整体气机升降出入运动平衡失调,出现气逆、气滞、血瘀、痰阻水停或气虚、气陷、精血亏虚等,一旦造成脑部受损,形成中风,诱发多种神志病证。在中风病发生、发展的过程中,其病机存在着由实致虚、由虚致实、虚实夹杂的特点。

由实致虚的证候演变过程中,其病机要点为各种始发病因对人体阴阳气血的损伤:或情志不舒,肝郁气滞,郁久化火,火盛则耗气伤阴,日久病损及肾,致肾阳亦亏,气机不畅而血行受阻;或肝气横逆犯脾,致脾不健运,痰浊内生,或阳气素盛,或嗜食膏粱厚味,酿成痰湿,一方面使脾土失运,气血化生无源,另一方面痰湿蕴久化热,损伤阴液;或房事不节,精液耗伤等从而导致气血阴阳亏虚,五脏功能受损,犹以肝肾阴虚、脾肾不足、心气亏虚等为主要表现,此所谓本虚。

由虚致实的过程即在本虚的基础上,或阴不制阳,水不涵木,虚阳独亢而化火、生风;或肝肾阴虚,津血化源涸竭,而致血行瘀阻,血滞为瘀;或阴损及阳,可致阴阳(气)两虚,阴虚化火又灼津成痰或阳气虚衰而水湿不化,痰浊内生,水液停滞。痰、瘀、水既是病理性代谢产物,又是致病因子,在特定的条件下,有分有合,相互转化。《诸病源候论》谓:"诸痰者,此由血脉壅塞,饮水积聚而不消散,故成痰也。"痰瘀水湿互结,脑络痹阻而为窠囊。且风火相扇、痰瘀水互结可进一步加重脑髓受损,毒由内生,毒损脑络,发为中风急症。

由上可见,中风后情志病证就是在脑卒中后脑络受损的病理基础上复加情志、饮食、劳倦等因素而致心肝脾肾等脏腑功能进一步失调,加之中风后形成的病理产物——痰浊、瘀血、水液停留于脑窍,阻闭神明,脑气与脏气不相顺接,神明失用,从而出现郁、癫、痫、呆傻愚笨等诸症。本病病位在脑,初期多责之于肝,继而影响到心脾肾肺等其他脏腑。《扁鹊心书》曰:"凡人至中年,天数自然虚衰,或加妄想忧思,或为功名失志,以致心血大耗,痴醉不治,渐至精气耗尽而死。"

此外,人体的气血精津是脏腑、经络等一切组织器官进行生理活动的物质基础。气血精津的不足是本虚主要表现,因肾者主水,藏五脏六腑之精气,肾中精气尤为脑的重要物质基础;而脾胃作为后天之本,若后天脾胃虚弱,致水谷不化,气血生化乏源。《素问·六节藏象论》云:"气和而生,津液相成,神乃自生。"《灵枢·平人绝谷》云:"血脉和利,精神乃居。"气不足者清阳不展,血不足者脑失所养,精不足者脑髓不充,表现为痴呆神疲、沉默失语及舌淡、苔白、脉弱之象。

气血精津的运行通道阻滞不畅,代谢产物堆积是标实产生的主要因素,表现为气血失和,气机升降失调,水液代谢紊乱,凝聚成痰,痰凝气滞,痰阻络脉,脉道不通,血行不畅,留而为瘀,痰浊、血瘀、水湿交结,而致痰瘀水同病,络道阻塞,神明蒙蔽;痰瘀阻络日久,郁而化热,毒由内生;且热邪炼液成痰,痰碍血行则又致瘀,痰瘀、热毒交着互结,循环往复,又进一步导致气血精津耗伤和脏腑功能低下,神明失用,导致本病缠绵难愈。在治疗上宜根据本病的病机特点注意标本缓急,以图标本兼治。

六、结语

脑作为中风发病直接损伤的部位,同时也由于脑的生理功能的特殊性,以及在中风病的形成过程中精神情志因素的重要作用,可以看出中风本身即具神志要素,中风形成后这一潜在因素在新的气滞、血瘀、痰阻等因素的影响下,脑络被阻可引发更复杂的多种神志疾病。如果对情志因素在中风后康复过程中的认识不足,可能导致治疗失当,促使中风复发、加重病情,甚或危及生命。因此,强调中风后神志病证的辨证治疗具有重要价值。

第三节　为中风后抑郁症辨证论治"设纲立目"

新医学模式的践行,引发了基础医学和临床医学理念的深刻变化。特别是心理因素对疾病发生、转归的影响,疾病治疗中心理因素受到了医学界普遍重视已成不争的事实。鉴于此,笔者认真复习中医中风的原始病因、症状表现及中风后的治疗法则,参照社会-心理-生物模式,重视该病成因和发病后的心理变化,提出中风后治疗中重视心理因素、化解郁积、防治抑郁症、预防中风复发、提高患者生活质量的浅见,以飨同道。

目前中国中风死亡人数已居世界首位,而且每年新发病例达200万人。其中高血压是导致中风的首要原因,占中风总患者的78％。同时,因高血压引发中风的患者中,有近50％以上的发病与情绪波动有关。中风后三分之一患者死亡,三分之一患者永久致残。以上患者后发为痴呆者占34％。有50％以上患者的死亡原因是中风。中风后除口角歪斜、半身不遂、语言障碍,后发证候还有郁病、痴呆、癫痫等多种病证,其中郁病尤为突出。中风后发生抑郁的患者(心理学称心理问题)比例几乎可达100％,有56％的患者发生郁病(心理学称抑郁性心理问题),有的甚至为重型抑郁症,因此影响了中风后神经功能的恢复,加重了原有疾病,引发再中风或其他,如营养不良、痴呆、感染、骨折、自残、自杀等。中风后抑郁与中风的严重程度、中风脑损害范围及社会、家庭关注等关系密切。在中风后治疗过程中,对抑郁症病理状况的重视程度,治疗方案中强调解郁,使用解郁方药并辅以心理疏导,则成了确定患者预后的关键。而今中风后的治疗心理疏导不够,忽视解郁治疗,应引起临床重视。

相关研究指出:情绪波动几乎是高血压并发中风的主要诱因。中医学对中风病因论著颇丰。《素问·生气通天论》指出:"阳气者,大怒则形气绝而血菀于上,使人薄厥。"《中医临床丛书·今日中医·内科·中风篇》集历代论述颇全,在论及中风病因"七条中",提及"五志所伤,情感过极",并强调七情失调、暴怒伤肝、心火暴盛致气血逆乱，上扰脑窍，发为中风；并提示多在活动状态下，情绪激动，用力不当时发病；在病机描述中强调"多因平素气恼劳碌"，"复因情志相激、易于肝阳上亢……最易扰乱神明而致清窍闭塞，转化为中脏腑证"。说明中风自起因始，至猝然中风，病因、病机无不与七情失和、情怀郁闷关系密切。然中风猝发后，临床多以开闭救脱为急要，继之侧重气虚、血瘀、痰阻、育阴息风为主进行辨证治疗，从而忽略了中风后因气血大损、脑络受伤、气滞、血瘀、痰阻加重所致肝郁气滞的辨证治疗。

《素问·生气通天论》述及："阳气者，大怒则形气绝而血菀于上，使人薄厥。"提出中风病位当为脑部。明确指出中风病位在脑的是近代张锡纯。张锡纯在《医学衷中参西录》中云："脑充血诸证，西人所谓脑气筋病者，皆与肝经有涉。"现在认为中风主要以脑瘀血与痰浊水湿互阻脑窍为主要病机。瘀血内留，水津外渗，水瘀互结于颅内，脑窍闭塞，元神失养，神机不运而变证丛生。中风后除口眼歪斜、半身不遂、语言謇涩病变外，神志方面主要并发症为抑郁症、痴呆、癫痫等。以上诸证表现虽各不相同，但均属于神志病变范畴，鉴于历代中医对中风后抑郁症治疗重视不够，从而影响了康复进程和患者的生活质量。

随着现代文明的推进和医学科学的发展，近年来中风后的辨证治疗开始受到重视。笔者试以清代王清任《医林改错》治疗中风后遗症名方"补阳还五汤"为例，辨析该方在治疗法则与选方用药上的偏颇，提出一些浅识，供同道商榷。"补阳还五汤"宗历代先贤对中风病因、病机论述和治疗经验，堪为治疗中风后半身不遂、口眼歪斜、语言謇涩的代表方剂，立论明确，用药精当，为数百年来中医临床所推崇的名方，效果亦佳。结合中风后病机状况分析该方遣方用药，可认为历代忽略中风后抑郁症之一斑。

中风后患者状况可见 5 个方面转归：①《素问·调经论》曰：
"血之与气并走于上，则为大厥，厥则暴死，气复反则生，不反则
死。"实为患者正气大伤，气血俱损之临床重证，峻补气血势在必
行。"补阳还五汤"重用黄芪、当归。② 唐宋以前即有"内虚邪中"
之说，《灵枢·刺节真邪》曰"真气去，邪气独留，发为偏枯"，指出正
气虚衰，正不胜邪，邪气留恋，阻塞脉络，发为偏枯。留恋之邪，究
属何由？即刘河间所主之火、朱丹溪所主之痰、王清任所主之瘀
血，故"补阳还五汤"选用赤芍、地龙清热、活血、化痰。③ 发病学
方面，刘河间早已认识到"将息失宜而心火暴甚，肾水虚衰"，李东
桓、张景岳及《临证指南医案·中风》均指出与年龄、气衰、内伤积
损、颓败致精血衰耗、水不涵木等肝肾亏损因素有关，发病前如斯，
病后则更为重笃。此中，"将息失宜"似已关注到情志的病变因素，
但方中除选用补益肝肾之品却未用疏解之剂。④ 中风后一身气
血俱虚，脉络失养，痰血阻络，护外之卫气必虚。所谓"邪之所凑，
其气必虚"，外来风寒湿必然冒犯。气血痰阻又兼外邪侵淫，故中
风者十之有九体痛，且与气候相关。该方首提"加防风"，即认识到
先有内风为祟，后有风寒湿之虑。⑤ 中风为火、风、痰祟，其证暴
甚，阳闭尤然。闭开证解，实象骤减，然病体阴虚，精血难复，每多
脑络失养，虚风内动，故肢体颤抖、肌肤麻木不仁，是方选用涤痰透
络之品亦属精确。以上剖析说明在中风康复治疗中是以证推因，
以因寻法，以法遣方用药，考虑比较全面，立方用药较为周到，但纵
深思考则发现古代研究在病因方面已提及精神因素，但对该病从
预防到中风后治疗均忽略了神志改变和因此诱发的抑郁症的防
治。近、现代医学著述论述中风一证情志诱因，立足解郁者少，遣
方用药中亦很少顾及。

中风后神志证涉及精神、情感、心理、人格等多方面，包括抑郁

症、痴呆、癫痫等多种疾病。中风后抑郁症属高发状态,以精神抑郁、情绪低落、少言忧伤、烦躁善哭、急躁易怒、情感脆弱、焦虑、空虚、淡漠,工作生活能力下降,有自虐、自杀倾向。

以往对高血压和中风后治疗,关注情志引发高血压的机制、中风发生时的情绪诱导状况和中风后患者的神志表现不够。把情绪致病的要素放在辨证论治的重要位置,注意临床表现,分析病因、病机,根据疾病轻重,在立法组方中重视疏肝解郁法则,对增强治疗效果意义重大。笔者建议:① 在中风后遗症的治疗中,使用经典方剂与疏肝解郁名方合并化裁或在前者基础上佐疏肝解郁药物。② 欲解郁,必理气、活血、除痰、通络。故宜在扶佐正气的前提下,除理气外尚需重用透络、涤痰填精、活血方药。气血畅达,肝郁自解,郁当渐除,使患者生活质量得以提高,防止再中风和其他疾病蔓延。③ 从事脑病学科或神经内科的临床与科研人员,应在传统理论和现代研究基础上,强化高血压和中风后情绪变化及由此诱发抑郁症的病因、病机理论的深化,补充有关临床经验和科研成果,确立中风后抑郁症病名,规范病因、病机表述,统一治疗法则,确立代表方剂,进一步充实以高血压为主因的中风辨证论治内容,并实现为中风后抑郁症"设纲、立目"之目的。

第四节　中风后遗症的治疗——补阳还五汤加减析

先贤王清任于《医林改错·瘫痿论》中立补阳还五汤,治"半身不遂,口眼歪斜,语言謇涩,口角流涎,大便干燥,小便频数,遗尿不禁"。后人推崇,效法者颇多,收效每多称著。现代临床多用于脑卒中后遗症、温热病后遗症等疾患,即现代医学脑血管疾病后遗症与脑炎、脑脓肿、脑肿瘤等疾患引起的一侧上下肢运动功能障碍的疾病。

笔者从医二十余载,每遇卒中后半身不遂者,即投补阳还五汤,或有效进展缓慢,或不瘥他投,反躬自省,属辨证不准,抑或药效不济,苦思良久,无所适从,故再行拜读《医林改错》并参阅古代经典,启迪甚深,略有心得,呈叙于后,望同道指教。

补阳还五汤秉王清任认为中风一症为气虚及瘀血为祟的学说,选黄芪峻补其气,赤芍、川芎、桃仁、红花活血祛瘀,当归尾、地龙通经活络,方意着重在补气活血。然复习中风一症之病因病机、转归发现患者卒中之后,机体阴阳之虚甚重,五脏之损俱深,绝非淡淡数药可复原耳。

纵观中风起因、发病及至半身不遂发生后的全身状况,可有五大转归。

一、《素问·调经论》曰:"血之与气并走于上,则为大厥,厥则暴死,气复反则生,不反则死。"大厥,又称煎厥、薄厥。人之气血暴张于上,临床出现突然昏仆,不省人事,醒后半身不遂,口眼歪斜,语言蹇涩。此厥非一般昏厥即醒,醒后如常之厥症可比。如是者,正气大伤,气血巨损,实临床之重症,峻补气血势在必行,故《医林改错》重用黄芪120 g,并说可加用党参12~15 g。益血之剂,除当归外,方中似乎略少,此一不足。

二、唐、宋以前即有"内虚邪中"之说,《灵枢·刺节真邪》云:"真气去,邪气独留,发为偏枯。"指出正气虚衰,正不胜邪,人体的功能失常,致邪气留恋,阻塞脉络而偏枯发生。推敲留恋之邪,究为何由?此中刘河间所主之火,朱丹溪所主之痰,王清任所主瘀血为其主要。然补阳还五汤中除赤芍、地龙可一般的清热化痰外,尚无清化痰火之重剂,此二不足。

三,发病学方面,刘河间早已认识到"将息失宜而心火暴甚,肾水虚衰不能制之,则阴虚……"李东垣认为:"凡人年逾四旬,气衰之际……多有此疾。"《景岳全书·非风》指出:"本皆内伤积损颓败而然。"清代《临证指南医案·中风》进一步阐明"精血衰耗,水不涵木,木少滋荣"的肝肾亏损因素,发病前斯是,病发半身不遂后,肝肾亏损足可见矣。然补阳还五汤中滋补肝肾药饵缺如,精血衰败,身形有虑,补气活血安附?此三不足。

四,中风之后,一身之气血俱虚,痰血阻络,脉络失养,护外之卫气必自虚。所谓"邪之所凑,其气必虚"。外来风寒湿邪必然冒犯肢体,气血痰阻,又兼外邪侵淫,故半身不遂者十之有九体痛明显,且与风雨天变有关。补阳还五汤虽无祛风湿之品,然方解中首提"加防风",即承认先有内风使然,后有风寒湿之虑。

五,卒中一证,风火痰为祟,其证暴甚,阳闭尤然。闭开证解之后,火甚之象实为大减,然病体阴虚,精血难复,或痰火尚盛,故不遂之体,每多虚风内动,如是者,肢体抖动、肌肤不仁、筋惕肉瞤。补阳还五汤中,除地龙一味为佐通经活络外,息风药亦少,此四不足。

复习先贤论述,剖析补阳还五汤,自觉方意可执,药则需增,气阴当养,肝肾当滋,虚风应息,风寒湿当虑。守其方意,将补阳还五汤充为:炙黄芪、阿胶、桂枝、枸杞子、怀牛膝、赤芍、当归、川芎、胆南星、僵蚕、防风、羌活、丹参。其中选《医宗金鉴》秦艽升麻汤中之桂枝温阳通络,和其营卫;羌活愈风汤中之防风、羌活祛风除湿;枸杞子、阿胶,佐当归滋阴养血,补肾填精;怀牛膝强筋骨、益肝肾,佐川芎、赤芍,行血活瘀;取清热化痰汤中胆南星清化痰热;加僵蚕,佐地龙清热息风;并以丹参易桃仁、红花,增强其行血活瘀之作用。

临床累用是方,凡症情稳定,不属危候,收效均较之补阳还五汤为著。病例两则,以为佐证。

周某,男,59 岁,理发师,初诊于 1981 年 5 月 19 日。

患者高血压 10 余年,于工作之时突然昏仆,神志模糊,即送某医院,诊为脑出血。经及时抢救,患者神志渐清醒,唯口眼左歪,右半身不遂,语言艰难。中医治疗,始予补阳还五汤 30 剂,不瘥。8 月 21 日再诊,察其人精神委顿,语言含混,流涎不止,面目四肢虚浮,四末欠温,右手不能持物,右脚趾呈鸡爪样,并麻木抽动,伴有右肢疼痛,天阴益甚。以上诸症,皆左面右肢甚于右面左肢,脉左弦细,右濡弱。舌质淡,有数块瘀斑如绿豆大,苔白腻。此气血虚,肝肾损,虚风动,风寒湿浸,遂投补阳还五汤加减方:炙黄芪 30 g,桂枝 9 g,阿胶 10 g(烊化),枸杞子 12 g,怀牛膝 12 g,赤芍 12 g,当归 12 g,川芎 10 g,胆南星 5 g,僵蚕 10 g,防风 12 g,羌活 9 g。7 剂而患者面斜渐正,流涎渐止,可述短语,右上肢始可抬举,手指、足趾可自行活动,麻木、肢痛、抽动均有减轻。续用上药 60 剂,患者起身步履如常人。嘱其每 3 日 1 剂,再服 3 个月。追访 10 个月,症情稳定。

周某,男,48 岁,干部,初诊于 1980 年 3 月 4 日。

患者左颅内肿瘤于 1979 年 10 月由某医院手术治疗,术后四肢活动欠灵活,右上肢不可抬举,下肢步履不稳,时欲跌倒,伴四肢作痛,天阴益甚,抖动麻木,擎物不力,且精神失聪,反应迟钝,答非所问,遂就诊于中医。察其人面色㿠白,右上、下肢肿胀明显,诊其脉细数,舌淡,苔薄腻。此髓海重创,气血痰凝,脉络失和,遂与补阳还五汤加减方,重用黄芪、枸杞子、胆南星。黄芪 30 g,桂枝 12 g,阿胶 10 g(烊化),枸杞子 30 g,怀牛膝 12 g,赤芍 12 g,当归 12 g,川芎 12 g,胆南星 15 g,僵蚕 10 g,防风 12 g,羌活 12 g。上方

9剂,四肢活动渐灵活,右上肢渐可抬举,仍受限,步履觉稳,肢痛减,对答尚欠畅达。续隔2日1剂,连服67剂,患者面色红润,精神振奋,语言渐畅,肢体顺畅,麻木消失,握力亦增,步履稳,唯右足尚有跛行。嘱其每3日1剂,再服1个月,追访2年,患者病情稳定。

第九章 心 脏 病

第一节 心脏疾病中医辨治的理论与思路探析

心脏疾病包括心功能不全、心律失常、心脏传导失常、心肌病、冠心病、风湿性心脏病、高血压性心脏病、肺源性心脏病等，是常见病、多发病，并引起较高的病死率，为医学界积极防治和研究的重点疾病。随着科学技术的进步，现代医学诊治心脏疾病的手段和方法日益增多，但在治疗方面尚有不足之处，中医药治疗仍然有很多独到之处和优势，值得深入研究。笔者结合自己临床实践和文献报道，就中医辨治心脏疾病的理论和思路探析如下，以与同道共商。

一、辨治理论

心脏疾病属中医胸痹、心悸、痰饮、水肿等范畴。对此，中医很早就有认识和阐述。《灵枢·厥论》曰"真心痛，手足青至节，心痛甚，旦发夕死，夕发旦死"，《素问·至真要大论》言"心澹澹大动"，指出了心脏疾病的一些症状。张仲景则理论联系实际,创立了心脏疾病的辨证论治。如《金匮要略·胸痹心痛短气病脉证治》篇曰:"胸痹不得卧,心痛彻背者,瓜蒌薤白半夏汤主之。"《伤寒论》谓:"伤寒,脉结代,心动悸,炙甘草汤主之。"后世医家对此的认识则更为深入,辨治理论丰富多样,显示了中医治疗心脏疾病的优越性。

1. **通则不痛**　气血贵乎流行通畅,升降有序,一旦各种因素导致阻滞,则不通则痛,如冠心病心绞痛、心肌梗死等。中医常用活血化瘀、行气导滞、化痰通痹等方法,畅其气血,通则不痛。临床使用活血化瘀药物比较普遍,如丹参、赤芍、川芎、红花、桃仁、五灵脂等。然笔者认为"气行则血行",故应在活血化瘀的基础上参入足够的行气、破气药,如沉香、乌药、佛手、青皮、香附、苏木、丁香、白檀香、玫瑰花、绿萼梅等,这样可明显提高疗效。至于因痰浊瘀阻,则宜用瓜蒌、薤白、半夏等药,以化痰通痹。

2. **养血益心**　血为心所主,然心本身必须得到血之濡养才能司其所主。心血不足不仅周身得不到营养,同样也造成血不养心。如心脏自养血管病变或功能障碍导致的冠心病、心律失常、传导阻滞等,即属此列。因此,临床治疗除消除直接因素外,还当投以大剂养血之品,如制何首乌、当归、白芍、熟地黄、鸡血藤、阿胶等,养血即是养心。

3. **水火既济**　心属火,肾属水。心火应下降于肾,肾水须上济于心,这样才能心肾相交,功能正常,否则就会出现水火失济的表现。因此,对慢性心力衰竭、心肌劳损、心源性哮喘、心肌梗死恢复期等病症,常在治心的同时予以治肾,以达水火既济之目的。治肾的药物有山茱萸、菟丝子、桑椹、补骨脂、金樱子、覆盆子、女贞子、巴戟天、肉苁蓉、淫羊藿、鹿角胶、龟甲胶等,方剂多以左归饮、右归饮为主。

4. 和营畅血　营气是血液的重要组成部分,为血中之气,营与血可分不可离,故常"营血"并称。《灵枢·邪客》云:"营气者,泌其津液,注之于脉,化以为血,以荣四末,内注五脏六腑……"因此,营气和调则血脉通畅,心有所主。而心肌炎、心肌缺血、心律失常等病证常有营血失和之征,如心悸怔忡、自汗出、多梦惊恐等,采用和营治法每能获效。临床多以甘麦大枣汤、桂枝汤、炙甘草汤等投治。

5. 益气化瘀　气行则血行,气滞则血瘀,然气虚也能致瘀。《读医随笔》曰:"气虚不足以推血,则血必有瘀。"据此,一些医家提出益气化瘀法,近年来这种治法又被用于治疗心脏疾病,如心功能不全等,并取得显著疗效,说明益气确实可以祛瘀强心。常用的药物有人参、太子参、党参、黄芪、甘草等,方剂有独参汤(包括人参制剂)、生脉散等。

以上这些辨治理论在临床应用时可派生出很多治法,使中医治疗心脏疾病的方法灵活多样,不拘一格。

二、辨治思路

随着中医学的发展,中医辨治疾病的思路已不局限于传统的方式,在辨治心脏疾病方面也不例外,现将目前常见的几种辨治方式概述如下。

1. 辨证论治　即依据心脏疾病表现的主要证候,进行辨证分型,制订相应治则,然后组方治疗。如刘德恒将冠心病心绞痛分为心气虚、心阳虚、心阴虚、肾气虚、脾阳虚、肝肾阴虚、气阴两虚七型,分别用养心汤、参附汤、天王补心丹、肾气丸、理中汤、左归饮和生脉散加减治疗。此为中医传统治疗方法,可撇开西医"病"的约束,根据医者的辨证,处方灵活多变,疗效也较满意。然而其辨证的准确性与医者临床经验关系很大,且用药的随意性也较大,疗效难以统计、总结,尤其在心脏疾病症状处于隐匿的情况下,则易导致误诊、漏诊。如变异性心绞痛出现脘部嘈杂、胸闷、肝胆和背部疼痛时,往往误为胃、肝、胆疾患,这样治疗效果必然不佳。

2. **主方加减**　即对某一心脏疾病固定一主方(亦叫基本方),然后根据患者具体的中医证型,在主方的基础上予以加减。如丛法滋用活血养心汤治疗冠心病 300 例,气虚血瘀型仅用基本方,阴虚阳亢型加何首乌、玄参、桑寄生、石决明、钩藤、菊花等,气虚痰阻型加炒白术、淫羊藿、桂枝、半夏、橘红等,心肾阳虚型加人参、附子、桂枝、白术、淫羊藿、车前子、茯苓等,结果总有效率达 97%。又如刘有泉用黄芪桂枝汤治疗病态窦房结综合征,心肾阳虚加炮附子、麻黄、细辛,瘀血痹阻加血竭、三七,痰浊中阻加全瓜蒌、半夏、沉香,结果总有效率为 77.1%。该方法组方稳中有变,临床疗效便于观察、总结,基本方中可选入一些疗效确切的药物,使之既有较强的针对性,又不失中医辨证特色,因此临床应用十分广泛。

3. **专病专方**　即一病(证)一方,临床应用一般不作加减。如周云霄用三参稳律汤治疗早搏 104 例,总有效率为 82.7%,明显高于西药对照组(33.3%)。又如邵桂珍等用薯蓣丸治疗心功能减退 76 例,取得了良好的效果。这种专方大多为自拟方,除参考中医组方的一些基本原则外,吸取了大量中药药理研究成果,所用之药物似乎与中医辨证无关,甚至有相悖之处。如不加辨证地在方中使用苦参抗心律失常,葛根治疗心绞痛、心肌梗死等。然而由于是针对某病(证)组方,用药目的较明确,故临床疗效也十分明显。目前临床治疗心脏疾病的中成药多源于此。

4. **单味药物治疗**　即用单味药(包括用其有效成分)治疗心

脏疾病或某一症状。如雷德培用黄杨(黄杨宁片)治疗心律失常
43 例,总有效率为 60％;唐秀民等用川芎(川芎嗪)治疗重症肺源
性心脏病,结果治愈 4 例,缓解好转 10 例,死亡 3 例;赵熙灼等用
人参芦(人参芦皂苷)治疗冠心病 294 例,心绞痛总有效率为
44.6％,心律失常总有效率 61.4％,心电图好转率为 37.4％。这
种方法对症性很强,多根据某药药理研究成果而应用于心脏疾病
的治疗,临床疗效明显,说服力也较强。然由于单味药多是提取其
某一有效成分制成制剂应用,与西药对症用药已无多大区别,似乎
无中医特色了。

以上这些辨治方式各有特色,各有不足,临床应用时应根据各
种心脏疾病的特点,选择或联合使用,使之既采纳现代科研成果,
又具有中医特色。

总之,中医辨治心脏疾病的优势是很明显的。笔者认为,在坚
持中医特色的基础上,重视采用现代医学检查、监测技术,辨证与
辨病相结合,大胆吸取中药药理研究成果,才能使中医辨治心脏疾
病的优势充分发挥出来。

第二节　附子合炙甘草汤加减治疗
病态窦房结综合征

笔者在临床工作中,以大剂量附子合炙甘草汤加减,治疗病态
窦房结综合征 11 例,取得较好效果,现报告于后。

一、临床资料

1. **诊断标准**　本组病例均以心律失常为主,并结合临床表现
及窦房结功能试验进行全面分析后诊断。其诊断依据为:有持续

或间歇出现的严重窦性心动过缓(<50 次/分),或同时伴有窦房传导阻滞、窦性停搏(停搏持续时间≥2 秒),伴有或不伴有逸搏心律或异位心动过速,具有典型阿-斯综合征的发生;以往确有窦房结功能衰竭,表现为窦房传导阻滞、窦性停搏及明显心动过缓,现有慢性心房颤动或扑动等。

2. **一般资料** 11 例中,男 6 例,女 5 例;年龄 16～45 岁者 7 例,46～78 岁者 4 例;病因为动脉硬化性心脏病者 6 例,心肌病、心肌炎者各 2 例,诊断未明者 1 例。

11 例均有传导阻滞、窦性停搏,其中 2 例出现逸搏心率;心率 40 次/分以下者 3 例,41～50 次/分者 8 例;4 例以往发生过阿-斯综合征;10 例做阿托品试验,观察时间内,窦性心律<90 次/分者 7 例,注药后出现交界性自主心律者 3 例。

3. **治疗方法和结果** 11 例均内服制附子合炙甘草汤治疗,方中附子重用。

处方:制附子(先煎 2～3 小时)12～60 g,桂枝 12～18 g,炙甘草 12～30 g,麦冬 30 g,红枣 15～30 枚,枸杞子 12～30 g,太子参(代红参)15～30 g,丹参 30 g,沉香 5～9 g(后下)。

每天 1 剂,水煎 2 次,晚服第一煎,次晨服第二煎。15 剂为 1 个疗程。

按以上方法治疗 3 个疗程后,严重窦性心动过缓由<50 次/分增加到≥60 次/分,窦房传导阻滞、窦性停搏减轻,阿-斯综合征终止发作,并观察 6 个月以上未发作,评为显效者,4 例(36.4%);窦性心动过缓改善,心率增加不足 60 次/分,窦房传导阻滞减轻,阿-斯综合征发作次数减少,三项中有两项符合,评为有效者,7 例(63.6%)。其中心率增至 60 次/分以上者 7 例,增至 56～60 次/分者 4 例;传导阻滞 9 例减轻,2 例无改变;窦性停搏 7 例消失,2

例偶见；2 例出现逸搏心率者治疗后消失。4 例服药期间未见阿-斯综合征发作，其中 3 例追访 1 年亦无发作。治疗后 9 例做阿托品试验对照观察，5 例心率＞90 次/分，4 例无改善。

4. 典型病例　潘某，女，61 岁，退休工人。患者因心悸、胸闷、心跳缓慢、反复出现晕厥及四肢抽搐而于 1979 年 11 月 21 日就诊。就诊前患者曾在某医院诊治，检查示心动过缓（心率 33～38 次/分），心律不齐，心电图提示窦房二度传导阻滞，窦性停搏 5～8 次/分，具典型阿-斯综合征表现，阿托品试验观察，窦性心律最快在 90 次/分以内，临床诊断为病态窦房结综合征，经用阿托品、异丙肾上腺素、肾上腺皮质激素等治疗，心率未见增加，遂动员安装人工起搏器，患者拒绝而前来投中医治疗。

诊见患者虚弱，不能坐起，头昏，视物不清，胸闷，左胸钝痛，四肢颤动、麻木，下肢浮肿，脉沉细迟伴结代促，脉率 33 次/分，舌胖淡红、多津。证属心阳衰微，心气不足之候。予附子合炙甘草汤加减治疗。

处方：制附子（先煎 2～3 小时）30 g，桂枝 15 g，炙甘草 30 g，红枣 15 枚，枸杞子 12 g，太子参 30 g，炙黄芪 30 g，丹参 30 g，沉香 5 g（后下）。5 剂。每天 1 剂，照前法服。

药后患者自觉头昏、胸闷、心悸明显减轻，晕厥未作，全身情况明显改善，生活可自理。心电图复查提示窦性心动过缓（心率 53 次/分）、窦性停搏 2 次/分，窦房一度传导阻滞。继服上方 30 剂后，头昏、胸闷、心悸消失，肢麻、颤抖、浮肿均消退，可做一些家务劳动，出外散步 500 米不觉疲劳，脉率 65 次/分，脉弦缓，舌红苔薄。心电图复查为窦性心律，心率 64/分，无停搏，窦房一度传导阻滞，阿托品试验 8 分钟心率达 94 次/分。嘱原方隔日 1 剂煎服，连服 3 个月后，病情稳定停药。追访 2 年 8 个月未见复发。

二、讨论与体会

病态窦房结综合征以胸闷、心悸、晕眩、脉来迟缓无力，甚至出现昏迷、抽搐等为主要症状，类似中医学胸阳不振之心悸、气血不足之晕厥、髓海空虚之眩晕、脉络失养之动风等。其病机在于精气被夺，阴阳俱衰所致。本着中医学治疗虚损"劳者温之……损者益之"（《素问·至真要大论》）、"形不足者温之以气，精不足者补之以味"（《素问·阴阳应象大论》）的原则，宗大补阴阳、填精固气的法则，选用附子合炙甘草汤加减。方中重用附子、太子参，其中附子量用至 12～60 g，乃秉回阳为先、固气为主的宗旨。附子性燥烈，本组 11 例患者中，除 1 例素体阴虚，有津伤气燥反应外，其余患者尚未见有其他不良反应；太子参甘温益气，枸杞子填精固气，桂枝温通心阳，炙甘草、红枣滋养心神、调和营卫，丹参、沉香行气活血。诸药伍用，可收阳复气盛、营卫调和、气机畅达之功。我们对本病的治疗尚在摸索经验阶段，介绍如上，仅供临证参考。

第三节　中西医结合治疗冠心病的初步探讨

随着现代医学科学的不断进步，临床诊断、治疗水平的不断提高，人们对冠状动脉粥样硬化性心脏病（以下简称冠心病）的认识逐渐加深，同时为数不少的重点疾病在预防、治疗方面得到了一定的成就。冠心病已作为发病率、病死率较高，危害程度深重的重点疾病列入了医学科学的重点研究内容。

据国外文献报告，"美国成年人中 15％～20％有高血压，5％肯定或疑有冠心病"。国内研究证实冠心病在中国已有较长历史，近年来的调查指出冠心病的发病率、病死率也有显著的增高,在死亡的各种病因中,已占有相当的比例,对人们健康和生命威胁很大,因此防治冠心病已成为临床方面的重点工作。根据"古为今用,洋为中用"的方针,我们采用中西医结合的方法,对冠心病的病因、病理、诊断和治疗做了一些初步的探讨,这里就个人的点滴体会综述于后。由于理论学习不够,临床实践缺乏,难免存在缺点和错误,请批评指正。

一、冠心病的生理病理

冠心病多发生在中、老年人身上,患者有明显的心肌供血不全、心绞痛或心肌梗死症状,而无主动脉瓣病变、主动脉炎及主动脉栓塞存在,同时心电图提示有明显的心肌缺血表现,心脏扩大,心力衰竭,或有严重的心律失常而无明显的高血压或其他病因者,均可拟诊为冠心病。冠心病在中医学的典籍中是没有记载的。但就冠心病的主要症状,早已列入各个单一的疾病加以辨证施治,《金匮要略》有"胸痹心痛短气"篇,《伤寒论》有"脉结代、心动悸"及其治法,很多著述中以"胸痹""真心痛""瘀血心痛""厥心痛"加以论述,这些疾病中的主要症状即今天我们所认识到的心绞痛、心肌梗死。

现代医学认为冠状动脉粥样硬化的基本病变是冠状动脉内一些隆起的灰色珠状内膜病变,这种病变影响血液循环,降低心肌的血流供应,使心肌缺氧而产生疼痛以及其他一些临床症状。中医学理论认为,心脏的正常生理功能是依靠气血的濡养和鼓动来完成的,心、脾、肾和气血之间有密切的联系。当人体内部产生了阴阳失衡,出现了肾水亏耗、脾失健运的情况时,就会出现气血亏损,痰浊内生,脉络阻滞的病理改变,临床上就会出现血不养心、气滞血瘀、心阳受阻的疾病现象。"人四十岁而阳气已半,六十岁心气始衰",指出了冠心病与年龄的密切关系,此中特别强调了"不通则痛"的科学道理。这些理论和现代医学对冠心病的病因、病理认识存在着通同之处,是值得重视和进一步研究的。

　　鉴于中西医在病因、病理方面存在着共同的认识,其在治疗方面也必然存在着共同点,西医强调的调节血脂代谢、扩张冠脉、改善冠状动脉的血液循环、改变冠状动脉的阻塞情况和中医从整体出发,从脏腑入手,使用行气、活血、破瘀的方法改变血不养心、气滞血瘀、心阳受阻的情况,都是从"不通则痛"改为"通则不痛"这一基本观点着手的。

　　冠状动脉粥样硬化使冠状动脉管腔逐渐狭窄,直至最后阻碍血液流入组织,或因血栓形成导致闭塞的情况即是中医学提出的气血亏损,痰浊内生,脉络阻滞的情况,符合中医学"不通则痛"的致病原理。这样的病理改变在临床上即要出现一派心气内郁,血瘀气阻,功能异常亢进或低下的临床症状。由于病理改变的程度不同,临床表现也有差别。综合冠心病临床的各种表现,大致可以分为以下几个主要证候群。

　　1. **冠状动脉供血不足的情况**　相当于中医学指出的血不养心,临床主要表现:① 心前区不适、灼热、憋闷、麻木、嘈杂感及非典型性的胸痛;② 心律紊乱出现各种异常心律,如心动过速、心动过缓、各种早搏、逸搏、异位节律,在脉象上可以出现结、代、促的现象。

　　2. **心肌明显缺血缺氧**　相当于中医学指出的气滞血瘀所致典型的心绞痛情况。

　　3. **心肌持久与严重的缺血**　能引起部分心肌梗死,往往伴有心区剧痛甚至休克的临床症状,称为心肌梗死,为害就更加深重,这相当于中医学阴阳离绝的危候。

临床上按照"不通则痛"的致病原理,参合具体的证候表现,本着"急则治其标,缓则治其本"的法则,去分别进行治疗。

二、冠心病的中西医结合治疗

以上的粗浅认识告诉我们,中西医关于冠心病的发病原理和治疗原则存在着共同之处,都能抓住临床的主要表现进行治疗。以上述理论作为临床的基础,近年来我们接收治疗了一些病例,对冠心病的不同阶段的症状进行了分证治疗的尝试,尝到了甜头,发现了苗头,坚定了我们用中西医结合的方法治疗冠心病的信心。现将临床中西医结合治疗冠心病主要症状的概况做以下介绍。

(一)中药"祛脂汤"对高脂血症的治疗

由于机体脂肪代谢的障碍,促使血液中低密度、极低密度的脂蛋白含量增高,形成高脂血症,加以致粥样硬化的组织和血浆介质(血小板、激素、前列腺素、肾素、儿茶酚胺、血清素、组织胺、缓激肽、弹性蛋白酶、蛋白酶类等)的功能紊乱,动脉壁损伤、血栓形成,即出现冠状动脉粥样硬化的临床表现。因此高血脂是冠脉硬化的主要物质基础,为了缓解、终止动脉硬化的病变,使用中西医结合的方法治疗高脂血症是临床的一大重要任务。临床上除使用一般调节脂肪代谢、祛除血脂的西药外,我们使用中药祛脂汤对 13 例高脂血症患者进行了临床治疗和疗效观察,现将治疗概况小结于后。

1. *病例选择*　13 例患者中 7 例系心电图、生化检查确定,心肌有不同程度的缺血情况并伴有高脂血症;5 例心电图尚未提示冠状动脉缺血,但血脂检查偏高;1 例疑为肝脏脂肪变性,生化检查示高脂血症。

2. 方剂组成和疗程　茵陈 30 g，山楂 30 g，金银花 18 g，丹参 30 g，虎杖 18 g，何首乌 18 g，龙须草 18 g，茶树根 30 g，广郁金 12 g。每日 1 剂，30 剂为 1 个疗程。

3. 治疗标准　服药前先检查胆固醇、β-脂蛋白，经服药 1 个疗程后再行检查以上两项，凡数值降至正常值以下者为显效，数值下降 30% 以上者为有效；数值不见下降者为无效。

4. 观察结果　13 例中有 5 例下降到正常数值以下；7 例血脂下降 30% 以上；1 例为肝脏脂肪变性，血脂不见下降。显效率占 39%，总有效率占 92%，无效率占 8%。

5. 典型病例

（1）周某，男，63 岁，退休红军，门诊号 23961。

患者有高血压、心间憋闷疼痛史。心电图检查：不完全性右束支传导阻滞，S-T 段下降 0.05 mV 以上，提示心肌供血不足。生化检查：胆固醇 450 mg%，β-脂蛋白 750 mg%。拟诊为冠心病、高脂血症。经祛脂汤 1 个疗程治疗后，复查胆固醇为 265 mg%，β-脂蛋白 360 mg%，数值已降至正常范围，同时临床症状有明显改善。

化验由中国人民解放军南京军区总院第八六医院检查并复查。

（2）芦某，男，43 岁，芜湖地区交通局干部，门诊号 22347。

患者有高血压、胸部憋闷、心悸及夜间心绞痛发作史。心电图检查：心律失常，频繁室性早搏，S-T 段下降 0.05 mV 以上，T 波倒置，提示陈旧性前壁心肌梗死伴冠脉供血不足。生化检查：胆固醇 410 mg%，β-脂蛋白 650 mg%。拟诊为冠心病、陈旧性前壁心肌梗死、心律失常、高脂血症。经祛脂汤 1 个疗程治疗后，复查胆固醇 250 mg%，β-脂蛋白 330 mg%，已降至至正常范围，同时临床症状有明显好转。

化验由芜湖市第一人民医院检查并复查。

6. **讨论** 祛脂汤方义为理气健脾、行血逐瘀解郁。中医学认为,通过健脾消食增强机体的抗病能力,而行血逐瘀解郁又可以荡涤陈腐、化瘀生新,从而使机体恢复原有功能,此疗法在治疗高脂血症中取得了较好的疗效。

祛脂汤中使用的中药均含有大量植物固醇,有明显抑制胆固醇吸收的作用,对 β-脂蛋白可能同样存在拮抗作用。同时此方还具有明显的利胆、增加肝血流量的作用,而肝脏是合成、氧化及排泄胆固醇的重要器官,增加胆汁的排泄、加强肝脏对脂肪的代谢可能是本方达到降低血脂目的的主要途径。

有 1 例肝脂肪变患者血脂未见下降,可考虑为肝脏大量肝细胞脂肪变性,失去对胆固醇的代谢、排泄作用所造成。

(二)中药"宁心汤"对心律紊乱的治疗

冠心病患者出现心律紊乱一般表现为异位节律、各种早搏,如果是在心肌梗死发生之后的室性快速心率和早搏,其临床意义就更加重要了。因此调整冠心病患者的心律,使其各种失常之心律恢复正常是预防冠心病恶化和猝死的关键。中西医在这方面曾做过大量探讨,取得了一定成绩,我们在停服各种西药的条件下使用"宁心汤"对冠心病或高度可疑冠心病患者的心律失常进行了治疗,取得了较明显的效果,现小结于后。

1. **病例选择** 11 例患者中,8 例系心电图、生化检查确认明显的心律紊乱,并伴有冠状动脉缺血情况者(此中包括室上性、室性心动过速,频繁房性或室性早搏、异常节律的出现,阵发性心动过缓,缓速综合征),3 例诊断尚难肯定之心律紊乱者(此中以频繁室性早搏为主)。治疗中要求患者注意休息,避免重体力活动,停服其他各种药物。

2. **方剂组成和疗程**　牡蛎 30 g，丹参 30 g，地龙 30 g，炒酸枣仁 30 g(心动过缓或传导阻滞者忌用)，炙甘草 9 g，麦冬 12 g，浮小麦 30 g，红枣 10 枚，柏子仁 12 g，何首乌藤 30 g。每日 1 剂，两煎，每 5 剂复查心电图 1 次，30 剂为 1 个疗程。

3. **治疗标准**　心律失常患者在第 1 个疗程中复查心电图，提示心律恢复正常者为显效；在第 1 个疗程中心律失常现象有明显好转，但未完全恢复正常，或在第 1 个疗程内心律开始恢复正常而有复发情况者为有效；服药 2 个疗程，心律失常仍未见好转者为无效。

4. **观察结果**　11 例心律紊乱患者于服药第 1 个疗程中心律恢复正常者 6 例，服药期最短者为 5 天，于第 1 个疗程中心律失常有明显好转者 4 例，于第 1 个疗程心律开始恢复正常而因停药又复发者 1 例，显效率占 54.5%，总有效率 100%。

5. **典型病例**

(1) 曾某，男，30 岁，芜湖市电机厂工人，门诊号 36834。

患者曾有风湿病史数年，继感胸闷、心悸、心前区隐痛，听诊心尖部和主动脉瓣副区可闻及Ⅱ、Ⅲ级收缩期音，不放射，于 1975 年 9 月 23 日做心电图检查：心律见异位节律，心房率 500 次/分，心室率 138 次/分，快速房颤，室性早搏呈插入性，T 波倒置，提示心肌缺血。拟诊：冠心病，冠状动脉供血不足，心律失常。患者服用宁心汤 21 剂后于 1975 年 10 月 18 日复查心电图，心律转为窦性心律，心电图正常(心电图由芜湖中医学校检查并复查)；随访 3 个月未见复发。

(2) 李某，女，47 岁，芜湖地区交通局家属，门诊号 22347。

患者有高血压史，血压在 200/120 mmHg 之间，胸闷心慌，自汗、乏力，心前区明显疼痛，各听诊区未闻及明显杂音。患者于 1974 年 6 月 11 日做心电图检查：窦性心律，心率 112 次/分，频繁室性早搏,S-T段轻度改变。拟诊:冠心病,心律失常。患者服用宁心汤30剂后于1974年7月11日复查心电图,心律恢复正常,停药3个月,随访得知因劳累过度复发后往他院治疗(心电图由芜湖市第一人民医院、弋矶山医院检查、复查)。

(3) 杨某,男,46岁,芜湖搬运公司工人,门诊号36834。

患者有胸部闷胀、心悸、心区疼痛史,于1975年9月9日做心电图检查:窦性心律不齐,频繁结性早搏,室性早搏。拟诊:冠心病待查,心律失常。服用宁心汤5剂后复查心电图,患者心律迅速恢复正常,心电图报告显示各异常现象消失、转为正常心电图,但因缺乏酸枣仁而停药10日后患者因心前区不适感要求做心电图检查,又出现窦性心律不齐,频发结性早搏、室性早搏,再次服用宁心汤,现正在进一步观察治疗中。

(4) 朱某,女,48岁,芜湖地区机关幼儿园老师,门诊号36925。

患者胸闷、心悸、嘈杂、心前区疼痛1年左右,常有心脏失落感。心电图检查:窦性心律,频繁室性早搏,呈二联律,V_5导联S-T段下降0.05 mV以上,提示心肌缺血。拟诊:冠心病,心律失常。服用宁心汤25剂后于1975年10月12日复查心电图,与前次比较明显好转,报告偶见室性早搏,S-T段高抬至正常位置,患者临床症状也有明显好转,现正在继续治疗中。

6. 讨论

(1) 宁心汤为古方剂甘麦大枣汤化裁而成。甘麦大枣汤方义为益心气、安神定志。心悸为心律失常的主要症状,由心失所养而致,宁心汤中重点使用了滋补心血、安神定志的药物,从而可以矫正心神失养、心悸不宁的心律失常情况。

(2) 宁心汤中牡蛎、麦冬、浮小麦、大枣、甘草等药含有丰富的糖苷、维生素类及各种电解质,具有稳定机体功能、营养心肌、调整心律的作用。丹参、地龙为活血化瘀、安神定志药,具有明显的神经系统安定作用和扩张冠状动脉、改善心肌供血的功能,对心律的恢复具有明显作用;酸枣仁、柏子仁、何首乌藤具有养心安神的作用。因酸枣仁具有神经传导阻滞的作用,在这里发挥其延缓心电位的传导,抑制异位节律的发生从而达到恢复正常心律的作用,但这种传导阻滞作用有加重房室传导阻滞的可能,故有传导阻滞情况的患者应慎用。

（3）在宁心汤治疗心律紊乱的过程中,显效率和有效率较高,无效未见,但复发情况较明显,因此我们认为使用宁心汤治疗心律失常是一有益苗头,对宁心汤的方剂组成、药理作用机制及疗效尚难巩固的现象有进一步观察、研究的必要。

（三）中药"定痛汤"对心绞痛的治疗

冠心病的病理变化使冠状动脉的管腔趋于狭窄、闭塞或痉挛,心肌缺血情况加重即在临床上出现心绞痛、心肌梗死。这一阶段病情已比较重笃,对这一类型的患者首先应考虑扩张冠状动脉,改善心肌供血,缓解心前区疼痛;进而使用调节脂肪代谢、抑制胆固醇吸收、降低血中胆固醇、阻止类脂质在血清中滞留、缓解动脉粥样硬化形成的药物,使患者从心绞痛、心肌梗死的危境中解脱出来。我们在中医学"气滞血瘀""不通则痛"的科学原理指导下临床应用行血、化瘀、止痛的法则,注意治疗上的个体特征进行辨证论治,使用中药"定痛汤"加减对心绞痛各类型患者进行治疗上的探讨,得到一些体会,小结于后。

1. **定痛汤组成**　罂粟壳 12～30 g,延胡索 12 g,广郁金 12 g,丹参 30 g,降香 4.5～9 g,红花 9 g,赤芍 12 g。

2. **临床分型**　因为冠心病心绞痛患者在日常生活中就存在

着个体差异,当心绞痛发作时临床症状往往也很不一致。一些患者平时即有一般症状的差异,如咽干口燥、烦躁易怒、舌红、苔薄、脉弦数,胸闷或心绞痛发作时可能胸骨后或心前区有明显的烧灼感,脉搏很快(弦数脉),舌红。而另一批患者平时即有口淡、乏力、怕冷、自汗、面色萎黄、舌淡、苔薄白、脉细弱的虚寒情况,至心绞痛发作时可能四肢发凉、出虚汗、脸色苍白、脉搏很慢(迟脉)。前一种是"热痛",后一种是"寒痛"。治疗原则即需在活血化瘀的基本原则上进行对证加减,这就是辨证论治的特点。在这一理论的指导下,我们把临床心绞痛分成阳虚、阴虚两大类型;根据活血化瘀的法则,在基础方剂中随证加减治疗。

3. **加减情况**

(1)阳虚型:具肾阳虚及脾阳虚症状加心绞痛者,使用基础方剂加纠正肾阳虚及脾阳虚的药物,如附子、肉桂、熟地黄、淫羊藿、锁阳、补骨脂、胡桃肉、沉香、白术、干姜、潞党参、茯苓等。

(2)阴虚型:具肾阴虚及肝肾阴虚症状加心绞痛者,使用基础方剂加纠正肾阴虚及肝肾阴虚的药物,如生地黄、玄参、当归、枸杞子、杜仲、何首乌、黑芝麻、地龙、钩藤、菊花、鳖甲、草决明等。

以上两型除使用中草药外,西药主要使用维生素类、血管扩张剂等。

4. **给药方法**   凡接受治疗者,首先使用化瘀活血止痛的基础方剂,然后根据中医学辨证论治的原则照顾个体差异,对证选用各型药物,西药也可随机使用。

5. **典型病例**

(1)吴某,男,62岁,芜湖市第十一中学教师,门诊号23119。

患者明显心绞痛,频繁发作,向左肩及左上臂放射,夜间发作更剧,剧痛时全身出汗,面色作红,烦躁易怒,心区烧灼感明显,舌暗红少苔,脉弦细数。心电图检查提示:陈旧性前壁梗死,T 波倒立,S-T 段下降超过 0.05 mV 以上。诊为心绞痛。

患者于发作剧烈时舌下含服 0.3 g 硝酸甘油片而取得暂时缓解,每日约使用 6～7 次。根据中医学的辨证方法,该患者属于肝肾阴虚型,使用活血化瘀的基础药物加养阴药,每日 1 剂。

罂粟壳 18 g,延胡索 12 g,广郁金 12 g,丹参 30 g,降香 9 g,红花 12 g,赤芍 12 g,玄参 18 g,枸杞子 12 g,鳖甲 30 g,何首乌 30 g,地龙 30 g。

服上药 5 剂后,患者自觉心区疼痛明显缓解,每日只需含服 2～3 片硝酸甘油片。连服 20 剂后,患者白天已无心区疼痛发生,夜间尚有轻度心区疼痛情况,尚需含用硝酸甘油片 1 片。当连服 45 剂后,患者夜间心区疼痛也已消失,为巩固疗效改用丸剂,随访 1 年未见发作。

(2) 沈某,男,57 岁,地区运输公司宣传站职工,门诊号 34084。

患者有高血压(血压波动在 180/85 mmHg 之间)、胸前区憋闷、心区疼痛、心悸史,近日心区疼痛明显,于 1975 年 4 月 12 日做心电图检查:左束支不完全性传导阻滞,心肌供血不足,平板运动试验阳性。其临床表现为神疲乏力,怕冷有汗,纳少便溏,当心区疼痛明显时则面色苍白、大汗出、四肢厥冷,脉细欲绝,舌淡胖嫩,周有齿痕。此为阳虚寒痛,治疗中我们使用定痛汤中的活血化瘀药罂粟壳、延胡索、广郁金、丹参、降香、红花、赤芍等,加入温补心肾、脾肾的附子、肉桂、补骨脂、干姜、白术、潞党参。经给药 45 剂后,患者心区疼痛消失,全身情况好转,于 1975 年 5 月 26 日复查心电图:运动前正常心电图,平板运动试验阴性(心电图由芜湖市第一人民医院、弋矶山医院检查、复查)。

6. 讨论

（1）临床实验告诉我们，冠心病患者的心绞痛、胸闷、心律失常、心肌梗死等症状和病变都是气滞血瘀的表现，这是冠心病患者的共性。所以在中医学辨证论治的原则指导下，使用活血化瘀药物即能达到疏通脉络、行气活血、变"不通则痛"为"通则不痛"的目的，不仅使一些心绞痛患者的症状得以缓解，而且具有药价低廉、副作用少、患者易于接受、疗效快而明显的优点。

（2）因为活血化瘀药在临床上可扩张冠状动脉，改善冠状动脉血液循环，改变冠状动脉的阻塞情况，进而克服因心肌缺血所造成的心绞痛症状。同时活血化瘀药除具直接镇痛作用外，还有一些药物如延胡索、丹参等具有明显的中枢神经系统的镇静作用，这样就可以减慢心率、减弱心肌的收缩力、减少心肌的耗氧量，从而可以缓解心肌因缺氧而造成的疼痛。

（3）活血化瘀的用药方法是一种"通法""攻法"，对于虚象比较明显的患者可以起到"攻邪即是扶正"、以通为补的作用。但如长期使用则应考虑结合应用"攻补兼施""通补兼施"的治法，即我们前面提及的必须照顾不同的个体特征、阴阳偏颇的情况去扶正治邪的治疗观点。

（4）从活血化瘀药在临床上确对心绞痛症状有缓解作用来看，说明了它有延缓冠心病发展的可能性，使心脏不再出现严重的缺血状态，或许有利于建立侧支循环，预防心肌梗死的发生。

四、心肌梗死的中西医结合治疗

（一）中西医对心肌梗死的认识

长久持续的心绞痛症状进一步加重冠状动脉病变，心肌较长时间的持续缺血缺氧，最后即出现冠心病的最主要、最严重的症状，即心肌梗死。临床急性心肌梗死的症状表现为心区的剧痛且向左肩部放射，因此还可以诱导心力衰竭、休克和严重心律失常，而以上又是心肌梗死急性期中致死的主要原因。临床心肌梗死的病死率与心肌梗死的广泛程度、所在部位、冠状动脉原来病变的程度及其影响心肌血液供应的程度等有关，有文献报告其急性期的病死率可高达 40% 左右。中医学认为心肌梗死是阴阳离绝的危候，根据临床患者的症状表现分为邪实（寒痰瘀血型、热痰瘀血型）、正虚（阴虚型、阳虚型、阴阳两虚型、阴虚阳亢型），根据急则治其标、缓则治其本的原则辨证求因进行治疗，但贯穿整个治疗过程的总方针仍不离"活血化瘀"，化"不通则痛"为"通则不痛"。

（二）中西药结合治疗心肌梗死的方法

1. **对一般急性心肌梗死的治疗** 首先肯定西医诊断，而后进行四诊八纲辨证。对于没有并发症的急性心肌梗死，用药核心是活血化瘀药。由于发病原因不同而分寒热两型，根据以上介绍治疗心绞痛的方法加减用药（以上治法同心绞痛）。

2. **对休克的治疗** 休克是急性心肌梗死的主要并发症之一，也是造成死亡的原因之一，应该把抢救休克作为治疗重点。

中医学把休克分为以下两型。

（1）气阴两虚型：微汗，皮肤潮红、干燥，脉细无力，舌淡，苔白腻。用生脉散。白参 9 g（党参 30 g），麦冬 30 g，五味子 9～15 g。

（2）亡阳型：面色苍白，四肢厥冷，大汗出，发绀，脉细欲绝，舌质淡红，苔薄黄。用四逆汤（附子 9 g，干姜 9 g，甘草 9 g）或四逆汤加人参。

除采取中药的救治外，此时应重视西药的急救措施，临床可将正肾素、阿拉明等升压药与生脉散、四逆汤配合使用以增加疗效。同时对感染引起之休克需加用抗生素，合并酸中毒者以 4%～5%

碳酸氢钠纠正。

3. **对心力衰竭的治疗** 对急性左心衰竭的患者以西地兰或毒毛旋花子甙加氨茶碱、葡萄糖静脉注射为主,中药参附汤为辅治疗。对慢性心力衰竭患者仍可使用参附汤强心利尿。不能进食、恶心呕吐者,及时做电解质、心电图检查,立即纠正酸碱平衡失调和电解质紊乱是重要一环。对体质衰弱而肺部出现湿性啰音的患者应考虑肺部感染,及早使用抗生素治疗。

五、小结

中西医结合的方法对冠心病病因、病理的探讨使我们进一步认识到,由于中西医两门科学的历史渊源不同,其理论体系必然存在着差异,但这两门医学科学毕竟是共同研究一个统一的人体,因而在理论上就必然存在着通同之处。西医认识到的冠状动脉病理改变和中医学强调的气滞血瘀而成的"不通则痛"不就是一个非常典型的、足以说服人们的例证吗?同时在诊断方面,中医学强调气滞血瘀所引起的舌有瘀斑,脉见结、代、促的情况,在临床诊断方面可以及早地给医生一个明确的印象,提示使用心电图、生化检查和X光检查,为冠心病的确诊带来方便,对此我们是深有体会的。治疗中使用的活血化瘀的中草药大都具有扩张冠状动脉、增加血流量、降低胆固醇及血脂、消除硬化斑块、延缓冠心病进展等作用,不仅与西医的大批临床用药有共同之处,而且表现了副作用少、疗效稳定持久的优越性。

当然,在治疗冠心病的过程中,我们体会到,中药疗效固然较好,但一般用药短时间作用不是十分明显,病性的好转往往出现在较长时间给药之后,但疗效往往是稳固的,这对冠心病的一些急骤症状就难以立刻收效。为了解决这一矛盾,一方面必须充分发挥西药在抢救中的给药方便、疗效及时而显著的优越性，采取中西药同时并进，以期达到疗效快而持久的目的，同时我们还必须进一步研究中药剂型的改造，使其能像西药一样疗效快而明显，加以中药本身副作用小、疗效持久的特点，即能创造出临床上更理想的药物。

但是冠心病是一个较为复杂的疾病，在病因、病理变化及诊断标准、疗效观察等各方面都还处在认识肤浅的情况下，许多理论和临床问题尚处在探讨过程中，特别是使用中西医结合治疗的措施还只是探讨阶段，很难拿出成熟的经验来，这就要求我们广大医务人员努力学习，艰苦奋斗，为使用中西两法防治冠心病的成功而贡献自己的力量。

第四节　冠心病辨治经验

一、"不通则痛"为基本致病原理

现代医学认为：冠心病的基本病变是冠状动脉内膜在各种病理因素作用下，血管内膜增生形成粥样硬化斑块。此改变直接影响血液循环，降低心肌血液供应，从而产生一系列临床症状。其最重要的易患因素为高脂血症、高血压、糖尿病及肥胖。

本病的发生与老年肾衰、营卫失和、脾胃运化失宜，以及膏粱厚味、七情劳倦、寒凝心脉等导致脏腑亏损、血脉瘀滞有关。本病属本虚标实之候，虚即气血阴阳不足，实乃气滞血瘀。故而在治疗冠心病等心系疾患时，应从整体与局部的关系认识病情，从脏腑辨证角度去分析病理变化。心脏的正常生理功能依赖气血的濡养与鼓动来完成，而人体一旦出现阴阳失调，就会产生气血亏损、痰浊内生、脉络阻滞等病理改变,此即"不通则痛"。同时,中西医在病理、生理方面存在的共同认识进一步揭示了冠心病的本质,如西医在治疗冠心病强调扩张冠状动脉、改善冠状动脉血液循环均是从"不通则痛"这一基本观点出发的。

二、行气化瘀为本

气血贵乎流畅,当周而复始,升降有序,一旦出现气血功能异常则百病由生。临床应用活血化瘀、行气导滞、化痰通络之品,畅其气血,行其瘀滞,通则不痛。故而应用丹参、川芎、桃仁、红花等活血化瘀之品以畅其气血。同时气为血帅,气行则血行,故在化瘀的基础上加入较大剂量的行气、破气药,如沉香、乌药、制香附、佛手片、玫瑰花等以提高疗效。

在大量临床实践中,应用化瘀利湿之品对高脂血症患者有明显的降血脂作用,故对于高脂血症患者可加入茵陈、虎杖、龙须草、茶树根等以荡涤陈腐,化瘀生新。由于机体脂肪代谢障碍,促使血中胆固醇、三酰甘油及低密度脂蛋白含量升高,形成高脂血症。在高脂血症的基础上,血管内皮损伤及血浆介质功能紊乱最终导致冠状动脉粥样硬化。因此将辨证与辨病相结合,采用行血逐瘀之法来治疗高脂血症,对缓解和减轻动脉硬化可取得良好的效果。至于痰浊瘀阻,可在行气化瘀的基础上加瓜蒌、薤白、半夏以化痰;脾肾虚衰可加入山茱萸、菟丝子、肉苁蓉、巴戟天以补脾益肾。

三、养血即是养心

心主血脉,然心亦需血之濡养才能发挥其正常的生理功能。心脏功能的发挥有赖于血液充盈、脉道通利、心气充足为前提。心血不足,同样会造成血不养心,继而出现心神失养、心悸不宁等心律失常情况,即《伤寒论》中"心动悸、脉结代"现象。故而临床投以大剂养血之品,如生地黄、熟地黄、阿胶、当归、炙甘草、麦冬、大枣、浮小麦达到养血益心和营之目的。自拟"宁心汤"用于治疗冠心病所致的各种心律失常,效果显著。方剂组成:牡蛎30g,丹参30g,地龙30g,炒酸枣仁30g,炙甘草9g,麦冬12g,浮小麦30g,柏子仁12g,何首乌藤30g。此由古方甘麦大枣汤化裁而成,其方义为滋补心血、安神定志,从而从根本上矫正心神不宁、惊惕不安等心血不足证候。现代药理学表明麦冬、浮小麦、大枣、炙甘草含有丰富的糖苷、氨基酸,具有稳定机体功能、营养心肌之作用;丹参、地龙有明显的镇定和扩张冠状动脉、改善冠状动脉血液循环等功能。在此基础上,可根据脉症,灵活化裁。

四、调和营卫,和营畅血

营卫乃心之本,营卫协调与否直接影响心血的运行。同时营气又是血液的重要组成部分,营与血可分不可离,故而"营血"并称。《灵枢·邪客》云:"营气者,泌其津液,注之于脉,化以为血,以荣四末,内注五脏六腑。"因此,心功能的正常与否与营卫是否协调、畅达有密切的关系。在临床上,冠心病患者自汗怕冷、易患感冒等卫气虚馁、营卫失调证候,应用桂枝、黄芪、防风、芍药、炙甘草等药物益气固表、调和营卫以达到和营畅血之目的,营气通畅则血脉流畅,心有所主。在临床上采用和营法,多以甘麦大枣汤、桂枝汤、炙甘草汤等化裁治疗心悸怔忡、自汗、多梦惊恐等营血失和的患者,每多获效。

五、水火相济,上下得安

心属火,肾属水,心火需得肾水相济而不致过亢,肾水需赖心火温煦方得以行。冠心病心绞痛及心肌梗死恢复期往往有脾肾阳虚或肾阴虚的表现,故而对临床表现为咽燥口干、烦躁易怒、舌红苔薄、心前区明显烧灼感的阴虚证患者,在活血化瘀基础上加生地黄、枸杞子、杜仲、玄参等药物滋肾以制心火,对于怕冷、自汗、乏力、舌淡苔薄、脉细弱的阳虚证患者,予以附子、肉桂、淫羊藿、补骨脂、胡桃肉等温肾助阳以济心火。如此,在治心的同时,应用滋补肾阴或温补肾阳的药物以达到水火共济之目的。

六、小结

冠心病是一个较为复杂的疾病,可归属于中医学"心悸""胸痹"的范畴,目前临床证型尚不统一。紧紧抓住气滞血瘀、不通则痛这一基本原理,结合中西医观点,在临床上辨证与辨病相结合,常能取得满意的疗效。对于冠心病急症,如心绞痛、急性心肌梗死,应充分发挥西医在抢救中的优势,中西药并进,扬长避短,以期达到满意的疗效。

第五节　浅谈冠心病患者的饮食与运动

冠心病是一种危害人民群众身心健康,影响劳动力的疾病。怎样对冠心病进行预防和治疗,则是我们许多人关注的问题。

由于很多患者对冠心病的形成原因缺乏应有的了解,而在被确诊为冠心病之后,恐惧情绪油然而生,不知如何是好。其表现较为突出的有两种情况:一是不能正确地处理患者的饮食问题;二是摆不好休息与运动二者的关系。由于目前医学界对以上两个问题的认识还存在着意见分歧的情况,看法也较为混乱,于是,患者弄不清谁是谁非,出现很多错误的想法和做法,甚至引起一些不良后果。为此,我们觉得有必要和大家共同讨论一下这一问题。

冠心病，又称冠状动脉粥样硬化性心脏病，指的是心脏自养动脉（即冠状动脉）的一种非炎性、退行性脂质淤积过多的疾病，结果为管壁增厚变硬、失去弹性及管腔缩小。患者在平时可能没有任何不适的感觉，但是遇有精神紧张、情绪激动或迎风走路、爬坡、过饱，需要心脏加强工作或引起冠状动脉痉挛收缩时，由于管腔狭窄了，供血不能满足要求，便产生暂时的心肌缺血，这时患者就会感到胸闷、胸部受重压或紧束的感觉，医学上称之为"心绞痛"，严重者可出现心肌梗死。

我们说这个病是一个和年龄、性别、遗传因素、饮食、精神紧张、体力活动及人体内脂肪代谢异常等有关的疾病。中医学经典著作《灵枢·天年》中就明确记载"……六十岁，心气始衰"，指出了冠心病的发病年龄在中年以后。随着年龄的增长，人们的心、脑、肾及周围血管在逐渐走向硬化，这是人类走向衰老过程中的必然情况，所以我们也称它是一种老年性疾病。同时，人体在 40 岁以后有一个内环境的改变过程，这个改变我们称它为"更年期"。在更年期里，人体为适应行将衰老的必然规律，进行着全身性功能和内分泌方面的调整。比如，女性即会出现发胖、浮肿、月经紊乱和绝经，其他方面的改变还有情绪紧张、心慌、恐惧、忧虑、多疑、烦躁、血压波动等，我们称它为更年期综合征。男性由于生理特点的关系，更年期症状表现得不明显。但在此期有为数很多的人逐渐发胖起来，我们常称作"发福"了。如果我们注意观察 40 岁以后的男女，大多数人都有发胖的倾向。精神、气力开始衰减，青春时期的健美体型也开始遭到破坏。这是由于以上的多种因素引起了脂质代谢紊乱，脂肪在皮下和腹腔内沉着引起的。它与我们所说的动脉硬化和冠心病有着密切的关系。

了解了这一客观规律，患了冠心病的人就不会感到大难临头、惊慌不安了。那么，能不能延缓动脉硬化与冠心病的到来、缓解症状、延长寿命呢？我们说是可以的。因为，冠心病的发生不仅和年龄有关，还和人体的脑力劳动与体力劳动、饮食习惯及多种激素有密切的关系。中医学早就指出，"饮食有节，起居有常，不妄作劳，度百岁乃去"，说明了饮食调节适当、注意锻炼的人可以减慢衰老、延长寿命，甚至活到百岁。人群中一些热爱体力劳动、不吃大量肉类的人，他们的动脉硬化症状可能来得较晚。我们在临床上经常看到年近古稀的老人，动脉硬化尚不明显，这是因为体力劳动可使胆固醇下降，延缓动脉硬化的到来。但是不喜欢体力劳动，脑力劳动又十分紧张，并且贪食肉类的人，即使年纪很轻，也可能出现动脉硬化的情况，甚至出现明显的症状。因为紧张的脑力劳动、过多的肉食可使胆固醇升高。以上说明了动脉硬化、冠心病的发生和人体的生长衰老规律有关。但是人们对衰老和疾病的发生不是束手无策的，注意调节饮食、加强体育锻炼是抵抗疾病的有力措施，也是延缓衰老行之有效的方法。

知道了动脉硬化和冠心病发生的基本原理和影响这个疾病发生、发展的主要因素后，我们再具体谈谈得了冠心病后，应该怎样正确对待患者的饮食、运动和休息的问题。

先谈谈饮食方面。有人认为动物脂肪是引起冠心病的唯一原因，因此禁食一切肉类食物，甚至这也不敢吃，那也不敢吃，把自己的饮食范围压减到只吃几种蔬菜的地步。这一错误观点的形成与不加分析地使用国外医学文献资料有关。西方医学文献中，针对他们的高动物脂肪、高蛋白质饮食的现状提出了控制动物脂肪饮食的观点是正确的。但我们有些医务人员与患者，不顾我国多数民族和人民以粮食为主、肉类为辅的饮食习惯，生搬硬套国外低脂肪饮食观点，要求大批患者不吃肉类食物，结果使机体不能得到应有的蛋白质、脂肪和必需的热量,好比火炉得不到新煤,火力大大减弱了一样,弄得人体脏腑机能衰减,免疫功能下降,即使动脉硬化和冠心病的症状能够得到暂时缓解,但患者可能因贫血、维生素缺乏、营养不良而导致其他疾病的发生。发生冠心病的一个重要原因,是人体的内在因素。我们知道,人体内存在着糖类、蛋白质、脂肪三者的同化与异化作用。由于这一作用,在人体内分泌调节发生某种变化时,就会把人们摄入的糖类食物转化为脂肪。这一现象在人体走向衰老时表现得更加明显。很多长期不吃肉类,把淀粉食物作为唯一饮食的患者,多年后并未能满意地减轻体重和克服动脉硬化与冠心病的症状,反而弄得身体极度衰弱,精神负担十分沉重,就是这个道理。

那么,怎样才能正确处理好冠心病患者的饮食问题呢?我们说,只有在医生的指导下,把控制脂肪饮食放在一个正确的位置上,才能达到我们防治动脉硬化和冠心病的目的。例如,年过四十的人出现肥胖,体重增加,则应注意少吃过多的动物脂肪,如肥肉、各种内脏、骨髓、猪油、鱼子、蛋黄、奶油、椰子油、可可油等。对那些喜饮食用大量脂肪食物的患者则要嘱咐他们减少吃动物脂肪,并严禁暴食,以免诱发心肌梗死或心绞痛,从而达到缓解症状、增强体质、延年益寿的目的。而对那些没有高脂肪饮食习惯的患者,我们则应认真找出他们的病因,给予适当的药物、运动方面的治疗。对这种患者不应过分控制肉类食物的摄入,强制一点肉类也不吃,否则这样既不利于病情,也不利于健康,甚至会带来恶果。

下面,我们再谈一谈冠心病患者的运动和休息问题。目前临床上也存在着两种极端的做法。一是被确诊为冠心病后,过分强调休息,反对任何形式的体力活动。结果,患者由于长期卧床,全身活动明显减少,各个组织、器官的功能减退,特别是心脏的储备能力明显下降,造成心脏收缩无力,心搏出量明显减少,全身血液循环缓慢,导致患者稍事活动就心跳、气短、出汗,甚至连简单的生活小事也不能自理,甚至有些患者只因为一般的感冒、发烧而发生心力衰竭。这样的教训,临床中并不少见,我们必须引以为戒。另一种是不考虑患者的体质和心肌受损情况,一味强调运动,不加分析地提出运动是治疗冠心病的唯一有效方法,让患者坚持力难胜任的体力活动,如长跑、登山等。甚至在已发生心肌梗死的情况下,违反较长时间卧床休息的原则,让患者提早下床活动,结果引起症状加重,病情恶化,甚至造成死亡的惨痛后果。因此,我们对待冠心病患者的休息与运动,必须根据患者的具体情况,在病情相对稳定、症状轻浅的情况下,建议患者适当地运动,一般每次 30 分钟左右,每天 2 次为宜,做轻中度的体力活动,诸如气功、太极拳、甩手、踢脚、中长距离的散步、慢跑、慢步登山、保健体操等。同时,在这些运动中,还需注意以下几点:一,运动量要逐渐地增加,不可一开始就进行体力难胜任的剧烈运动。二,有明显心律失常的患者,在心律尚未转复之前,不宜过早地进行活动量较大的运动,以免加重症状。三,运动量以周身作热、微微出汗为标准,不宜运动到大汗方止,否则,往往使心脏负担过重,加重心肌劳损。四,应随季节的变化而改变运动的方式,比如春、夏和早秋可早起做户外活动。晚秋特别是严寒季节,冠心病患者则不宜做过早的户外活动,以室内活动为宜,防止不必要的感冒和因寒冷而引起冠状动脉痉挛的发生。坚持以上运动,可以锻炼身体,增加热量的消耗,减少脂质的沉积,减轻体重,改善冠状动脉血液循环,从而达到缓解症状、延长寿命的目的。

第十章 高血压

第一节 高血压的中医药研究概述

高血压是一种常见的心血管疾病，严重危害人们的健康。我国利用中医药防治高血压历史悠久，具有独特优势。近年来，随着日益先进的研究手段被引用，无论在基础理论或是临床应用方面，中医药研究均大大丰富了高血压的研究内容。

一、证候学研究

流行病学研究表明，高血压的证候表现较多，有人归类出17个证候，其中肝阳上亢、阴虚阳亢、肝肾阴虚及肝风上扰是高血压的主要证候，痰浊中阻和瘀血阻络是高血压与体重和并发症密切相关的常见证候或相兼证候，肝阳上亢是高血压各期及不同病程中构成比最高的证候。高血压的各部位主要症状表现依次为头部症状(头晕头痛)、躯干症状(心悸胸闷)、四肢症状(麻木拘急)、其他(心悸失眠)显示高血压以人体上部表现为主规律，这一规律对认识本病有重要意义。其中肝阳上亢以上部症状为主，阴虚阳亢以上部和下部症状为主,阴阳两虚则以中部症状为主,痰浊壅盛以中部和上部症状为多,四肢症状散见于各类证型中。

二、证的客观化研究

1. **肾素-血管紧张素-醛固酮系统(RAAS)** RAAS 在高血压的发病中具有重要作用,1972 年有人提出将高血压分为高肾素、低肾素及正常肾素三型。现代研究也表明,RAAS 在高血压的不同中医证型中有特异性改变,有人观察了 130 例高血压患者及 70 名健康人的肾素(PRA)、血管紧张素Ⅱ(ATⅡ)、醛固酮水平,表明高血压患者基础 PRA 值低于健康人,各型组间差异较大,其中肝阳上亢组 PRA、ATⅡ明显高于对照组和阴虚阳亢、阴阳两虚组。临床上绝大多数是气阴两虚型及阴虚阳亢型,阴虚阳亢型血浆肾素活性均值(基础及激发值)明显高于气阴两虚型,认为阴虚阳亢型相当于肾素依赖型,而气阴两虚型则相当于容量依赖型。

2. **胰岛素抵抗** 近年来有研究涉及了高血压胰岛素抵抗与中医辨证分型的关系,如研究观察表明,高血压的中医各证型(肝火亢盛、痰湿壅盛、阴虚阳亢、阴阳两虚)与健康人比较均有胰岛素抵抗,若将健康对照组的胰岛素敏感性定为 1.00,则肝火亢盛型、痰湿壅盛型、阴虚阳亢型、阴阳两虚型的胰岛素敏感性分别为 0.54、0.58、0.65、0.80。同时,观察到肝火亢盛型、痰湿壅盛型、阴虚阳亢型之间无显著性差异,但与阴阳两虚组比较明显下降。

3. **血液流变学指标** 高血压各证型之间因虚实表现和阴阳盛衰之不同,其血液流变学指标变化各异,并可作为中医辨证客观化指标之一。有研究表明,高血压阴阳两虚组以纤维蛋白原、血浆黏度和血清胆固醇增高为主;阴阳两虚组表现为红细胞电泳时间延长,红细胞压积与全血黏度增高及血清三酰甘油增高;痰湿壅盛组以红细胞聚集性增强和血清胆固醇、血清三酰甘油无明显异常变化为特点。与正常人组比,则高血压各证型均表现为血浆黏度、纤维蛋白原明显增高。高血压的中医辨证与红细胞变形性关系研究表明红细胞刚性指数依次为肝火亢盛＞阴虚阳亢＞阴阳两虚型,各组间有显著性差异。

4. **垂体-性腺激素** 有关高血压患者中医不同证型的性激素及促性腺激素变化的研究结果表明,肝火亢盛型、阴虚阳亢型及阴阳两虚型高血压患者均存在性激素水平降低的现象,男性患者中睾丸素(T)降低幅度以阴阳两虚型最为明显,女性患者雌二醇(E_2)降低以肝火亢盛型较为明显,但三个证型 T、E_2 降低无显著性差异,说明 T、E_2 水平降低可能是三个中医证型的共同变化特点。在促性腺激素的三个指标中,男女两组的黄体生成素(LH)、泌乳素(PRL)和卵泡刺激素(FSH)均明显增高,在男性阴阳两虚组 FSH 明显高于其他两组和正常人组,女性 LH 在肝火亢盛组增高。

5. **血浆内皮素、一氧化氮及自由基代谢** 血管内皮细胞的内分泌功能与心血管病关系密切,其中内皮素(ET)、一氧化氮(NO)是研究的热点。有人观察了 38 例高血压阴虚证患者的 ET、NO 水平,结果显示,患者血浆 ET 水平与正常人无明显变化,而血浆 NO 水平低于正常人,提示 NO 在高血压阴虚证发病中的重要性。从中医分型看,阴虚阳亢证患者血浆 ET 及 NO 水平均低于气阴两虚证患者,但无显著性差异,阴虚阳亢证患者血浆 NO 水平明显低于正常人,提示血浆 ET 及 NO 水平研究对中医辨证分型有一定的指导意义。不同证型的高血压患者的血清过氧化脂(LPO)和红细胞超氧化物歧化酶(SOD)含量的结果表明,阴虚阳亢证高血压患者的血浆 LPO 明显高于正常组和非阴虚阳亢组。同时,阴虚阳亢组的红细胞 SOD 含量显著低于非阴虚阳亢组,而与正常组比无差异,提示高血压病患者虽 SOD 较正常组升高,但阴虚火旺证患者清除自由基能力并不增加,以致 LPO 明显升高。

三、动物模型的研究

复制病证结合的高血压动物模型对开展高血压的中医药研究具有重要意义,目前常用的病证结合模型有以下几种。

1. **阴虚模型** Wistar 纯种大鼠,以银夹使左肾动脉狭窄,右肾不触及,5 周后高血压形成,此即"二肾一夹"(2K1C)。研究表明,助阳药使该模型动物高血压异常加剧,而滋阴药则能使之减轻,故提示其为中医的"阴虚"模型。有人通过观察滋阴潜降的方药反证 2K1C 模型当属中医的"阴虚阳亢"证。

2. **阳虚模型** Wistar 纯种大鼠,切除左侧肾脏和肾上腺,术后 1 周血压上升,6 周高血压形成并稳定,此即"肾上腺再生"(ARH 型)。实验证实,助阳药可降低本模型动物的血压,而滋阴药未见到此效果,故提示为中医"阳虚"模型。

3. **阴阳两虚模型** 遗传性高血压较为接近人类的原发性高血压,日本种自发性高血压大鼠(SHR)出生后不久即发生严重高血压,中药附桂八味丸全方,即补阴助阳中药对 SHR 具有最好的纠正血压的作用,提出 SHR 可能为"阴阳两虚"模型。

4. **实火模型** Wistar 雄性大鼠,经热刺激及喂服甲吡酮,约 20 天后,所有的实验大鼠均发生稳定性高血压,黄连解毒汤可阻止模型大鼠血压升高及降低升高的血压,故提示其可能为实火模型。

四、高血压的中医药治疗

1. **方药治疗**　目前关于高血压的方药治疗主要有专病专方、辨证施治、单味中药和有效成分的应用等几种形式。其中专病专方诸家各异，既有传统经典方剂如天麻钩藤饮、二仙汤，也有各家自拟方剂，临床疗效各有不同。单味中药和有效成分包括珍珠粉、何首乌、汉防己甲素和异汉防己甲素、枸杞多糖、小檗碱等，通过不同的机制实现降压效果。

2. **非药物治疗**　非药物治疗高血压的方法包括气功、针灸、推拿、传统运动保健功法等多种形式。其中气功对肝阳上亢型高血压患者交感-肾上腺髓质功能的影响表明气功能降低尿儿茶酚胺、肾上腺素、去甲肾上腺素含量，cAMP/cGMP 比值上升提示气功具有调整肝阳上亢型高血压患者交感-肾上腺髓质功能的作用。针灸除了传统的针刺、艾灸以外，敷贴或激光照射神阙、足三里、涌泉等穴也具有降压作用，其降压的机制涉及调节免疫功能、改变血液气体成分引起化学感受性升压反射等多种途径。

五、评述与展望

中医药在防治高血压病方面发挥了一定优势，并已取得了丰硕成果，但也有不足之处。在今后的研究中，可加强以下方面的研究工作。

1. **关于证的研究**　有关高血压中医辨证客观化研究（证的本质研究）文献丰富，诸多先进手段均被引入，极大地发展了中医基础理论。但目前辨证尚无统一标准，如能通过临床流行病学方法，按症状较重和出现频率进行相关分析，以建立高血压规范化的辨证标准，则具有重要意义。此外，现阶段的研究多局限在临床观察,实验工作较为薄弱,发展迅速的分子生物学手段和技术也有待于尽快引入该领域。

2. 关于病证结合的动物模型复制 虽然高血压的动物模型有多种诱导手段,但与中医"证"结合的模型制作方法仍停留在以往的"阴虚""阴阳两虚""阳虚""实火"四型上,缺乏进一步研究和论证,呈现出一定的滞后性,阻碍了研究工作的进一步开展。

3. 关于研究方法的系统化 目前开展的各项研究大多较为散乱、零碎和片面,主要反映在以下三个层面上:① 在临床疗效的判定上,忽视了症状的改善作用。中医的优势在于调整机体内环境,提高患者生活质量。因此,如能采用症状积分,注重临床症状的改善,则疗效判定更为客观,并能充分体现中医特色和优势。② 在观察指标的选择上缺乏系统性。如从免疫系统看,仅仅个别指标(如细胞因子)的观察难以反映全貌,因各种细胞因子相互影响。同时,免疫、神经和内分泌系统间也形成网络作用,如能对各种指标进行相关分析,寻求内部关系,则较孤立地分析单个指标变化更有意义。③ 有效方药的研究大都停留在临床观察水平上,虽文献较多,且能获得很好疗效,但如能在此基础上进一步开展系统的基础理论研究和实验研究,其结果将更为可信和有意义。此外,如何在有效方药的研究中发挥中西医结合的优势,也应引起一定的重视。

第二节 从易感基因多态性探讨原发性高血压中医证候实质的思考

原发性高血压(EH)是一种由遗传因素和环境因素共同作用而引起的多基因遗传性疾病。随着分子生物学技术和生物信息学

的发展,对 EH 易感基因的研究已成为 EH 发病机制研究的热点
之一。

一、EH 中医证候与易感基因多态性的内在联系

辨证是中医治疗的核心内容之一。证候是疾病发展过程中某
一阶段的病机概括,是机体内因和环境外因综合作用的反应状态,
并随着病程的发展而发生相应变化。现代发病学也已由单基因病
的研究,转向常见病、多发病的相关基因的多基因调控紊乱的研
究。疾病发生过程是相关基因与内外环境相互作用的结果,表现
为多基因复杂性状和动态演变过程,与中医学以证候概括发病过
程的认识方法有显著的相似之处。证候既然是有规律的病理表
现,就必然有其物质基础支配机制,而这种物质基础就有可能反映
在基因组水平上。

基因背景可能是证候形成的主要原因之一,它们都是依赖有
特异编码的基因产物起作用,正是由于这种基因的微细异常,决定
其生物行为出现极大的变化。因此,辨证如结合个体基因有助于
提高辨证的可信度和准确度,运用基因组技术寻找不同中医证型
中的相关基因表达谱差异表达,对研究中医证型的实质、中医证型
的基因诊断及指导临床用药有重大的意义。目前快速发展的分子
生物学技术为中医药研究的大量信息分析提供了技术手段,通过
对疾病的中医证候基因组学特征的研究,探索疾病证候、基因组学
之间的关系,从同一疾病不同证候和同一证候不同疾病的基因表
达谱差异比较中寻找证候的共同性和差异性,建立一个"证候-基
因表达谱",从而揭示中医证候的科学内涵,并为其客观化诊断提
供依据和方法。

EH 作为一种遗传异质性疾病,具有延迟外显性,不同种族、

不同个体,其决定 EH 发生的基因可能不同,EH 各种易患基因的多态性在人群中的分布状态就构成了 EH 复杂的遗传异质性基础。明确高血压异质性的原因是临床走向个体化治疗的必经之路,EH 的群体遗传学研究不仅能够利用 EH 基因多态性在基因水平上对 EH 进行分类,而且可为基因治疗及个体化用药提供指导。中医辨证以前多为西方医学所忽视,而恰恰由于其整体性而非疾病特异性的特点,却可能成为探索这种疾病异质性的线索,因为这种具有整体性的症状、体征常常反映了患者的体质,而先天禀赋与遗传是决定体质形成和发展的内在重要因素。

二、EH 易感基因多态性与中医证候类型的多样性具有共同的作用背景

EH 的发病是一组易感基因、一组环境因素及不良生活方式共同作用的后果,不同患者的发病可能存在这些因素的不同组合,同时表型和基因型之间并不遵循经典的孟德尔遗传学规律。因此,通过对不同类型病例对照关联研究,能提供某一(些)基因变异与高血压证候间关系的有用信息。据估计,参与血压调节和影响血压变化的因素中约 $30\%\sim50\%$ 属于遗传因素识别 EH 相关基因,是高血压基因研究领域中的首要和关键问题。在基因多态性与高血压相关研究中,以血管紧张素原(AGT)、血管紧张素转换酶(ACE)、血管紧张素Ⅱ(AngⅡ)的Ⅰ型受体、上皮钠通道 ENaC、肾上腺素能受体、内收蛋白(adducin)、G 蛋白 β3 亚单位(GNB3)等基因的研究较多。其中肾素-血管紧张素系统(RAS)可通过多种途径影响血管容积、心血管重塑和体内盐、水代谢平衡,因而在调节血压方面起着关键作用。RAS 的异常变化在高血压的发生、发展和靶器官损害方面起着重要作用。从总体上看,RAS 主要由

肾素、血管紧张素原、血管紧张素转换酶、血管紧张素、血管紧张素受体组成。其中任一成分功能的异常或表达量的改变必将在高血压病理过程中发挥重要的作用，有关 RAS 系统基因多态性的研究一直是 EH 相关基因研究的重点。用 RAS 系统作为研究高血压遗传学的模式系统具有诱人的前景，因为相对于其他系统，其中间表型可以直接描述。这种模式系统适合于以下程序：首先，在中间表型的基础上，用连锁分析来明确候选区域位点，其次，用血压作为终表型进行关联分析。因此，编码该系统的各个基因就成为研究 EH 遗传基础很有吸引力的候选基因，应当致力于研究 RAS 系统中基因与基因之间的相互作用。

RAS 系统基因多态性在不同种族人群具有明显的差异性已被越来越多的研究所证实，如肾素（REN）作为 RAS 系统激活的限速酶，可特异性地切割血管紧张素原 N 端第 10 号与第 11 号氨基酸之间的肽键，使血管紧张素原变为血管紧张素。很多研究者分析了肾素基因与高血压的相关性，但两者关系仍无一致性结论，其原因可能与种族差异和对象选择方法不同有关。而 AGT 是系统最重要的组成成分，是血管 RAS 活性物质，又是血管紧张素的唯一前体物质。血管中 AGT 的浓度从根本上影响着血管紧张素 I 和血管紧张素 II 的生成，因而对于血管抗性和血压的维持发挥着重要作用。它是目前最有代表性、研究最多的血压调节候选基因。

ACE 为一含锌膜蛋白成分，是 RAS 系统重要的酶，是血管紧张素 I（Ang I）转换为 Ang II 和缓激肽灭活的关键酶，在高血压的发生发展过程中起着重要作用，是高血压病的候选基因。近年来，有关 ACE 基因插入/缺失（I/D 型）多态性与高血压发病的关联受到研究者们的关注。其不仅与种族人群分布有着密切的相关性，而且人体 ACE 不同的基因型与体内循环中 ACE 也与 Ang II

的水平有关。

RAS 基因的多态性除了不同种族的人群存在差异之外,还与年龄、性别、病理状态等有着密切的关联性,这些因素的差异性是不同研究者得出不同结论甚至相反结论的原因所在,这也正是构成不同中医证候类型的主要因素,因此,高血压易感基因多态性与 EH 中医证候类型的多样性存在着共同的作用背景。

三、EH 易感基因多态性与中医证候的相关性的研究思路

目前,有关 RAS 基因多态性与 EH 中医证候的相关性研究开展得较少,国内仅有卢全生等根据中医辨证分型标准,将 206 例高血压患者进行辨证分型,比较其 AT1R 基因 A1166C 多态性的分布,结果发现,AT1R 不同基因型在各证型间分布差异无显著性意义,AT1R 基因型分布对中医辨证分型可能没有影响。但由于 C 等位基因在亚洲人群中分布频率较低,因此,应进一步扩大样本量来证实。

原发性高血压作为复杂性疾病,其发病涉及多个微效基因。这种基因变异的数目多、频率高,但作用弱,单个基因变异的影响不足以引起高血压,需要多个基因的联合作用才导致高血压。所以只有多个微效基因(有害的和保护性的)变异的综合作用达到某一阈值时,在环境因素的参与下,个体才会发病。因此,对于 EH 的分子遗传学研究,多个候选位点等位基因变异的组合可能比单一位点的变异更具重要意义。RAS 基因以点突变、插入、缺失及不同数目串联重复等不同形式的基因多态性是造成高血压种种异质性差别的重要原因之一,目前 RAS 相关基因间的组合研究、基因与机体内外环境的关系越来越受到重视。

我们前期在高血压证候的研究中以神经-内分泌-免疫（NEI）调节网络为切入点，从多角度探讨了阴虚高血压大鼠模型（2K1C-RHR）的免疫细胞因子、内分泌激素、神经递质（神经肽）等微观指标的变化规律及其相互关系，论证了 2K1C-RHR 存在着 NEI 调节网络紊乱，主要表现为 SP、VIP、CGRP 含量降低，IL-1、IL-2 降低，TNF 升高，血管活性物质 TXB$_2$ 升高，6-keto-PGF$_{1\alpha}$ 降低，同时存在 ATⅡ受体 mRNA 在淋巴细胞上的超表达，这种超表达是否与其基因多态性有着一定的联系，值得进一步深入研究。

证是涉及当时人的精神状态、体内神经体液因素、免疫功能状态等及其与致病因素之间相互作用、彼此制约的整体调节的综合反映，它关系到体内各系统功能的相互整合，而非某一系统某一指标的改变。同时证候必然带有各自体质的特点，体质又是证候形成的基础，体质与证之间存在着固有的相属性、潜在相关性、从化相应性，而且目前对体质与证候的诊断方法都是中医学传统的望、闻、问、切方法，体质诊断标准较证候更难以确定，因此，以基因多态性与证候类型的相关研究为重点，联系高血压不同证候患者的生活习性、年龄结构、机体功能状态及与高血压密切相关的体液因素进行关联性分析，将可能揭示高血压证候及体质的科学内涵。

第三节 从微观整体探讨中医药治疗高血压左心室肥大的研究思路

心脏是高血压主要的靶器官之一。高血压长期慢性压力超负荷必将引起心脏结构和功能的改变（即心脏重塑），心脏结构的改变主要为左心室肥大（LVH）。因此，LVH 是心脑血管意外发生的重要预测指标，对其逆转是高血压治疗的最终目标之一，对其机制的探讨也是目前研究的热点。

最近的研究证实,细胞凋亡及其相关基因表达是高血压 LVH
重要的病理生理学基础之一,为 LVH 的分子机制研究提供了新
的途径。心肌细胞凋亡的研究起步较晚,1995 年 Hamet 等应用
末端酶标记法(TUNEL)及 DNA 凝胶电泳技术首次发现自发性
高血压大鼠(SHR)心肌细胞凋亡的证据,以后随着方法学的不断
发展及凋亡研究的深入,越来越多的研究显示高血压 LVH 存在
心肌细胞凋亡和相关基因表达异常,且不同类型 LVH 的不同发
展阶段其基因表达和细胞凋亡的方式均有所不同,但对其在 LVH
发生发展过程中的真正机制尚未取得一致看法。过去多认为
LVH 是高血压时后负荷增加所引起的结构适应性改变,近年来大
量的临床研究证实,一些高血压患者尽管血压长期得到满意控制,
但 LVH 仍在继续,因此血流动力学因素并不是 LVH 的主要致病
因素,循环与组织局部的神经内分泌激素、免疫调节因子在致
LVH 中起了主要作用。这些因素在神经-内分泌-免疫网络调节
中的稳态失衡后,除了影响压力负荷和容量负荷外,更主要的是其
本身通过各种复杂的网络结构参与了 LVH 的形成。因此,LVH
心肌细胞凋亡和相关基因表达异常的发生发展与血流动力学、神
经、体液及内分泌等因素密切相关。而 LVH 是心肌和间质细胞
对各种生长因子有关细胞凋亡和细胞增殖、肥大等信号的应答反
应,是机体一系列基因异常表达的结果。

有关高血压 LVH 心肌细胞凋亡的发生机制目前研究认为,
心肌细胞在某些始动因素的刺激下,启动凋亡信号,通过不明的信
号传导通路,使凋亡调控基因表达发生变化,激活某些酶,启动细
胞凋亡。引起心肌细胞凋亡的原因是多方面的,如缺血、缺氧、压
力超负荷、激素、血管活性肽等,但临床上最常见的是各种内外在

因素的共同作用,其病理过程具有异质性、多元性和复杂性的特征。因此在利用药物干预 LVH 细胞凋亡的研究中,应注重对各种影响因素的综合评价,信号传导通路的阐明有助于左室重塑的药理逆转和基因挽救策略的研究。同时高血压心脏重构的病理结果不仅涉及心肌细胞凋亡导致的心肌实质细胞的减少,相关基因表达异常而致的心肌肥厚、间质细胞增多,同时也伴有血管重构,表现为平滑肌细胞移至内膜,增生活跃,虽然凋亡也增加,但与增生失衡,胶原纤维及基质增加,心肌内血管内皮细胞凋亡,造成心肌微血管网稀少影响血供,直接恶化心功能有关。目前西药 ACEI、钙拮抗剂、β 受体阻滞剂、抗氧化剂等都具有一定的调节细胞凋亡逆转 LVH 的作用,其均是从单一环节入手,虽然显示了一定的应用前景,但能否同时减少心律失常、心肌缺血、心衰、心源性猝死等心血管事件的发生,提高患者的生活质量,尚待进一步探讨。

中医药从人体整体功能状态出发,从多角度、多层次、多环节入手,对高血压 LVH 进行辨证治疗。许多研究表明,具有活血祛瘀、化痰通络、滋肾潜阳、益气养阴等作用的中药复方,以及单味药如钩藤、丹参、白花前胡浸膏等均可通过不同机制逆转 LVH。但利用纯中药复方制剂干预 LVH 心肌细胞凋亡及相关基因表达调控的研究尚未见报道。我们曾以神经-内分泌-免疫调节网络为切入点,从多角度探讨了阴虚高血压大鼠模型(2K1C－RHR)的免疫细胞因子、内分泌激素、神经递质(神经肽)等微观指标的变化规律及其相互关系,论证了 2K1C－RHR 存在着 NEI 调节网络紊乱。可以推测,高血压阴虚阳亢的实质是在内外致病因素的作用下,NEI 调节网络自稳状态失衡,导致出现一系列中医证候和实验室检查的改变,LVH 的形成是高血压机体内阴阳气血不断寻求平衡过程中的适应性反应,表现为心脏的增生性损伤,但也伴随着心肌细胞的凋亡,其病机的实质是在阴阳失调、气血逆乱的基础上,心络出现血瘀、痰浊互结,即朱丹溪所谓"痰夹瘀血,遂成窠囊"。具有滋阴潜阳作用的中药复方不仅能明显地降低模型大鼠的血压,改善证候表现,并且能减轻靶器官的损伤,逆转左心室肥大。提出中药复方可从机体功能整合的角度发挥其调节作用,其作用基础就是对高血压模型大鼠 NEI 调节网络的功能调整,而细胞凋亡发生和相关基因表达调控也离不开体内神经体液因子的介导及其对相关信号传导通路的启动。

因此在以往研究的基础上,结合当前细胞凋亡研究的新技术,从在体研究、细胞培养和基因表达等多角度探讨高血压心脏重塑过程中 LVH 结构改变的细胞学特征和分子生物学机制,从而丰富高血压中医证候的微观研究,阐明中药复方逆转 LVH 的作用分子机制,这对于进一步深化中医理论研究和中药现代化研究具有重要意义。

第四节　中医药防治高血压左心室肥大实验动物模型研究述评

近年来,有关中医药防治左心室肥大(LVH)的文献逐渐增多,从原来单纯的中医药临床疗效观察逐渐向实验研究及微观作用机制研究不断深入。随着中医药防治 LVH 实验研究的开展,有关 LVH 动物模型的应用和研究逐渐增加,许多学者从不同的病理机制出发,复制了多种高血压 LVH 动物模型。现就目前中医药防治 LVH 常用的动物模型的类型及存在的问题做一述评。

一、中医药防治左心室肥大常用的动物模型类型

1. **自发性高血压大鼠**　自发性高血压大鼠(SHR)是较为接近人类原发性高血压的遗传性大鼠模型,出生后不久就出现血压增高,12～16周后与同龄正常血压大鼠相比较有非常显著的差异。SHR左心室重量及左心室重量指数、心肌细胞面积及横径在高血压初期(6周)无明显改变,7～8周龄后左心室肥大逐渐发生,14周时有显著增加,24周时增加更加显著。有学者用具有补阴益阳作用的桂附八味丸早期干预治疗,可纠正血压升高,据此提示SHR可能为阴阳两虚模型。但其病理变化的过程复杂,以上结论尚缺乏进一步的实验证据的支持。目前研究表明,多种中药复方或单味中药均可从不同的机制干预SHR模型LVH的形成,如益气活血复方、活血潜阳复方、活血化瘀类的通心络复方、滋肾抑肝的滋肝青阳片与杞菊地黄丸,以及单味药丹参、灯盏花素、前胡丙素、钩藤等,通过不同的作用机制起到降低SHR大鼠血压、逆转心肌肥厚的作用。导致此类现象的原因可能是在SHR血压增高的过程中,左心室肥大、心肌纤维化及血管周围纤维化和间质纤维化的发生发展过程是不同步的,它们各自有其自己的演变规律,而导致这些变化非同步的原因可能是由于其致病因素并非完全相同。

2. **腹主动脉缩窄大鼠模型**　根据Anversa的方法,平均体重为220 g(200～230 g)的SD大鼠,腹腔注射戊巴比妥钠(40 mg/100 g体重)麻醉,仰卧固定后,腹部常规处理,沿膈以下2 cm处切开皮肤和肌肉,打开腹腔找到腹主动脉并分离,取一探针(直径约0.6 mm)沿主动脉的方向与分离的腹主动脉一起结扎,然后抽出探针,形成一个缩窄的腹主动脉,关闭腹腔。大鼠腹主动脉部分狭窄5周后,形成实验性心肌肥厚模型,心肌和左心室重量明显增

加。洪氏等对此模型4周后开始连续给黄芪注射液和卡托普利8
周,观察两者的抗肥厚作用。以动物的心脏重量衡量心肌肥厚程
度,用HP法测定血浆及左心室组织中肾上腺素和去甲肾上腺素
(NE)含量,结果显示,黄芪注射液和卡托普利有不同程度的抗心
肌肥厚作用,并可部分纠正肾上腺素和NE含量的异常变化。另
有学者运用逆转录多聚酶链反应方法结合图像分析技术检测到该
模型组大鼠心肌 p^{53} mRNA 的表达减少。给槲皮素 75 mg/kg、
150 mg/kg 后均能明显降低心肌和左心室重量,增加大鼠心肌
p^{53} mRNA 表达,提示槲皮素抗心肌肥厚作用与增加大鼠心肌
p^{53} mRNA 的表达有关。

3. **肾性高血压大鼠模型** 此模型用 Wistar 或 SD 大鼠,腹腔
注射麻醉,经腹膜后近主动脉侧分离左肾动脉,用内径为 0.2 mm
银夹夹闭左肾动脉,右肾不触及,此即为二肾一夹肾性高血压大鼠
模型(2K1C-RHR)。有学者观察大鼠于术后第4周可形成明显
的左心室肥大。此模型有关中医证候属性的研究较多,有研究表
明,助阳药可使该模型动物高血压加剧,而滋阴药使之减轻,提示
可能是高血压阴虚模型;进一步研究表明,该模型大鼠的脑组织中
脑啡肽含量明显低于正常大鼠,而脑啡肽作为交感活性抑制性调
制物,脑啡肽降低有利于交感活性增高,具有阴虚证的属性;药物
反证法也证明,助阳药可使其脑啡肽含量进一步下降,具滋阴作用
的六味地黄丸可使之趋向正常,更加明确了此模型的"阴虚"属性。

我们从中医病因学、大鼠的症状与体征特点、微观指标的检测
及药物的反证等角度分析 2K1C-RHR 模型的证候特点,结果大
鼠造模后1周即表现出体重减轻,尿量减少,饮水量增加,毛发干
枯,体温上升,易激惹程度增高。该模型血浆环磷酸腺苷/环磷酸
鸟苷(cAMP/cGMP)、血清肿瘤坏死因子 γ(TNF-γ)、白细胞介

素1(IL-1)含量均明显高于正常大鼠,与人类阴虚阳亢证候特点相似。六味地黄丸与具有滋阴潜降作用的中药复方滋水降火饮,对以上改变均有一定的调节作用,但在降压、降低易激惹程度等方面滋水降火饮较六味地黄丸有明显的优势。该模型不仅有阴虚的一面,尚有阳亢的特征,应属阴虚阳亢证型。进一步研究表明,造模后第12周模型组大鼠的LVW、LVW/BW值明显增加,中药滋水降火饮可使其LVW/BW值明显降低,证明滋水降火饮对高血阴虚证LVH有一定的预防和治疗作用。有学者利用中药复方何首乌降压胶囊防治肾性高血压大鼠LVH也取得了一定效果。

4. L-甲状腺素诱发实验性甲亢大鼠心肌肥厚模型 L-甲状腺素(L-Thy)4 mg/kg连续7天灌胃可诱发缺血性心肌肥厚,以地黄为主药的六味地黄汤对L-Thy诱发的肥厚性心肌病具有治疗作用,可降低缺血心肌细胞丙二醛(MDA)含量和升高超氧化物歧化酶(SOD)活性,以及减少机体儿茶酚胺的释放。而地黄煎剂可通过对缺血细胞线粒体及其Ca^{2+}转运酶的保护作用,使细胞线粒体避免缺血损伤和ATP耗竭,从另一方面揭示了地黄对L-Thy性心肌肥厚的消退作用机制,并提示地黄可能具有抗甲状腺亢进的药理学作用。近来有研究表明,黄连素、芍药总苷和荞麦花总黄酮对Thy所致心肌肥厚大鼠的心肌均有保护作用。

5. 儿茶酚胺诱导心肌肥大模型 心肌缺血或心脏压力超负荷时,交感神经活性提高,循环中的儿茶酚胺含量明显增加,这是LVH中最敏感的调节代偿机制之一,血浆中的去甲肾上腺素(NE)浓度与左心室重量指数在一定程度上呈正相关。因此,给动物持续注射大剂量NE或其他儿茶酚胺类活性物质可制备心肌肥大模型。

(1)去甲肾上腺素诱导心室肥厚方法:大鼠皮下植入微型

NE 渗透泵,根据不同情况,使其恒速释放 NE(2.0~14.0) mg/(kg·d),连续 3~14 天。术后可见大鼠血压升高,外周阻力增加,左心室重量指数、心肌纤维直径明显增加,心输出量减少。在给予 NE 后的 1~3 天,I 和 M 型胶原表达、心房利钠肽(ANP)表达上调。有人利用 NE 腹腔注射 1.5 mg/(kg·d),2 次/天,建立大鼠心肌肥厚模型,同时利用荞麦花叶总黄酮(TFBFL)和卡托普利灌胃给药 15 天干预,结果与肥厚模型组比,TFBFL 能剂量依赖性改善心肌肥厚大鼠心电图,降低 LVWI、HWI、心肌钙含量和心肌 AngⅡ含量,但对血浆肾脏 AngⅡ含量及心肌、血浆和肾脏 AngⅠ生成率均无明显影响,且与阳性药物卡托普利组治疗效果相近。

(2)异丙肾上腺素诱导心室肥厚方法:异丙肾上腺素(ISO)诱导大鼠 LVH 的方法不一,剂量和时间不同。如有学者在大鼠皮下注入微型渗透泵,使其恒速、持续释放 ISO(1~4) mg/(kg·d),连续 3 天以上,即可致心室重构,HWI 明显增加,心肌细胞体积增大,但心肌细胞数减少,心脏胶原组织明显增生,反映心肌细胞肥厚的相关基因,如转移生长因子-β_1(TGF-β_1)、ANP 等表达增强。秦氏等用 ISO0.02 mg/kg,2 次/天,连续皮下注射 6 周,可形成大鼠心肌肥厚模型,槲皮素能通过清除氧自由基和降低心肌细胞内游离钙浓度抑制 ISO 所引起的心肌肥厚。胡氏等用 ISO12.5 μg/kg 每天皮下注射 2 次,连续 14 天,造成小鼠实验性心肌肥厚模型,研究知母、黄芪对模型动物的心率和心肌肥厚的作用,结果表明,知母能拮抗 ISO 所致的心率加快,降低 HWI,知母、黄芪合用能减慢心率、提高心肌储备、改善模型动物对应激反应的能力。此外,三七总皂苷、灯盏花素、葛根素等均可防治此类大鼠 LVH。

二、述评

1. **存在的问题**　从目前中医药防治高血压病 LVH 实验研究来看,中医药可通过多途径对高血压 LVH 有较好的改善作用,能防止、延缓或逆转 LVH,但使用的基本上是现代医学的病理模型,难以反映中医药学辨证施治的学科要求。在中医理论指导下,按照中医证候特点复制病证结合模型一直是中医药学开展实验研究的难点之一。有关高血压 LVH 病证结合动物模型也处于探索阶段,有的学者进行了有益的尝试,但也存在一些问题,主要表现在:① 动物模型研究中如何将传统的中医理论和现代医学科学知识结合,复制出既能揭示 LVH 演变过程中中医证候特点,又符合 LVH 病理生理变化特征,以及中药新药研究要求的病证结合动物模型,是值得探索的重要内容。② 许多研究只是对中医药干预心肌肥厚疗效的简单观察,缺乏对其他相关脏器保护作用的综合观察,以及对心脑血管事件发生远期效果的进一步研究。③ 中医药在降低高血压、逆转 LVH 方面,虽效果良好,但对其机制尚待进一步深入研究;中医传统的辨证指标与现代医学的理化指标如何结合,以及各项指标的敏感性和特异性如何有待深入探讨。④ 高血压 LVH 辨证的规范化、标准化研究尚待进一步完善,疗效的可重复性和可比性尚待进一步提高。

2. **研究展望**　面对以上存在的问题,我们在今后的研究过程中应有针对性地采取相应的措施和对策:① 高血压作为一种遗传异质性疾病,具有延迟外显性,其发病是体质、环境因素及不良生活方式共同作用的结果,与中医学多因素致病的发病观有显著的相似之处,能否利用具有遗传特质的动物辅之以环境因素(如无规律的噪声刺激)、饮食因素(如高盐、高热量食物等)制造出病证结合的高血压 LVH 动物模型,进一步开展实验研究。② 在研究方法上,应注重宏观辨证和微观辨证相结合、辨证与辨病相结合;注意将对微观指标的综合分析评价与机体功能的整体调节结合起来,更易于赋予中医学的辨证要素,进一步指导临床治疗。③ 加强 LVH 关键病理机制的研究,通过观察其病变的演变规律,特别是结合 LVH 形成过程中证候的时相性特征,寻求相关证候演变间的内在联系,为临床辨治提供理论支撑。④ 注意引入现代实验研究方法,充分利用现代细胞、分子生物学技术,加强高血压 LVH 宏观证候与相关基因谱表达内在联系及其中药干预的实验研究,为将来临床治疗提供高层次的理论指导。

现代科学技术和先进实验方法的参与,必然能够使中医药防治高血压 LVH 的研究达到更新更高的水平;找准研究的切入点,突出中医药学研究的学科前沿的交叉、融合和一体化,中医的整体性认识和现代复杂性研究的有机结合,将给高血压 LVH 的研究带来契机。

第五节　原发性高血压左心室肥大中医辨治

左心室肥大(LVH)是原发性高血压的主要并发症之一,约有 1/3 原发性高血压患者伴有 LVH。LVH 且是心源性猝死、室性心律失常、心肌缺血、充血性心力衰竭等心血管事件的独立危险因素,对其逆转是原发性高血压治疗的最终目标之一。

原发性高血压病因多,病理机制所涉及的范围广,临床证候复杂。LVH 作为原发性高血压的并发症,与原发性高血压的辨治具有同一性。原发性高血压病因病机的多元化导致 LVH 辨证分型和辨证论治方法的多样化,或从痰,或从瘀,或痰瘀并重,或从肝火亢盛、气滞、肝阳上亢、气阴两虚、肝肾阴亏等立论,分别予以不同的辨证立法,或一法为主,或多法并施,在改善临床症状或逆转LVH方面取得了一定的疗效。

一、辨证分型治疗

利用传统中医辨证方法,对原发性高血压LVH不同的证候表现予以辨证分型,是临床治疗中的最常用的方法,但由于LVH中医诊断无一定的标准可循,分型各异。有人执简驭繁地将原发性高血压LVH以阴阳为纲,分为5型,认为以收缩压增高为主,心率增快,形体偏盛,舌红脉疾者,属于阳证,多为肝火上炎、肝肾阴虚、肝阳上亢所致,分别依其主症选用龙胆泻肝汤加味、杞菊地黄丸加味和镇肝熄风汤加味;以舒张压增高为主,心率一般不快,形体瘦胖适中,舌白苔腻,脉滑者,属阴证,多为痰浊中阻或水饮内停所致,分别选用半夏白术天麻汤加味和苓桂术甘汤加味。也有人选择原发性高血压Ⅱ期和Ⅲ期伴有LVH分为肝火亢盛证、阴虚阳亢证、阴阳两虚证、痰浊壅盛证等辨证论治,能有效地使血压下降,减少室间隔及左心室后壁厚度,使心室腔径缩小,左心室重量指数下降。可见通过辨证治疗能疏通血气,实现机体阴阳自稳调节的平衡,改善与原发性高血压有关的各种血液动力学和神经体液调节机制,达到降压、逆转LVH、改善左心室功能的作用。

二、专方治疗

临床上不同的医家从不同角度对原发性高血压LVH进行辨治,使用了各具特色的专方治疗,均取得了一定疗效。其主要可归纳为两个方面:一是以补益为主(包括益气养阴、补肾益心、养血柔肝等),佐以潜阳、活血、利水、通络;二是以活血破血、祛痰散结为主,辅以固本、潜降之品。

(一)以补益为主

1. 补益心肾法 有人用补肾益心片治疗原发性高血压左心室舒张功能不全,能有效降低血压、改善左心室舒张功能,症状疗效优于尼群地平,不良反应少。其主要降压机制可能与增强抗自由基酶系统、减轻自由基对血管内皮损伤、增加 PGI2 合成、降低 TXA2 有关。另有人利用调压益心胶囊(主要由黄芪、党参、丹参、川芎、汉防己、钩藤、生地黄、山茱萸等组成)治疗 40 例原发性高血压 LVH 患者,并用卡托普利作为对照组,结果显示:调压益心胶囊和卡托普利对 LVH 都有显著的逆转作用,同时能明显改善左心室舒张功能和血脂异常。

2. 补肾填精法 有人以补肾益精的长生降压液治疗肾虚型中老年原发性高血压 LVH,结果显示,左心室质量指数(LVMI)治疗后较治疗前明显降低,提示长生降压液在降压的同时具有逆转 LVH 的作用。也有人用补肾填精中药与罗布麻制剂对照,结果治疗组 LVMI 较治疗前明显下降,肾虚症状明显改善,而对照组的 LVH 治疗前后无显著差异。

3. 育阴平肝潜阳法 具有育阴平肝潜阳之牛膝降压丸,具有调肝肾、平阴阳、祛痰湿作用的参龙降压灵胶囊,具有平调肝肾、阴阳、气血作用的平压舒,以及具有疏肝养阴潜阳作用的清代名医费伯雄的滋生青阳汤等,均具有较好的降压和逆转原发性高血压大鼠 LVH 的作用。

4. 养血活血、顺气柔肝、调畅心脉法 有人认为肝郁血虚、心脉痹阻可能是原发性高血压 LVH 基本的病机,使用降防保心片(四物汤加赤芍、香附、汉防己、降香、葛根)治疗原发性高血压

LVH,结果显示:降防保心片在降压的同时,能降低患者的 LVM
及 LVMI,并改善其左心室舒张末期压力(LVDP)、左心室等容指
数(LCRI)及肺毛细血管楔压平均压(PWAPM)等参数,差异均有
显著性。

5. **益气活血通络法**　有人选用具有补气、活血、化瘀作用的
补阳还五汤能有效逆转 LVH,改善原发性高血压患者的左心室舒
张功能。另有人则从气虚血瘀立论,从益气活血通络入手,运用益
脉降压流浸膏(主要有黄芪、党参、黄精、当归、川芎、蒲黄、穿山甲
组成)逆转 LVH,结果表明:在血压下降的同时,LVH 明显减轻,
血清 IGF-1 明显降低。也有人则在益气补肾的基础上兼用活血
化痰之品组成的血压健胶囊(法半夏、川芎、黄芪、杜仲等)治疗老
年气虚痰浊型原发性高血压 LVH,不仅有较好的降血压、降血脂
及降低尿中微量蛋白的作用,还能减轻 LVH,改善左心排血功能,
逆转左室重构。

(二)活血、祛痰为主

1. **活血化瘀法**　复方丹参滴丸的 LVH 逆转作用的临床研究
表明,复方丹参滴丸治疗前后 B 型超声波指标(舒张期左心室内
径、室间隔厚度、左心室后壁厚度、左心室质量指数)均显著改善。
有人以活血化瘀为主要治则的降压通脉方治疗 21 例原发性高血
压 LVH 患者,结果显示:降压通脉方可增强左心室舒张功能、左
心室收缩功能,这可能与降低血浆中 ET 和 Ang Ⅱ 水平、升高血浆
中 CGRP 水平有关。

2. **破血化瘀法**　又有人以水蛭破血化瘀为主,辅以莪术、大
黄行血通络以逐瘀,佐以海藻、生山楂化痰散结,共奏活血化瘀散
结之功的祛瘀消斑胶囊治疗 LVH,结果显示:祛瘀消斑胶囊在扩
张血管、降低外周阻力和血压的同时降低 VST、PWT 及 LVM,同

时显著提高 EPFV、E/A 和 EDC,而降低 APFV,提示本方可通过改善微循环障碍及血液的"浓、黏、聚、凝"状态,使外周阻力减少,血流动力学恢复平衡,改善左心室舒张功能,从而使 LVH 得以逆转。

3 活血化痰法 有人认为气滞血瘀、痰浊阻络为 LVH 的主要病机,利用活血祛痰方药(丹参、牛膝、薤白、瓜蒌各 15 g,川芎、赭石、半夏各 12 g,毛冬青、黄芪各 10 g,桂枝 5 g)进行临床研究表明,治疗后 LVMI、平均动脉压(MPA)、血浆肾素活性(PRA)、Ang Ⅱ浓度等显著降低,故认为活血祛痰治法及其组方能显著逆转原发性高血压 LVH。另有人以《金匮要略》大黄䗪虫丸治疗原发性高血压 LVH 能明显改善左心室质量,方中桃仁、虻虫、水蛭、土鳖虫、干漆活血逐瘀,蛴螬、杏仁化痰,生地黄、白芍滋阴,大黄、黄芩抑阳,恰有逐瘀化痰、滋阴降火之意。

4. 活血化瘀、平肝潜阳法 有人以活血化瘀、平肝潜阳法为基础方(由丹参、钩藤、石决明各 30 g,山楂 15 g,水蛭、茯苓各 10 g)加减用于阴虚阳亢证、肝火亢盛证、痰湿壅盛证等,取得了一定疗效。也有人以"活血化瘀,平肝潜阳"为治则,用天麻水蛭汤(水蛭、天麻、地龙、当归、菊花、钩藤)治疗 LVH,结果显示患者左心室壁厚度及室间隔厚度、左心室质量均明显降低。具有平肝阳、通瘀阻、化痰湿功效的天丹降压颗粒剂也取得相似效果。

5. 平肝补气、活血祛痰法 有学者认为,随着 LVH 病程的发展,久病则多虚、多瘀、多痰,气虚则血行无力而成瘀,津液停聚而为痰。使用平肝益气、活血祛痰的心肌康治疗原发性高血压 LVH,疗程为 3 个月,治疗前后检测血压、心脏超声、血浆前胶原和透明质酸、血液流变学等指标,结果显示,心肌康治疗组对上述指标均等同或优于倍他乐克治疗组,这可能与降低心肌局部血管紧张素Ⅱ和内皮素含量、减少胶原含量,从而发挥逆转左室重构作用有关。

三、其他疗法

(一)清热解毒、清肝泻火法

有人认为在原发性高血压的初、中期,"火"为其重要的病机特征,利用具有清热解毒、清肝泻火作用的新加钩藤片对26例符合中医肝火证标准的LVH患者治疗2个月后,均经彩色多普勒超声心动图检查证实,本方能使LVH的心肌重构延缓,其机制可能是血压下降,外围阻力减低,左心室后负荷减轻,从而使LVH减轻或消退。

(二)中西药合用

有人应用防己黄芪汤合复方降压素治疗原发性高血压LVH 30例,辨证属气虚血瘀型者,对照组单用复方降压素,结果显示,治疗组LVH消退明显优于对照组;也有人应用杞菊地黄口服液合苯那普利治疗原发性高血压LVH 40例,对照组单用苯那普利,结果显示治疗组LVH消退明显优于对照组。另有人在常规西药治疗的基础上加用灯盏花素片,结果显示其在症状改善及LVH的逆转方面优于单用西药组,活血化瘀中药可不依赖降压而发挥逆转LVH的作用。

四、展望

从以上方药的组成来看,对LVH的治疗使用较多的药物主要有滋阴补肾、平肝潜阳、活血化瘀、祛痰通络方面的药物,或佐以清肝、疏肝,或辅以息风、养心、益气,都显示了一定的疗效,表明中医药治疗LVH的多途径性。如何进一步规范LVH的证型,筛选更有效的方药,是今后值得探讨的方向。

首先应加强 LVH 关键病理机制的研究,注重从临床实际出发,根据对原发性高血压 LVH 的证候的大样本流行病学调查,按症状轻重和出现频率的多少进行相关分析,归纳出具有代表性的证候类型,并通过观察其病变的演变规律,寻求有关证候间的内在联系,为临床辨治提供规范化的中医辨证标准。其次,在研究方法上,应注重辨证与辨病相结合、宏观辨证和微观辨证相结合,注意将对微观指标的综合分析评价,与人体功能的整体调节结合起来,更易于赋予中医学的辨证要素,进一步指导临床治疗。再次,在理论的探讨上,一方面注重对历代文献中有关类似 LVH 临床表现的相关病证挖掘整理,总结前人的治疗经验和用药特点;另一方面,应注意引入现代实验研究方法,充分利用现代细胞、分子生物学技术,加强原发性高血压 LVH 宏观证候与相关基因谱表达内在联系及其中药干预的实验研究,为将来临床治疗提供高层次的理论指导。

第六节　原发性高血压左心室肥大病机探析

中医学中无原发性高血压左心室肥大(LVH)的病名,一般归属于"眩晕""头痛""耳鸣""心悸""肝风""头风""中风""痰饮""水肿""风眩"等疾病范畴。古代相关文献中可见到类似 LVH 临床表现的记载,如《灵枢·胀论》"夫心胀者,烦心短气,卧不安";《备急千金要方》"夫风眩之病起于心气不定,胸上蓄实,故有高风面热之所为也。痰热相感而动风,风心相乱则闷瞀,故谓之风眩"。近年来中医对原发性高血压 LVH 的防治已积累了较多的经验,不少学者对 LVH 的病机进行了探讨,大多数都趋于认为本病为本虚标实之候,本虚当责之于气血阴阳的不足,标实当责之于气滞、血瘀、痰浊、水饮诸端。其总发病过程可因实致虚、由虚致实而为本虚标实、虚实夹杂之候,其病机的实质是在阴阳失调、气血逆乱的基础上心络出现血瘀、痰浊互结,即朱丹溪所谓"痰夹瘀血,隧成窠囊"。可见,肝肾阴虚、心络痹阻是原发性高血压的基本病机之一。

一、肝肾阴虚是 LVH 发病的基础

从 LVH 的成因来看,其是心脏在血流动力学和非血流动力学等多种致病因素的长期作用下的病理反应,多种引发原发性高血压的因素与 LVH 形成密切相关。人体的体质、情志、环境、生活习惯等对 LVH 的形成有着重要的影响,如体质禀赋的阴阳偏甚、脏腑功能盛衰是 LVH 发病的内在因素;长期的精神抑郁或长期处于紧张应急状态、饮食失节、劳逸失调均可成为其发病的重要外在原因。尽管其发病的部位在心,但与机体阴阳失衡、气血津液代谢的失调、相关脏腑功能失常有关,其中与肝肾阴亏、虚阳上亢尤为密切。

心肾相关,水火失济:肾为先天之本,阴阳之根,藏精主水。心在上焦,肾在下焦,经脉相通,络脉相属,"肾足少阴之脉,起于足小趾……络心,注胸中。"① 心肾相关,"水火既济"。心属火属阳,主动;肾属水属阴,主静。下者以上升为顺;上者以下降为和。《素问·六微旨大论》曰:"天气下降,气流于地;地气上升,气腾于天。"从自然角度说明了阴阳水火升降规律。所以心火必须下降于肾,与肾阳共同温煦肾阴,使肾水不寒;肾水必须上济于心,与心阴共同涵养心阳,使心火不亢,构成"心肾相交""水火既济"的生理循

环,求得人体阴阳动态平衡。若先天禀赋不足或劳欲过度,可致肾阴亏虚,或思虑太过,暗耗心阴,以致"水火失济",肾水不能上济于心,心络失养,心之虚阳无以制,虚阳鼓动,则心体强力而为之,发为胸闷、眩晕、烦躁、失眠、多梦等症。②心主血脉,肾主精,精生髓,髓化生为血,肾虚血必亏,精虚不能化生肝血致肝血不足,肝血不足则不能充养于心,"血之精为络",筋膜失养,而见头痛、眩晕、手足麻木、甚则抽搐等症。③五脏之阴均赖肾水以滋养,若水不涵木,肝阳偏亢,相火妄动,扰动心神,而"内风时起",心失所主,诸症丛生。

母病及子,心络失养:肝为风木之脏,从原发性高血压的证候表现来看,其受病之脏主要属于肝的病变。肝脏的特性,叶天士谓:"肝为风木之脏,因有相火内寄,体阴用阳。其性刚,主动主升,全赖肾水以涵之,血液以濡之,肺金清肃下降之令以平之,中宫敦阜之土气以培之,则刚劲之质,得为柔和之体,遂其条达畅茂之性,何病之有?"说明肝脏阴阳相对平衡则无病,而肝脏之阴阳得以平衡,又与肾水、肺金、脾土等脏腑有密切关系。其中肝之气滞及阴虚与原发性高血压LVH的关系最为密切。①肝主升发。清代费伯雄曰:"五脏唯肝最刚,而又于时为春,于行为木,具发生长养之机……"长期忧郁恼怒,气机郁滞,郁而化火,肝阴暗耗,风阳升动,上扰心神,脉络绌急,多见心悸、胸闷、眩晕、头痛、急躁易怒,甚至猝然昏倒等。《丹溪心法·六郁》强调:"气血冲和,诸疾不生,一有怫郁,百病生焉。"肝郁则气滞,首先可致气滞血瘀。张景岳对血瘀的形成,认为与气关系密切。《景岳全书·妇人规·血癥》说:"或恚怒伤肝,气逆而血留;或忧思伤脾气,虚而血滞……"肝气郁滞,败血残留,心脉闭阻。另外,气滞可致津液运行不畅而痰凝,痰浊流注经络脏腑,阻滞气血,形成瘀血。明代罗赤诚《医学粹言》谓:

"若有郁痰所积,后因伤血,故血随蓄滞,与痰相聚,名曰痰挟瘀血。"②肝体阴而用阳。朱丹溪认为人体"阳有余阴不足",肝藏血,性喜条达、恶抑郁,若情志不遂,肝郁化火,火伤肝阴,因"乙癸同源"易致肝肾阴虚,虚火内生,相火妄动,可导致脉络涸涩,血行涩滞而产生瘀血。"诸风掉眩,皆属于肝""年四十而阴气自半",本病的发生多见于老人,特别是肝肾之阴精亏虚,阴血虚少,不能与肝阳保持相对平衡,肝阳相对偏盛而浮动上亢,出现肝阳上亢证。《内经》中早有"阴虚而阳盛""肝气上从"等论述。久则母病及子,可致心阴亦虚,心络失养,发为本病。

二、心络痹阻是 LVH 发病的关键

"夫人周身经络,皆根于心。"心主血脉,为络脉之根本,络脉维系气血津液双向流动、渗灌。原发性高血压是全身性血管疾病,在病位上与络脉有关联,故其属于络脉病变。原发性高血压的产生主要是由于络脉系统受到损害,自我调节功能发生紊乱所致。在维持人体正常的血压方面,络脉也起着非常重要的作用,其中心络的作用最为关键,它直接参与血压的调节,其他脏腑之络则是通过对心络的调节而间接的发挥作用。

原发性高血压的发生、发展及其演变过程是机体内阴阳气血不断寻求平衡的过程,而 LVH 的形成是这一过程的适应性反应,表现为心脏的增生性损伤,类似于中医之"积"。关于积之形成,《灵枢·百病始生》云:"若内伤于忧怒,则气上逆,气上逆则六输不通,温气不行,凝血蕴里而不散,津液涩渗,著而不去,而积皆成矣。"与原发性高血压 LVH 的发生和发展的基本规律相似。原发性高血压的形成是机体五脏系统功能失调的整体性病理反应,但在各个不同的病理阶段,其病机特点和波及的脏腑又有所偏重,病

理物质基础主要关乎气血,气血失和,气机升降失衡,气血的动态平衡受到破坏,从而导致血流供求不平衡。LVH 临床表现为异常血压变化,久则入血入络,表现为气滞、血瘀、痰湿等病理性代谢产物堆积于心络,络脉绌急而痛发为心积、心痹等,严重者气血逆乱,出现真心痛、中风等危急重症。其中犹以血瘀为常见,如《素问·痹论》云"心痹者,脉不通……痹……在于脉则血凝而不流"。因此,心络痹阻是 LVH 发病的主要病理表现。

三、阴阳失调是 LVH 的主要病机,风、火、痰、瘀及气血升降失调为其继发表现

对原发性高血压中医证型多层次流行病学的调研也发现,肝阳上亢、阴虚阳亢、肝肾阴虚及肝风上扰是高血压的主要证候,痰浊中阻和瘀血阻络是与原发性高血压体质及并发症密切相关的常见或相兼证候。进一步分析主要证候与原发性高血压的分期及病程的关系,我们认为该病初期以肝阳上亢为主,随着疾病的发展,阴液逐渐亏损,到后期肝肾阴虚成为主要的病理变化。在阳亢和阴虚的相互消长中,阳越亢则阴越伤,阴越伤则阳越亢。从原发性高血压的发展规律来看,LVH 的产生主要见于其中后期,在病变的过程中,其病机要点在于由实致虚的证候演变过程中各种始发病因对阴液的损伤:或情志不舒,肝郁气滞,郁久化火,火盛伤阴;或阳气素盛;或嗜食膏粱厚味,酿成痰湿,蕴久化热,损伤阴液;或房事不节,精液耗伤……均可导致肝肾阴液亏虚。由虚致实的过程即在肝肾阴虚的基础上,阴不制阳,水不济心,心阳独亢而化火、生风;肝肾阴虚,津血化源涸竭,而致血行瘀阻,血滞为瘀;阴损及阳可致阴阳(气)两虚,阴虚化火又灼津成痰,或阳气虚衰而水湿不化,痰浊内生。痰瘀两者既是病理性代谢产物,又是致病因子,在

特定的条件下,有分有合,相互转化。其中痰湿是由体内津液代谢障碍所形成,而瘀血则由气血失调导致血行不畅或血离经脉而酿成。痰性胶着,必影响气血运行,由痰生瘀或夹瘀而病;而瘀血内阻,久必生痰,故有"痰瘀同源""痰瘀同病"的说法。《诸病源候论》谓:"诸痰者,此由血脉壅塞,饮水积聚而不消散,故成痰也。"以致痰湿瘀互结,心脉痹阻而为窠囊。且风火相扇、痰瘀互结可进一步加重心阴受损,络失濡养,络绌血瘀又进一步加重阴阳失衡的负反馈机制。此即叶天士所谓:"其初在经在气,其久入络入血。"临床研究也表明,LVH 患者的左心室质量(LVH)、左心室质量指数(LVMI)随着肝火上炎→肝阳上亢→阴虚阳亢→肾虚的证型的变化有逐渐增高的趋势;舒张末期左心室内径(LVDd)则以肾虚为最大,阴虚阳亢次之,肝火上炎、肝阳上亢再次之;射血分数(EF)在 4 个证型中,肝火上炎、肝阳上亢、阴虚阳亢组之间及前两型与正常组之间无显著差异,肝阳上亢组与正常组比较有下降趋势,在肾虚组中最为明显。这可能与早期原发性高血压 LVH 患者以舒张功能减退为主,到后期表现为收缩功能减退有关;可以看到,阴虚阳亢为证型的一个转折点。

由此可见,阴阳失调是原发性高血压 LVH 的主要病机,风、火、痰、瘀,包括气血升降失调均为其继发表现。在临床表现为阴亏于下、阳亢于上、火越于外、风动于内,瘀阻于脉、痰淫于络,全身上下内外无处不在,诸症丛生。

四、滋阴降火、活血通络是原发性高血压 LVH 的基本治法之一

由于原发性高血压 LVH 临床证候表现多样、病机演变复杂,导致认识多元化、分型论治的方法上多样化,或从痰,或从瘀,或痰

瘀并重,或从肝火亢盛、气滞、肝阳上亢、气阴两虚、肝肾阴亏等立论,分别予活血化瘀、祛痰通络、清肝息风、理气健脾、平肝潜阳、益气养阴、滋肾柔肝等不同的辨证立法,或以一法为主,或多法并施,在改善临床症状或逆转 LVH 上取得了一定的疗效。以上治疗方法基本上是针对原发性高血压 LVH 整个病变过程某一阶段的病证特点进行治疗,从其发病机制及其演变特点来看,注重机体脏腑阴阳气血的综合调整是治疗关键。针对阴虚在原发性高血压 LVH 发病过程中的重要作用和病理特点,治疗时首先注重滋补肝肾之阴以治其本,即所谓"壮水之主以制阳光"。清代陈士铎在《石室秘录》中指出"安心当治肾,治肾当治心",这种"心肾相关"的治疗学理论为滋补肝肾治疗心肌肥厚提供了理论依据。降火、活血、通络以治其标,把握 LVH 阴液亏虚为本,阳亢、血瘀、络阻为标的病变规律,通过滋阴降火、活血通络,标本兼顾,心、肝、肾三脏同治,切中原发性高血压 LVH 的基本病机,同时对原发性高血压 LVH 常见的风、痰、瘀等伴随证候也可发挥直接或间接的作用,这对于提高临床疗效,延缓或阻断其证候的演变具有重要意义。

滋阴降火、活血通络以息风:肝为风木之脏,肝阴不足,阴不潜阳或肾水不足,水不涵木,阳亢于上,亢而无制,还可引动肝风。叶天士在论述"肝风"时指出"精血衰耗,水不涵木,木少滋荣,故肝阳偏亢,内风时起",在治疗时当"介以潜之,酸以收之,厚味以填之,或用清上实下之法"。导致阳亢风动的病理基础是肝肾阴虚,而肝肾阴虚又可导致血瘀的产生。肝藏血,性喜条达、恶抑郁,若肝阴不足,在导致肝阳上亢的同时,还易导致疏泄失于条畅,造成气滞血瘀。此外,阴液不足可导致脉络涸涩,血行涩滞而产生瘀血。阴虚阳亢,虚火内生亦可灼血成瘀。由此可见,肝阳上亢和血瘀可同源于肝肾阴虚。肝阳上亢形成之后,阳愈亢而阴愈虚,阴愈虚而使瘀愈重。瘀血形成之后,心络瘀滞,肝失和降,故风阳失其潜降之机枢,亦可加重肝阳上亢。通过滋肝肾之阴以潜阳,活血通络以畅机枢,则阴阳比附、气血和调,风静而火息,何升之有?

滋阴降火、活血通络以化痰:痰的形成,最直接的原因是由于肝气郁久化火,肝火过盛,熬津成痰;或由于肝肾阴亏,阴不制阳而相火妄动,炼津成痰。两者均可导致痰火互结。也可因血络瘀阻,津液输布不利,化为痰湿;而痰本于津液,瘀本于血液,津血同源,两者在病理上相互影响,以致痰湿瘀互结,阻滞壅塞脉道,凝于心络,心络痹阻而为窠囊;气血失其畅流敷布则百症丛生。滋阴降火可直接阻断因阴虚火旺致痰热互结,活血通络又可避免继发性痰湿生成。

第七节　高血压左心室肥大治疗经验拾萃

通过对 LVH 的临床证候学观察及多年的临床实践,我们总结了高血压 LVH 的发病机制,创立了滋水降火饮治疗高血压LVH,取得了较好的效果。

一、高血压 LVH 本虚标实病机的内涵

由于高血压是异源性异质性疾病,其病因多、病理机制所涉及的范围广,临床证候复杂。总结历代医家有关类似病证的论述并结合临床实际,我们认为高血压 LVH 为本虚标实之候,其总的病机为阴阳失调,以肝肾阴虚为本,以风、火、痰、瘀等内生之邪为标,阴亏于下,阳亢于上,火越于外,风动于内,瘀阻于脉,痰淫于络,全身上下内外无处不在,诸症丛生。LVH 作为高血压的变证之一,

尽管其发病的位置在心脏,但与其他脏腑的功能失调、阴阳失衡及气血水液运行代谢之失常均有着密切的关系,与高血压的辨治具有同一性。

高血压的发生、发展及其演变过程是机体内阴阳气血不断寻求平衡的过程,而 LVH 的形成是这一过程的适应性反应,表现为心脏的增生性损伤,类似于中医之"积"。关于积之形成,《灵枢·百病始生》云:"若内伤于忧怒,则气上逆,气上逆则六输不通,温气不行,凝血蕴里而不散,津液涩渗,著而不去而积皆成矣。"与高血压 LVH 的发生和发展的基本规律相似。高血压 LVH 的主要病理机制是在阴阳失调、气血逆乱的基础上心络出现血瘀、痰浊互结,即朱丹溪所谓"痰夹瘀血,隧成窠囊"。其总发病过程可因实致虚、由虚致实而为本虚标实、虚实夹杂之候。其由实致虚主要表现为各种始发病因损伤阴液的过程,或情志不舒,肝郁气滞,郁久化火,火盛伤阴;或阳气素盛,或嗜食膏粱厚味,酿成痰湿,蕴久化热,损伤阴液;或房事不节,精液耗伤……均可导致肝肾阴液亏虚。由虚致实的过程即在肝肾阴虚的基础上,阴不制阳,水不济火,心阳独亢而化火、生风;肝肾阴虚,津血化源涸竭,而致血行瘀阻,血滞为瘀;阴损及阳可致阴阳(气)两虚,阴虚化火又灼津成痰,或阳气虚衰而水湿不化,痰浊内生。痰瘀两者既是病理性代谢产物,又是致病因子,在特定的条件下,有分有合,相互转化。

二、高血压 LVH 的治疗原则

由于对高血压 LVH 病机认识的多元化,导致目前分型论治的方法上的多样化,或从痰,或从瘀,或痰瘀并重,或从肝火亢盛、气滞、肝阳上亢、气阴两虚、肝肾阴亏等立论,分别予活血化瘀、祛痰通络、清肝息风、理气健脾、平肝潜阳、益气养阴、滋肾柔肝等不同的辨证立法，或以一法为主，或多法并施，在改善临床症状或逆转 LVH 取得了一定的疗效。从相关文献资料分析来看，中医药治疗高血压 LVH 尽管方法不同，方剂、药物各异，既有经方，又有自拟方、经验方及单味药等，但归结起来主要有以下几类：① 祛实类：主要以理气、活血、祛痰为主。② 虚实并重类：益气活血；平肝益气、活血祛痰；调肝肾、平阴阳、祛痰湿；滋阴降火、活血祛痰。③ 理虚为主：主要以补肾益精为主。④ 中西药合用。以上治疗方法基本上针对高血压 LVH 整个病变过程某一阶段的病证特点进行治疗，尽管取得了一定效果，但由于对高血压 LVH 的综合病机认识不足，因而导致疗效不稳定，易复发。因此，把握其总的病变规律，注重机体脏腑阴阳气血的综合调整是治疗高血压 LVH 的关键。

《临证指南医案》论述"肝风"时认为"肝为风木之脏，因有相火内寄，体阴而用阳。其性刚，主动主升，全赖肾水以涵之，血液以濡之，肺金清肃下降之令以平之，中宫敦阜之土气以培之"，指出了肝风之发生与其他脏腑的密切关系。其治疗当"介以潜之，酸以收之，厚味以填之，或用清上实下之法"，为高血压 LVH 的治疗研究提供了理论依据。近年来，有人对高血压中医证型多层次的流行病学的调研发现，肝阳上亢、阴虚阳亢、肝肾阴虚及肝风上扰是高血压的主要证候，痰浊中阻和瘀血阻络是与高血压患者体质及并发症密切相关的常见或相兼证候。进一步分析主要证候与高血压病的分期及病程的关系，我们认为该病初期以肝阳上亢为主，随着疾病的发展，阴液逐渐亏损，到后期肝肾阴虚成为主要的病理变化。在阳亢和阴虚的相互消长中，阳越亢则阴越伤，阴越伤则阳越亢，为以上的高血压 LVH 的病机分析提供了文献依据。最近的研究认为，痰瘀阻络、毒损心络为高血压的病理表现的关键机制，主张久病入络,瘀血痰浊蕴久化为毒而损伤心之络脉,治疗宜以活血化瘀、解毒通络为基本大法,但同时也指出脏腑内伤、机体阴阳之失衡是毒损心络的重要原因。现代研究也证实,高血压时 Ang 可通过多种途径激活靶器官血管壁产生活性氧(ROS),既造成膜结构和功能改变,又产生不饱和醛等细胞毒和致突变的物质;通过电子溢出和金属阳离子反应等方式产生新的自由基和对氨基酸的修饰,造成蛋白质的结构和功能改变,甚至分解;氧自由基还可造成细胞骨架的破坏和细胞外胶原的降解,也为毒损心络提供了依据。

三、组方特点及化裁

滋水降火饮是治疗高血压的经验方,临床以此方为基础化裁治疗高血压 LVH,疗效卓著。实验研究表明,本方不仅能明显地降低二肾一夹高血压大鼠模型(2K1C-RHR)的血压,改善证候表现,并且减轻靶器官的损伤,逆转左心室肥大。滋水降火饮主要由生地黄、熟地黄、龟甲、何首乌、钩藤、石决明、牡蛎、川芎等组成。方中生地黄、熟地黄、何首乌、龟甲滋肾水、益肝血。其中地黄生用甘凉,借酒蒸熟,转为微温,有阴阳一体精气互化之义。张景岳谓其"生者性凉……熟则性平……能补五脏之真阴而不滞……大补血衰,滋培肾水,填骨髓,益真阴"。现代研究认为,地黄可双向调节血压,保护肥厚的心肌细胞避免 ATP 耗竭引起缺血损伤。何首乌可养阴血安心神,《本草纲目》谓之"养血益肝,固精益肾……不寒不燥,功在地黄麦、天门冬之上"。龟甲益阴潜阳,《景岳全书》谓其"味微甘微咸,性微寒,阴也。能治痎疟,破癥坚,祛湿痹"。钩藤甘凉,入肝经,可息风定惊,重用之以平潜上浮之肝阳肝火,清肝经之热。本方佐以牡蛎、石决明之类以潜上浮之风阳,其中牡蛎咸能软坚,专入少阴肾经,可"消瘀血化老痰,去烦热,止惊痫、心脾气痛";石决明微凉微咸,为凉肝、柔肝、镇肝之要药;川芎为血中之气药,集活血行气于一身,上行而下达,祛瘀而通。诸药合用,共奏平阴阳、和气血、祛痰瘀、解毒通络之功。本方特点是以滋肝肾、调阴阳以治其本,息风火、通瘀滞、化痰浊以解毒通络以治其标,标本兼治,切中病机。

临床应用应根据临证患者的具体证候而有所增减。肝风内动者,症见头痛头晕、耳鸣目眩、头重脚轻、肢体麻木,方药选用天麻、菊花等平肝息风。肝火亢盛者,症见眩晕头痛、口苦咽干、面红目赤、急躁易怒,宜加栀子、黄芩、夏枯草等以清肝泻火,大便秘者加大黄。痰湿较盛者而症见头目眩晕、胸闷恶心、心悸、多寐、恶心、舌黏腻、脉滑,治当燥湿祛痰,去生地黄、熟地黄,加半夏、白术;痰郁化火可加竹茹、胆南星、黄连、黄芩化痰泻热;眩晕较重、呕吐者,加赭石;食欲不振者,加白豆蔻等。病情迁延日久,阴虚及阳者,症见头晕目眩、腰酸耳鸣、周身乏力、下肢浮肿、小便不利或夜尿频数、舌淡苔白、脉细无力,治当加附子、肉桂、干姜、白术、茯苓以温阳利水;失眠加五味子、柏子仁或合欢花、夜交藤;阴虚大便干者加柏子仁、火麻仁润肠通便。气滞血瘀者,症见头痛眩晕、口苦咽干、烦躁易怒,遇精神刺激症状加重、舌尖暗红有瘀点、舌下静脉曲张、脉涩,可加佛手、川楝子、桃仁、红花、丹参、当归等;久病入络者,可加全蝎、蜈蚣、地龙等搜剔之品。

养生篇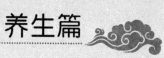

第十一章　人类寿命观念的探讨

一、阴阳平衡论——生命现象的基础

尽管人类已对浩瀚的宇宙有了相当深刻的认识，但对自己五尺之躯的探讨却很肤浅，不论是从现代医学还是从传统中医学的角度看，都还有许多的现象和问题未能被破译，特别是对生命现象的研究仍为众多的科学所关注，并逐步取得进展。笔者融汇东西方科学之见解，对生命现象暂做简略的概括——"物质与精神的综合"，即作为形体的人加上他兼所具备的功能作用。为了说明这一生命的组合，传统的中医学说便把它们概称为阴阳两方面。所谓阴即指构成人体的实质性组织、器官，如眼、耳、口、鼻、喉、舌、血、脉、津、肌、骨、五脏（心、肝、脾、肺、肾）、六腑（胆、胃、大肠、小肠、三焦、膀胱）；所谓阳，即这些组织器官的功能活动。两者结合，从而产生人的感觉、思维、语言运动等诸多的生命活动现象，构成一个活生生的人。

鉴于以上的认识，进一步指出作为人体物质基础的阴和进行功能活动的阳，是人体一对相辅相成、相对平衡的两个方面，不论哪方面过盛或是不足都要引起人体的失衡,这一失衡即是疾病现象。中医学常把临床上见到的头昏眼花、耳鸣、易于激动、咽干口燥、失眠多梦、健忘、心跳快、面部潮红、手足心发热、尿热、便结、盗汗、脉搏细快、舌红少苔视为阴的不足,称为阴虚火旺。无病的人体出现以上情况者,常被认为是阴虚火旺型的体质;疾病中的人,如果有以上表现则被视为物质基础消耗多,功能活动相对亢进和阴虚疾病了。与之相反,人体出现头昏沉重、精神疲惫、面色㿠白、四肢浮肿、口淡多涎、纳少、脘腹胀满、大便稀薄、小便清长、舌淡胖嫩、苔白腻、脉沉细等常被认为是阳虚湿盛。无病的人体出现以上情况者,被称为是湿盛阳虚的体质;疾病状况下则被视为物质基础过剩,功能活动相对低下的阳虚疾病了。基于以上人的体质和疾病的分类,还可以有阴阳两个因素均衰弱不振的阴阳两虚的体质和阴阳同病的情况,如面色萎黄、时有颧红、头昏乏力、易于激动转而更加疲惫、口干不欲饮水、舌尖红、舌体淡胖多津、大便先硬后稀、脉弦但重按无力,整体表现既有阳虚的情况又有阴虚的症状,人群中有相当一部分这样体质和病况的人。

以上的生命观和体质分类在欧洲和日本均有类似的学说。它是对人体最基本原始的认识,奠定了人体生命学说的基础,后世不论是客观的还是微观的生命研究都基于此,今天我们所讨论的老年保健学说也是这个大课题中的一个部分。

二、生命的动静观

既然生命是由物质和功能所组成的,那么作为生命活动的形式是什么呢?概括地说即是相对的动静现象。在整个的生命活动的过程中,动静的现象是永远相伴、相互交叉、相互支持着的,如果我们把苏醒情况下的各种活动工作称为相对动态,那么睡眠休息则是相对静态。为什么我们要称相对呢？因为作为人的生命现象，从客观的观察到微观的研究，其实质都是不停地运动，应该说是"生命不息，运动不止"。因为即便人体是处在睡眠休息状况下，人的心跳、呼吸、毛细血管里的血液流动乃至细胞中代谢物质的交换都还是在一刻不停地进行着。因此我们只能将人的苏醒和睡眠作为相对的动静状态看，这样看既是实际的，也能说明问题。

从科学的理论到人类生存的经验都给我们提出了一个总结性的看法，即"动静结合，动静有序，动静适度，动静均不得有过"。

动静结合，说的是在生命永恒运动的前提下，人体自身的休息活动要有个相辅相成、互为交替的规律，即睡眠和苏醒、工作和休息、脑力活动和体力劳动或体育运动（劳心与劳体）、久坐位和肢体关节的舒展随意活动都必须恰当地结合起来。

动静有序，一是要顺乎生命活动的自然规律，即生物钟现象，如古代人"日出而起，日落而寝"的自然生活规律及人类兴奋、疲劳的交替出现的活动与休息要求等；二是人们在长期的生活中，养成的自身作息习惯，如人们常常为之遵守的集体和个人的作息时间表，它涉及人体生活的各个方面，而成为后天培养起来的动静规律。为了健康和有效地工作，人们必须为自己制作一套周天作息时间表，并切实地执行。

动静适度，广义上指的是人在生活工作中，劳动和休息必须有度，超过和不足都不利于健康。狭义地看则是休息和劳动要有一定的时间强度，即要在什么时候或用多少时间，在健康状况允许的范围内实事求是地进行劳作和运动。

必须强调的是，动和静的状态都必须控制在体力、脑力可以负载的范围内，不可超过一定的弹性限度，否则即要因过度而影响健康，甚至产生疾病，危及生命。

三、寿命现象

科学研究证明，一个健康的人，在良好的自然、社会环境中，他的寿命可达 300 岁的高龄；由于恶劣气候、疾病及污染的苛害、社会物质供给的短缺和不理想，使人的生命折半，而只能活到 150 岁；再加上人的郁怒、悲恐的侵袭及突发的天灾人祸，致使人的生存年限又降到 70～80 岁左右。以上是目前人类年龄的一般状况。然而一个完整的生命周期是由出生、成长、成年、衰老、死亡五个环节所组成，此间，从成年到衰老前（即 45 岁到 55 岁）的阶段又被称为波动时期，我们把它称为易于断裂阶段。它的产生机制是，人经过成长、发展到成熟，并开始转向衰老前期，人体内环境为了适应即将到来的老年状态，于是全身的功能、器官都产生着自我调整，以适应即将到来的老年时期。这一调整过渡阶段，人体的内分泌、神经系统、女性生殖系统及各个器官都在进行功能的调整，在功能上产生较大的失衡。特别这时的女性会出现月经紊乱、精神情绪不稳定，临床会出现经期紊乱、经量增多、情绪急躁、悲喜无常、多怒多疑，部分女性还会出现颜面及全身潮热、局部作麻，严重的尚会出现心悸、心律紊乱，甚至使原有的心脏疾病加重，我们将这一时期的综合表现统称为更年期综合征。男性同样也有更年期和更年期改变，只是表现比较轻，有些甚至没有明显的表现。更年期是人生向老年过渡的一个重要阶段，平稳地度过更年期是很重要的。这一时期正是人到中年，"内外交困"之际，即事业逐步成熟并力争取得成果和成就，家庭中老小均需赡养、教育、照料，精神体力均处在重负荷运转状态，而身体内环境出现波动，不平衡，即便是金属超弹性限度也会引起疲劳和断裂。人在此时如若陷于重度营养不良、强的精神刺激、突发的暴病，甚至患上慢性疾病或癌症，即会出现生命危机,我们把它称作生命断裂危险期,把因此而引起的死亡现象称作生命断裂。

如果说人的中年时期,或称更年期,既是人生的危险阶段,也是寻求安然过渡的最佳时期,因此说如何平稳地度过这一"风浪"时期则成了一般人和医生所重视的问题。为了进一步告诉读者如何平稳度过人生断裂期并达到长寿的目的,下面让我们重点地研究两个课题:"生命抛物线"(图 1)和"生命倾台"。

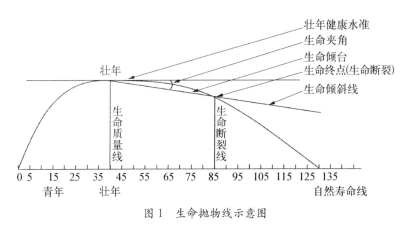

图 1　生命抛物线示意图

生命抛物线是以一个坡形上升和下降的曲线描述人从出生、少年、青年、壮年、老年直到死亡的一条生命轨迹,它真实地描绘了人和世间万事万物的生长消亡过程。从这条曲线中我们可以看到要想延长人的生命,只有在下降的抛物线上寻找出路,即尽量保持与顶点相对平行的壮年后倾斜线,使抛物线尽量地缩小与顶峰水平线的夹角,并使其延伸得尽量长一些,这就是延长生命的唯一方式。这一曲线向我们揭示了,为了使人更长久地维持在最佳的中年的健康水平,必须延长中年的抛物线长度,从而延缓衰老速度,使生命由于中年与老年的时距延长,而达到健康长寿的目的。这一可以说是人为延伸的倾斜线就是我们所谓的"生命倾台"。倾斜线与顶端水平线夹角越小,生命倾台的坡度越缓,反映保健措施越有力;斜滑的抛物线越长,反映生命延缓越久,寿命也就越长。为了达到这一目的,人类就必须创造良好的自然社会氛围,改善营养及活动条件,增强防病防衰的能力,这就需要在老年保健上下功夫。

第十二章　老年心理保健是延伸生命倾台的基石

死对每一个人来说都是一件恐惧的事，死是宣告一个精神、物质载体的消亡。除那些为人类革命事业奋斗终身的革命者，他们寄希望于人类美好事业的实现而视死如归外，一般的人也应该科学而客观地看待死亡。首先要知道人体的精神物质组合，本就来源于自然，中医称之为"禀天地之灵气"，汇聚而成生命。而当一个人实现存在的价值，踏完他的人生里程，心脏和脑停止了活动，宣告死亡之后，作为人的生命虽已经消亡了，但是作为精神的载体，物质的人体将化为另外一些物质永恒于宇宙之中。

具体地说，它是以构成人体的有机质碳、氢、氧和无机质钾、钠、钙、镁、铝、铜、锌等元素永远游移于天地之间或做新的生命组合。因此一个真正的唯物主义者，他将会安然地迎接必然到来的死亡而充满寄托地声称"我将与天地同在，与宇宙同存"。同时作为生命的符号，在人成家立业、养育子女之后，子女则成了父母生命的延续，这一大自然的伟大造化，则使一个人的生命符号永远以活的形式永存于世，这则是人们常确信称道的"蓝天高，大海深，后继有人"的原因。认识了这一必然的规律,人们对死亡就不那么恐惧,显得更加坦然。人有了不怕死的悟忿,生命的韧力便增强,这是健康生活的基石。

一、心理失落的预防

有人说忧郁是健康的敌人,而老年的心理失落则是加快老化,导致衰老,甚至是促进死亡的重要因素。因此进入老年期的人,首先是筑好抗御衰老的第一道防线——抗抑郁。

伟大的思想家孔子曾称:"三十而立,四十而不惑,五十而知天命。"即指聪明的人在 30 岁的时候,事业就应该有个头绪,并明确了目标;40 岁的时候则对人世间的大是大非问题有了比较明确的我见,能够分清是非曲直了;而到了 50 岁的时候,则对宇宙间事物的发生、发展、演变、消亡的规律,既可以洞察又可予以把握了,当然对于人的自身归宿也有了明确的认识,面对缓缓的人生归途,"快乐、健康、益寿延年"则成了这一段生命历程的主轴。然而,生命的现象是进入老年期后,人的体力衰退,精力不济,生活热情下降,许多人有船到码头车到站,此生行将了结之感。特别是伴随退休期的到来,一些被迫离开自己为之奋斗数十年的事业和工作,由于缺乏心理准备而出现突然的心理失落,表现为怅然若失、惶惶然终日无所归依,烦躁悲伤使原来昂然而立的精神支柱动摇欲倾,甚至出现精神恍惚,难以自制的状态。它可引起嗜睡、失眠、食少、厌食、闭门不出,致使抗病能力锐减而易于患病。我们把这一证候称为退休综合征。追究其根源则是心理失落所造成,因此进入老年期的人群,防止心理失落则成了首要任务。

如何防止或减轻心理失落呢? 首先承认老是人生必然现象,坦然地接受"老了"的客观事实;珍惜晚年的可贵时光,充实晚年的

生活内容,争取健康长寿是其要旨。其次,对自身的事业前景要有
一个客观的勾画,切忌期望值过高,充满责任感、使命感、紧迫感是
正常的心理状态,而对老人则必须加上"量力而行"的座右铭,超现
实的追求往往是心理失落的根源,不去想力不从心的事,不去担任
难以胜任的工作,不奢望不可能达到的日的,不去比难以比较的事
物,以坦荡的胸怀坚定有力地步完人生最后的旅途,防止无所
事事。

　　许多进入老年的人们,离开了火热的工作岗位,步入相对冷清
的家庭,由于缺乏志趣和爱好,便无事可做,产生无所适从的失落
感。无所事事是非常可怕的事,它使人心无所主,没有了依托,甚
至觉得活着没有了意义,虽然有人打趣地说"好死不如赖活着",但
无所事事的赖活着的确也难过,而且难活得长久。所以除了那些
有终身爱好的人外,所有步入老年岁月的人,都应该为自己寻求一
到两种志趣和爱好,如读书、书法、球类、棋类、种花养鸟、垂钓等。
此中读书是不可缺少的,保持每日 2 小时以上的阅读时间,内容可
以择其所好,如读经史、哲学、人文、社会科学、自然科学方面的书
籍。诗人培根曾劝人读书道:许多老年读者在阅读后,借史喻己,
激起写作之念,有的竟写出许多传世的佳篇,写作使人心性活跃,
生活充实,有了依托。书画爱好,乍看只是舞弄笔墨,然另一奥妙
之处则是健身。在行书作画之时,必须双足稳立,腰肢微曲,精神
及一身之气皆贯注于臂,其运作机制与气功站桩相似,久而久之则
气血调和,体魄健壮,故书法家、画家长寿者多。其他各种爱好也
各有其长,均可选择一二。

二、不停止的思维活动

　　首先要为自己规范一下不该想和必须想的内容。所谓不该想

的是在纷繁的世事中那些令人消极、苦恼和激愤的事,如"人为什么非要老","为什么要实行退休制度,退休让我无所事事,退休让我蒙受了多少物质、精神损失"。在职人员不切实际的向往、难以兑现的升迁,使之不安于本职工作;人际关系中妒火中烧(嫉妒杀人)、不恰当的攀比等,都是极为有害的。而要用现实的眼光、超然的姿态、理性的推寻、深透的洞察去观察、分析、处理身边发生的诸多事件,此中思维方式成了重要的一环。为了帮助大家维护正确的思维而有益于健康,下面谈谈在思维中要把握的几个要点:首先,老年人虽然体力、脑力有所不济,但就智慧功能而言,记忆部分则悄然转化为思考、分析、判断、归纳功能,后者则又是最可贵的"超智力"部分,故有人说老年是成熟的季节、收获的季节、做"家"做"大家"的季节,不论是从事社会科学还是自然科学研究和实践的人们,当自己的知识积累和分析、综合能力、洞察实质的本领进展到一定程度的时候,虽然各自研究的课题、方向、类别、手段,甚至成果截然不同,但他们所研究的轨迹都无一例外地归宿于同一哲学的原理,我们把它称作"爬山效应"。因为当你在登山时,只要不抵达峰巅,你是无法看到你的两个侧翼和对面景物的。一旦你登上顶峰,即可把前后左右的景色尽收眼底,了如指掌,并得出"一览众山小"而殊途却同归的道理。比如就"动力"研究看:动力在人可使人进取,动力在物可让火箭升空。孙子兵法用于战争治国,也作为方法被引用于自然科学的研究,不同的研究范围、门类、手段,结果却反映出了同一的规律。这样拔高自己,立于巅顶,让视野涉猎到事物的全面,使思维向客观靠拢,向规律贴近,结果正确的认识即会跃然脑际。在郁积中能想通问题,通达情怀,对学问的研究则会胸中了然,高人一筹,成为"大家"。要达到如此境地,一是不休止地读书,二是不休止地实践,三是不休止地思考。

在思维的方式上,许多中年人因自己的经验丰富,常形成偏见和成见,这样在处理家庭、社会、工作问题时则出现钻牛角尖、走死胡同现象,弄得大家不愉快,自己也很苦恼。为了改善自己的处境,改造自己的思维定式则成了许多中老年人的重要任务。这里介绍一种思维模式,称作"换座思考法"或"我若是他"。即当你在生活、工作中与对方出现了矛盾之时,请先考虑自己的情由后,毅然地转过身来,坐到对方的位子上,为对方想一想,这时你会感到对方有自己的客观情况和出发点。由于位置坐得不一样,对同一事物的感受也就不一样,因此,出发点产生了不同,分歧即出现了。通过为对方想一想的做法,客观地了解到对方的利害所在,从而理解他的出发点,在感情上必然靠近一步,为协商解决问题架起了桥梁,甚或消除一场纷争。在遇到一场分歧时,不妨试一试。

再者是活跃自己的思维,俗话说"一心归门里""一心无二用",它强调办事、思考问题必须专注不二,这是正确的。但对已成年的人来说,应学会使用"二重思维"。什么是"二重思维"呢?即在同一个空间和时间,人的思维屏幕上出现两个问题的思路,譬如一边倾听会议的发言,一边思考另一个问题的解决办法,并能自如地把握别人发言的重点做出笔记,而又能理出解决问题的一、二、三条意见。这样不但提高了办事的效率,节约了时间,更重要的是活化了我们的思维,锻炼了脑力。大家都知道中年一过,随着老年的演进,人脑的表面积、重量和体积均在慢慢地缩小,其反应、思维、记忆的能力也在日益减退,并直接导致人体的全身老化。思维活动能够延缓这一过程,增加单位脑组织的活力,维护脑的功能,二重思维即是最佳的锻炼手段。

为了保护大脑的功能和在衰老期的活力,人们必须要求自己不停止地思维,也可称为不懈怠地思维。就是只要我们醒着的时候,就得进行思考,关心周围的事物,寻找有益的思考课题,进行认真的思考,并得出尽可能正确的结论。这是积极的人生态度,它会使人觉得身心振奋,充实而具有意义。

不停止的思维指的是人在一个周天之中要有一定的目的和容量的思维,并不是把人淹埋在冥冥思绪之中。人的思绪必须要有弛有张,思考问题的力度有集中和散漫,在一个时限里专心致志于一个问题的思考,则为紧张和强力度思维,它会使人很快进入疲劳,甚至难以承受,所以必须要有休息,即弛。在休息期思维是不会停止的,它因外界事物的存在和变幻而缓慢进行着。这时思维的方式属于低力度、散漫型,即有感而发,无明显定向,无须有一定答案的思维。

人在中年之后,往往会出现思维中断和空白现象,思维中断后,使人再也想不起来刹那前想的是什么问题,苦苦追忆,才能延续上或再也想不起来。思维空白则是刹那间脑际一片空白,什么也没有了,我们称之为"白幕现象"。这一情况向人们提示的是"老年脑力衰弱了,思维机制迟钝的表现",面对这一现象,办法只能是主动积极地思维。经验告诉人们经过主观积极的思维锻炼,这种现象可以减少和消失,所以也不必为此而害怕,重要的是有计划地加强思维的锻炼。

三、善作友往

为了减轻老年人易于产生的孤独和郁闷感,以及为了避免愤怒、悲哀和愁苦的发生,中年以后应强化与外环境的联系。多参加集体活动和交朋友是相当重要的,交友可使感情畅达地交流,寻找到良好的谈心、倾诉对象。人是需要倾诉的,缺乏倾诉能力或压抑而不能倾诉的人,必然引起疾病的发生和突然暴发的危险。中医认为缺乏流畅的感情交流必然引起气血的郁滞，这一病理变化的结果则会导致食欲不振、消化不良、胸脘痞塞、大便干结、呼吸不畅、叹息不止、失眠多梦、心烦易怒。迁延日久，还可能导致高血压、心脏病、脑血管疾病和癌症。而郁怒的突然暴发则会使家庭关系紧张，破坏生活氛围，制造更大的烦恼，于健康更加不利。交几位知心的朋友，进行思维的交流，展开热烈的倾诉，使欢快的情感逐走郁怒的乌云，迎来晴朗的天际，是不可忽视的。

中国几千年的文化背景、中国人忍辱负重的心性，一方面说明了这个民族的良好素质，然而如前所述，对郁怒处理不当，于健康是很不利的。有人主张不要让自己太委屈，因此在不损及别人情怀的前提下，选好倾诉对象，还是一吐为快好！如果郁怒已使你无法控制发怒，那最好的办法则是发泄一下。一位哲人曾经说："当难以遏制你愤怒的心情，那你就以激烈的语言倾诉，如委屈地痛哭、撕毁你面前的报纸或抓一把筷子砸向地面。"之后，你会感到轻松多了。当然斥责、痛骂会伤害别人，把事情弄得更糟，甚至会引起人们因不满而远离，破坏的氛围久久甚至永远难以恢复，工作遭受损失，带来更多的人更重的心理负担。所以说发怒不是释怨的最好办法，那么就只有采取转移的办法了。人们尝试着在最郁怒的时候选择激烈活动方式，如奔跑、逛游、拳击、怒吼也可以达到释怨的目的，然而这多适用于年轻人，对中老年已不适用了。因此说最好的方法仍然是尽量避免郁怒的发生，及时地倾诉，这是中老年唯一可选择的。

四、与恶癖做斗争

许多中老年人因常年生活环境的影响，使自己养成一些习惯，有的则成积习，甚至养成癖。习惯是自我经验的体现，如严格守时、夜卧早起、午间休息等都是良好的习惯,而没有时间概念、好睡懒觉、喜吃开水泡饭、不按时解大便等则是不良的习惯。如果养成的习惯已不利健康,为别人所厌恶,甚至有伤风化那就是恶癖了,如用手指剔牙、挖鼻孔、抠脚、嗜酒、嗜烟、嗜毒、喜嗅女人的脚臭、喜食腐败的鱼肉等。大凡染上恶癖的人,都有严重的心理障碍,有损健康长寿,均应禁绝。

第十三章　动静观在延伸生命倾台的应用

如何在中年以后掌握运动保健方法以保持健康、延缓衰老、防治疾病，为人们所关心。人到中年，机体开始衰老，组织器官的功能减退，耐受性逐渐变弱，因此已不适应剧烈的体育活动。探求适应中老年健康的运动方式成了热门话题，各种健身方法应运而生。虽然方法各异，但多数锻炼方式都把握了中年以后人体逐渐老化的要领，如网球、乒乓球、台球、门球、太极拳、站桩功、放松健身、老年迪斯科、交谊舞等。

在以上诸多的锻炼门类中，大致可以分为三大类。第一类是根据人体运动需要有明确的锻炼部位，经过专家编排好节律，有节奏地运动，如各种健身操、太极拳、站桩功、老年健身舞等。其优点是有规律、节奏感、动作规范，我们把它称作是程式运动。第二类则为锻炼的个体根据自己的需要和喜爱，进行自身可以承受的运动，它没有定势、口令和规范动作，时间和场地也没有固定的要求，如转颈，旋动腰臀、膝、踝部，屈伸颈、腰，蹲下起立等，我们称为随意活动。以上两种运动各具特色，又各有局限。根据目前的运动模式,交谊舞是最为理想的运动方式,它集程式运动的规范、随意运动的自如,随音乐节奏而活动肢体,不停地进行视触判断和思想语言交流,使肢体和脑部都积极地活动着,从而更有利于身心健康。我们认为中年以后,交谊舞活动是值得提倡和推广的。第三类是自身按摩,也是一种休息和锻炼的好方法。如把按摩与经络穴位结合起来则效果更佳,如用点揉头部穴位百穴、太阳、风府、风池、大椎,既可治疗头昏晕痛,又可放松头面部肌肉,达到休息的目的。躯干和四肢部位的穴位按摩也可达到同样的目的。

一、动静结合

广义地说,动静指的是人体的活动和休息。狭义地看动静却指的是在运动的范围内有动态和静态两种方式。广义地看,人体有苏醒和睡眠两种状况,睡眠是一种相对休息,苏醒则是相对活动。即使是在活动状态,精力的集中与松弛、肢体的运作和休止也是呈现相对的动静状况,比如说集中精力阅读、发言、思考、写作是大脑的活动状态,而浏览、闲谈、思绪放松及闭目养神则都可谓是相对的静态,即休息。

人是需要休息的,睡眠是休息的主要方式。那么,一个人正常的睡眠时间应该是多少呢? 进入中年以后的睡眠有什么变化? 成人的正常睡眠时间一般是 8 小时,随着年龄的逐渐增长,许多老人的夜睡眠时间有减少的趋势。可是人们发现老人的打盹现象和要求午睡的倾向明显,有的则形成固定的午睡习惯,这实质上是一种睡眠补偿。而睡眠的深浅和梦幻大多也直接影响睡眠的质量。但每天余下的十几个小时左右的时间全用于体脑工作也是难以胜任的,此中一半的时间,大约 8 小时左右是需要采取其他的方式进行休息的,如散步、与朋友闲谈、工间运动、看电影、看电视、读小说等,这既是积极的,也是相对的休息方式。许多人误认为休息即是睡眠,用睡眠代替所有方式的休息。而效果恰恰相反,非但因睡得过多而睡不着,而且破坏了正常的睡眠周期,使夜间睡眠周期得不到保证,出现浅睡、睡不着的情况。更不好的是中医所说的"久卧伤气",过多的睡眠使得精神委顿,全身困乏无力,思绪呆板,甚至出现郁积现象,因此要戒掉过多的睡眠,把它用于积极的休息。

清晨是运动的最佳时间,此时空气新鲜,进行健身体操、健身舞、快步走、太极拳、站桩功等锻炼为最好,时间一般掌握在一个小时左右。经过锻炼会感到全身轻松,精神振奋,可保证一天的良好情绪和工作效率。

二、动静功

在传统的健身方式中,练功是一门独特的锻炼方法,它具有动功和静功的不同。所谓静功指的是卧功、坐功、站桩功。静功不完全静,而是外静内动的一种相对的运动。如站桩功,从外表上看一动也不动,而此时人体却感到全身发热、出汗,心、肝、脾、肺、肾、胃、肠等五脏六腑都在加强运动。动功指的是行步功、五禽戏、八段锦等。它是以有节奏、有规律的程式锻炼为主的。一般身体虚弱,久病方愈,运动受限,老年体衰者,多选择静功,而体力强健的青壮年则多选用动功。我们认为采取动静结合的运动方式最为妥当,它既可直接锻炼肌肉、关节,又可以调和人体的气血津液,使五脏六腑气机通达,功能加强。譬如晨起选择太极拳功法,睡前择站桩功或坐桩功、卧功的锻炼方法,既可使肢体灵活,又可使气机畅达,气血调匀。

笔者根据自身练功的体验,觉得中年以后方开始锻炼的人,除选择交谊舞活动外,还可选择静功相配合。

有关交谊舞,其优点前面已做了介绍,现在我们介绍静功的锻炼要领。静功是一种独特的自我锻炼方法,也是医疗与体育相结合的健身活动。它是通过调身(姿势)、调心(意识)、调息(呼吸)的功夫,发挥人体的潜力,锻炼精、气、神,调整内部功能,以增强体质,抵抗疾病,达到健康长寿的目的。这种通过自身掌握的练功方法,只要有信心、有恒心地坚持锻炼就能体轻身健,精神饱满,从而增强防御疾病,延长寿命。美国成人教育家卡耐基曾向人们介绍过一种放松休息法:让休息者取平卧位或端坐位,取平卧位者上下肢平睡体位,双目闭合,呼吸平稳,舒展眉宇,心中默念"放松",每次放松时间约 20～30 分钟;采取坐位时,可端坐椅上,双膝呈90°屈曲,两手放在膝上,闭目默念。在放松中会出现全身发热、发麻、发胀,甚至手足血管搏动感。下颌放松会出现面部很难看的情景或流涎现象,对所流之涎可咽入腹中。以上是外静内动的明显表现,从外观看似乎人处于静止,实际上体内的五脏六腑都在加强运动,流涎即是胃肠蠕动加强的反应。此时,呼吸多为吸静呼动的状况。此法很像打盹,也酷似我国气功中静功放松功法,以调意、调气、调息为主。如不进行默念而把意念集中于一朵花或一轮明月之上,称为"一念代万念"之法也可。时间久了,不行默念或集中于一念之上,脑际若能呈现一片"空白"则收效更好。此法随处可做,方便易行,每日可做 2～3 次,做后会感到头脑清新,通体松快,紧张感、急躁情绪消遁,从而解除疲劳,提高工作效率。

值得一提的是中老年后,许多人都有年华已逝、事业未成的紧迫感和愁苦情绪,加上人近更年期,情绪不稳,从而易于烦躁,迅速疲劳,加快衰老,所以应学会放松以消除紧张迫急感。放松法不仅是一种功法,更是一种非常好的休息法,它简便易行,效果明显。许多有放松经验的人把放松用于方方面面、时时刻刻,在怒不可遏之时，一经放松，便即意念清心，烈焰成池；在愁容满面、哀叹不止之时，一经放松，便即心境欢愉，死水成泛；在放荡不羁、欲念纵横之时，一经放松，便即步入规范，情归理达；在大喜若狂、得意忘形之时，一经放松，则心地平远，躬身检点。"放松"不仅是练功强身之法，还使人身轻体健，解除郁怒、疲劳、烦躁、暴怒。放松常取闭目养神之法。一位颇得放松要领的人说过这样一段坐汽车的体会：会坐汽车的人，是微闭双眼，放松关节，耷拉脑袋，让身子自然地沉落于软席之中，若烂泥一般，如此这样，坐上几个小时，下车后还是不觉疲劳，通体轻松，不加休息还可以再工作几个小时。研究证实，闭目不视即可节约人体耗能的 25%，节能本身即可降低代谢，延缓衰老，并保证工作时精力集中、高效。许多做放松功的人都有容颜年轻、精力充沛的现象，因此说它也是一种延缓衰老的方法。

第十四章　预防学说在延伸生命倾台中的意义

在人生周期中,特别是中年之后,疾病是经常发生的,总体可分两类。其中一类是常见病,多为冒受暑湿寒热,或病毒、细菌感染,或脏器功能失调等。另一种是老年性疾病,即中年之后,人体脏器老化或由以下疾病迁延而成,如高血压、心脑血管疾病、糖尿病、白内障、青光眼、老年慢性支气管炎、前列腺炎、运动系统功能障碍等。有些疾病,发生在年轻人的身上则易于康复,如果发生在衰弱的老人身上,不仅会变成缠绵难愈的慢性疾病,甚至会引起死亡。如支气管感染引起的咳嗽可导致久治难愈的老年慢性支气管炎症,衰弱的老人可能死于感冒后的肺部感染或心力衰竭。因此,老年健身防病是延年增寿的重要一环。

怎样做到防病?除化解心理不适、注重身体锻炼外,还应该掌握疾病的预测知识。有关这方面的著述很多,笔者就其要领,谈谈易于把握的内容。

一、疾病预测

1. **体质预测**　前面已介绍过,人群有素质之差,中医分阴虚、阳虚两大类。阴虚型,又称干瘦型,由于这类人的物质基础不足,功能相对亢进,因此中老年发病常呈亢奋、消耗状态,如心脏病、心绞痛、高血压、脑出血、脑血栓形成、骨质疏松症、贫血、糖尿病、便秘、痔疮、白内障、青光眼;阳虚型,又称水毒型,这类人呈物质基础过剩,功能衰弱,中老年后多发生增生性疾病,如乳腺癌、前列腺癌、脑出血、关节炎、溃疡病、黄疸、肝硬化、胆结石、肾结石、膀胱结石等。掌握自身体质即会了解自己的发病趋势如何。

2. **性格预测**　它与体质类型相关,因为性格更易外露,可直接帮助疾病判断,故另列一则介绍。人们常把性格类型分为两种——性格外向和性格内向,其中性格外向又称兴奋型,性格内向又称抑郁型。外向型者,精神易于兴奋,易于满足,肢体活动快捷,兴趣感、表达欲和倾诉能力强,消耗常呈过度,形体瘦削。此型中老年后发病除阴虚型特点外,还表现为突然发病,病程较短,随情绪波动而加重,除易患高血压、中风、心绞痛、便秘疾病以外,还有糖尿病、尿崩症等。内向型者,精神情绪呈稳定,甚或抑郁,肢体少动,难以满足,不善、不愿表达,倾诉能力差,消耗缓慢,形体丰肥。此型发病缓慢,病程偏长,呈慢性消耗性,临床易患肿瘤及肥胖症、老年慢性支气管炎等。

3. **家族预测**　家族的遗传因素在中老年病中起很重要的作用。笔者观察到,在易患高血压、心脏病的家族中,老人可以数代死于脑出血、心脏病,而几无癌症发生;相反,食管癌、胃癌、肝癌、乳腺癌、糖尿病则又表现出明显的遗传倾向。了解这一情况,切断遗传链成了人们研究的重要课题。

4. 职业预测　职业与中老年后患病关系密切。矿工易患矽肺;理发师多见下肢静脉曲张;长期伏案工作的人则易患颈椎病而出现诸多的症状如眩晕等;搞化工职业者易肝、肾中毒;从事放射工作者的白细胞、血小板减少,出现免疫能力低下和出血倾向等。

5. 地理环境和生活经历　也直接影响疾病发生的情况,如地区性缺碘出现的甲状腺肿、缺硒发生的大骨节病等。

6. 饮食预测　饮食习惯可诱导某些疾病的发生,如高盐、高动物脂肪饮食引起高血压,高糖和不加节制地摄入则易引起肥胖症,粗糙、过热的食物易引起消化道肿瘤、胃肠病变或痔疮,嗜酒易引起肝硬化,吸烟是引起肺癌、老年慢性支气管炎的重要原因。

7. 压力预测　承受精神压力的大小直接影响某些疾病的发生概率。轻者会出现周期性偏头痛,引起皮肤病如湿疹和瘙痒,以及官能症如痉挛性结肠炎、消化不良和十二指肠溃疡;重者可引起威胁生命的疾病如严重的慢性高血压、心脏病、胃溃疡、关节炎、气喘和糖尿病等。研究表明,人体在遭受压力时极易招致细菌特别是病毒的侵袭,妇女经期受压力会引起月经不调、骨盆部疼痛、房事不爽、经前紧张,以致引起卵巢功能紊乱导致无法排卵。

二、定期进行健康检查

中年以后要养成关心健康、发现不适的习惯,每年一次和不适即查的做法可以及早发现和治愈一些危及生命的疾病。乳腺癌、子宫癌、鼻咽癌、胃癌因早期发现和手术,其生存期可以延长 20～25 年之久。高血压、心脏病的早期发现对缓和与终止症状不无好处。学会发现不适即行自查也很重要。许多妇女的乳腺癌多为患者自己所发现。原因不明的头痛、眩晕、胃部不适、腹部胀满、鼻衄、尿血、便血都必须立即去医院检查。

　　看医生、接受医生的检查和治疗是非常重要的,但是医生的检查和医嘱可能因科属的单一而产生片面的结论。技术的专一化、知识向某一侧面的集中、长年经验的积累造就了许多技能精良的医生,但也不可排除出现了一些守成的经验家。知识和经验致使他们产生偏见和片面,在对受检查者进行检查思考过程中,可能出现因偏见而引起的误诊和漏诊。为了弥补这一不足,在诊治疾病的过程中,不妨"举一反三",即请一位医生诊病的同时,要提请会诊和另请几位有经验的医生进行咨询。笔者使用此法检查和诊断患者,避免了许多失误,挽救了许多生命。

　　因前面所提到的原因,专科化了的医生对某一系统疾病的病因、症状、诊断、治疗知识掌握得十分全面,多年的临床积累了丰富的经验,甚至形成了一整套学说理论或做出创新的贡献,然而专门化导致了单一化。

第十五章　体质学说与养生

由于人们对长寿的追求,讲求"养生之道"的越来越多。然而,有的人在加强锻炼、讲究营养、陶冶情怀之后,收效并不明显。这是什么缘故呢? 经过观察与分析,笔者发现在许多原因中,未掌握好体质与养生的关系是个很重要的因素。

环顾周围的人群,你会发现人们胖瘦不均、面貌各异、行为有别,似乎没有一个相像的人。但只要细致观察一下,你就会逐渐发现人群中大致可分为两大类:一类体型多肥胖,行动迟缓或少动,态度悠然,喜静好睡,睡中鼾声如雷,且喜食香燥醇厚饮食;另一类则体型多瘦削,行动轻捷,精神抖擞,喜说好动,睡眠较少,睡中多梦,饮食喜清凉爽口。人们把这种自然差异称之为体质不同。

不同体质的人,不仅在日常生活中有不同的表现,疾病中的表现亦各有异。比如,同患感冒一症,除主要症状外,胖者常表现为头昏重痛,嗜睡羞明,肢体沉重乏力,口淡多津不欲饮水,喜食辛辣浓味的东西,小便清而量多,大便稀薄;而瘦者则常是烦躁不安,睡眠不好,四肢发热,口干咽燥饮水多,喜食清凉食物,小便量少作热,大便秘结。以上两种体质的人,中医学常把他们称为阳虚湿盛和阴虚火旺。

人们既存在着体质、生活习性及疾病表现的不同,那么,在养生方面也应有着不同的要求。一般说来,应该本着中医学阳虚温阳、阴虚滋阴的原则分别对待。

在运动方面,阳虚湿重的胖者宜进行较大幅度、高速度的运动,如快跑、举重、各种球类等,多出一些汗为好;阴虚火旺的瘦者则适于进行缓慢轻松的运动,最好是进行慢跑、快步行走、体操及气功中的静功锻炼,不宜出汗。

在动与静、醒与眠的安排上,应控制胖者的过多睡眠,早起晚睡或不睡午觉;对瘦者则应增加睡眠的时间,避免睡眠之前思绪纷纭难以入睡,克服睡中多梦、易醒。为达到这些目的,又必须安排好足够的工作量或运动量,切忌无所事事。调整好自己的情怀,使自己在睡眠前有既疲乏而又安然的感觉,以便很快入睡。

精神调节方面,阳虚湿盛的胖者应本着以动扰静的原则,训练自己热爱生活,富有激情,努力向上,增加激动频率,使自己的心胸欢快、畅然;不宜愁思萦绕,情绪低沉,若有所失,对一切抱着冷漠的态度,在无欲的状态下生活。而对于阴虚火旺的瘦者,则应本着以静制动的原则,训练自己稳健的个性,学会沉思冥想,控制自己的激情,减低自己的激动频率,使自己若有所思,若有所得,在善于满足的心境中生活;不宜心神浮动,情绪持续高潮,对一切充满着激情而又不求甚解,在多念头的动荡中生活。

饮食的选择,应本着以清淡滋养瘦者、以辛香助胖者化湿的原则。瘦人应多食蔬菜、水果,菜肴宜清凉爽口,多用汤类,少食浓烈香燥的食物,烟酒自应戒除;而胖者则可多食些浓烈香燥的菜肴,少食滋腻荤腥等难以消化的食物,少量饮酒每可舒筋活血,然不可过饮。

　　在进服补药方面，也应本着以上原则。瘦者需用清补之剂，诸如银耳、西洋参、珍珠粉、阿胶、六味地黄丸，以补不足之火为宜；胖者则可选用扶脾燥湿补气之品，诸如白干参、鹿茸、归脾丸、参芪膏、制黄精之类，以图益气健胃、除湿化痰。

　　当然，人的体质并非决然分为以上两类。人是万物之灵，个体之间千差万别，以上两类只是大致的区分，胖人火盛、瘦者兼湿的情形亦是兼而有之的。而且人的体质不是一成不变的，随着年龄的增长，特别是成年、更年期、衰老期的到来或长期营养不良、烈性传染病和慢性疾病之后，都会引起体质的衰退，甚至随着人的文化水平的不断提高和知识积累的日渐增多，人体素质也会随之变化。因此，我们须因时、因人而异，灵活分析自己的习性和生活规律，掂量阴阳的盛衰、物质与功能，即人体阴阳的平衡状况，来选择自己在养生中行之有效的方法。

第十六章 掌握阴阳学说 指导进补法则

一、补法

1. **补阴阳** 中医学认为,人体疾病的发生是体内阴阳失调的结果,阴阳失调是一切疾病病机的共同特征,故应"谨察阴阳所在而调之"。

人届老年,常有阴阳的偏衰,当以补其不足。临床上阴虚多表现为午后潮热、低烧、手足心热、盗汗、咽干口燥、两目干涩、烦躁多梦、腰酸腿软、大便秘结、苔少、舌质红且瘦、脉细数等,治法上以补阴为主,常使用麦冬、沙参、玉竹、玄参、山茱萸、山药、熟地黄、黄精、女贞子、龟甲等,代表方如左归饮、麦门冬汤、六味地黄丸等。阳虚多表现为畏寒肢冷,口淡不渴,喜热饮,食生冷则腹痛腹泻,或胃脘冷痛,腰膝酸软,小便不利或清长,水肿,阳痿,不孕,便溏,舌质胖嫩、色淡,苔白滑,脉弱或沉迟无力等。其治法以壮阳、温阳为主,药用肉桂、附子、干姜、鹿茸、海马、锁阳、杜仲、肉苁蓉、沙苑子、冬虫夏草等,代表方如肾气丸、右归饮等。然由于阴阳之间有互根、消长、转化等规律,故互调阴阳时应兼顾阴阳双方,不可偏执。

2. **利气血** 气和血是人体生命活动的动力和源泉。年老体衰,气血常常不足而出现气血亏虚的临床表现,如久病不愈,气血两伤,或先有失血,气随血耗,或先因气虚不能生化而继见血少,以致气血两亏,而有少气懒言、自汗乏力、面色苍白或萎黄、心悸失眠、舌淡而嫩、脉细弱等症状。其治法上采用气血双补,多使用人参、黄芪、白术、党参、当归、川芎、白芍、熟地黄等药物,常用方剂如八珍汤、十全大补汤等。

3. **补脾胃** 脾胃为后天之本,气血生化之源。如果饮食不节,病后体虚,都可损伤脾胃的功能而出现胃脘痞满、隐痛绵绵、食入难化、嗳气作呃、甚则呕吐、便溏、脉细、苔薄白等临床症状,治以益气运中、调和脾胃,使用木香、砂仁、半夏、陈皮、党参、白术、茯苓、甘草等,常用方剂如香砂六君子汤之类。

4. **补肝肾** 肝肾同为下焦,肾藏精,肝藏血,精血互生。肾精不足,肝失濡养,从而引起肝肾阴亏的证候。其表现为面色憔悴,两颧嫩红,头眩目干,腰膝酸软,咽喉干痛,盗汗,五心烦热,大便艰涩,男子遗精,女子经水不调或带下,舌红无苔,脉细。治法上采用滋阴降火,使用知母、黄柏、熟地黄、龟甲、猪脊髓等,常用方剂如大补阴丸之类。

二、泻法

1. **泻肝、风、痰、火法** 肝风痰火同出一源,情志郁结,郁而化火,火随气升,上扰清宫,形成肝火上炎,肝气化火,阳气暴张,火盛生风,风火相扇,血不归藏,随气火横窜经脉,上冲颠顶,均可致大厥,即今之脑血管意外,如脑出血。肝阳素旺,横逆犯脾,脾运失司,内生痰浊,或肝火内炽,炼液成痰,以致肝风夹杂痰火,横逆经络,蒙蔽清窍。

(1)清泻肝火法:肝火上炎症见胁痛,呕吐,眩晕,头痛,狂怒,耳鸣、耳聋、吐衄,舌尖边红、苔黄或干,脉弦数。治法清泻肝火,药用龙胆、夏枯草、青黛、芦荟、黄芩、黄连、黄柏、栀子、牡丹皮、板蓝根、大青叶、茵陈、大黄等,常用方龙胆泻肝汤、当归龙荟丸等。

(2)平肝息风法:肝风内动症见猝然昏仆,不省人事或抽搐,吐涎,项强,四肢挛急,不能屈伸,角弓反张,手足面唇等部有蚁行感,眩晕,头痛,舌体歪斜颤动,或昏厥之后出现口眼歪斜、语言謇涩、半身不遂等,舌红苔薄黄,脉弦数。治则平肝潜阳息风,药用天麻、钩藤、石决明、杜仲、牛膝、桑寄生、益母草、夜交藤、生赭石、生龙骨、生牡蛎、生磁石、龟甲、鳖甲等,常用方为羚羊钩藤汤等,证候危重者,当选用至宝丹、牛黄清心丸治之。

(3)清肝息风、豁痰开窍法:肝阳暴张,阳升风动,气血上逆,夹痰火上蒙清窍,可见突然昏仆,不省人事。风火痰热之邪内闭经络,可见面赤、身热、口噤手握、气粗、口臭、便闭、苔黄腻、脉弦滑等。治法清肝息风、豁痰开窍,药用羚羊角、菊花、夏枯草、蝉蜕、牡丹皮、生地黄、龟甲、白芍、全蝎、蜈蚣、竹沥、天竹黄、胆南星、郁金、菖蒲等,常用方羚羊角散等。

2. *泻食积法*　老年人脾胃功能有所减弱,若饮食不节,或过食生冷油腻、不洁之物,皆可伤胃滞脾,而致胃脘疼痛、痞满胀饱拒按、嗳腐食臭、厌食、呕吐酸腐、大便秽臭、时作泄泻或干燥、舌苔厚腻、脉滑实。治法消食化滞、和胃降逆,药用神曲、山楂、茯苓、莱菔子、连翘、半夏曲等,常用方保和丸等。

3. *泻痰浊法*　老年体衰,中阳不振,运化失职,水谷精气可聚而成痰;或肾阳不足,水气不化,聚饮成痰;或肺气不宣,水饮不化,聚而成痰。痰浊之邪停留机体,症状可见胸部痞闷,咳嗽痰多,恶心呕吐,腹泻,心悸,眩晕,皮肤麻木,关节痛或肿胀,皮下肿块,或溃破流脓,久而不合,苔白腻,脉滑。治法泻痰浊,药用半夏、陈皮、茯苓、皂角刺、白矾等,常用方二陈汤等。

4. 祛瘀活血法 老年阳气虚损,鼓动无力,血行缓慢;或肝郁气滞,血行受阻;或寒入经脉,血为之凝滞;或热入营血,血热互结,血为之瘀结而成瘀血。瘀血症状可见刺痛,痛处不移,拒按,紫绀,或见肿块,肌肤甲错,舌紫暗或有瘀斑,脉细涩。治以活血祛瘀,药用桃仁、红花、丹参、三七、赤芍、益母草、当归、鸡血藤、蒲黄、五灵脂、乳香、没药、延胡索、泽兰、川芎、郁金、水蛭、虻虫、姜黄、月季花等,常用方桃仁四物汤、血府逐瘀汤。

5. 祛风散寒除湿法 风寒湿邪侵袭人体,闭阻经络,气血运行不畅,可致肌肉筋骨、关节发生酸痛、麻木、重着、屈伸不利等多种临床表现,相当于现代医学的风湿性疾病等。治以祛风散寒除湿为主,药用羌活、独活、防风、威灵仙、肉桂、附子、防己、乌头、薏苡仁、川芎、桂枝等。常用方有防风汤、乌头汤、薏苡仁汤等。

三、五脏补法

1. 心脏虚证的补法

(1) 补心气:心气虚表现为心悸,气短,憋气,动辄喘息,自汗,汗多,面色㿠白,倦怠乏力,胸闷不舒,遇事而惊,舌质淡胖嫩,脉沉细弱或兼结代促数。治法补益心气,可选用人参、太子参、党参、黄芪、白术、茯苓、茯神、远志、酸枣仁、麦冬、大枣、甘草、浮小麦等,常用方如四君子汤、养心汤。

(2) 温心阳:心阳虚除心气虚症状外,多兼畏寒、肢冷、面部和四肢浮肿、喘息、面色苍白或有紫、心前区闷痛、口唇青紫、舌质紫暗、脉迟涩,严重者可表现为四肢厥冷、汗出淋漓、晕厥昏迷、脉微欲绝。治以补心气、温心阳并举,可选用人参、黄芪、肉桂、桂枝、附子、干姜、薤白、菖蒲、大枣、紫河车、鹿茸、鹿肉等,常用方如当归四逆汤。

(3)养心血:心血虚表现为心悸怔忡,失眠多梦,健忘,头晕,面色无华,心烦,舌淡嫩,脉细弱。治以养心血为主,药用当归、熟地黄、丹参、鸡血藤、阿胶、何首乌、龙眼肉、紫河车、白芍、桑椹、大枣、枸杞子、黄精、灵芝等,常用方如四物汤。

(4)滋心阴:心阴虚表现为心悸,失眠多梦,头晕,五心烦热,骨蒸潮热,盗汗,口渴,咽干,颧赤,腰酸,遗精,舌红而瘦,苔少,脉细数。治以滋阴养血为主,药用西洋参、沙参、麦冬、五味子、女贞子、地黄、玉竹、石斛、枸杞子、龟甲、鸡子黄、百合、灵芝、柏子仁等,常用方如补心丹。

(5)养心安神:主要针对心虚所引起的神志方面的症状,如心悸、易惊、失眠、多梦、健忘甚至精神失常等。治法养心安神,可选用茯苓、茯神、远志、酸枣仁、柏子仁、五味子、益智仁、女贞子、菖蒲、夜交藤、合欢花、合欢皮等,代表方如酸枣仁汤。

(6)强心法:强心法主要是指直接改善心肌功能,治疗心功能不全的方法。其药物主要有人参、麝香、蟾酥、干蟾皮、生山楂、附子、肉桂、茶叶、阿胶、仙鹤草、三七、玉竹、白芷、万年青、玄参、桂枝、夹竹桃、洋金花、北五加皮、鹿茸、黄芪、补骨脂、生地黄、犀角、麦冬、女贞子、甘草、连翘、酸浆果、络石藤等。

上述几种补心法仅能理解为补心方法的几个方面,在临床之时要善于灵活机动地进行结合、化裁、增益,并把握住适当的剂量。

2. 肺脏虚证的补法

(1)补肺气:肺气虚表现为咳声无力,语音低微,呼吸微弱,懒言音怯,慢性咳嗽,面色㿠白,舌淡嫩,苔薄白,脉细弱。治疗用补益肺气法,可选用人参、黄芪、茯苓、白术、甘草、山药、五味子等,常用方如补肺汤。

（2）养肺阴：肺阴虚表现为干咳少痰,咽干喉痛,或咳血,盗汗,口渴,声哑甚至失音,手足心热,失眠,五心烦热,骨蒸潮热,午后颧赤,舌红少苔,脉细数。治疗用滋阴润肺法,可用西洋参、麦冬、天冬、沙参、百合、玄参、贝母、地黄、梨、白木耳、猪肺、燕窝等,常用方为百合固金汤、养阴清肺汤、沙参麦门冬汤。

3. 脾脏虚证的补法

（1）补脾气：脾气虚表现为面色萎黄,肌肉瘦削,四肢无力,倦怠痿软,气短喘促,头目眩晕,厌食纳少,食后嘈杂作胀,脘闷腹胀,饮食不化,吐酸水,恶心嗳气,胃痛绵绵喜按,唇淡无华,脱肛或子宫下垂,水肿,小便不利,大便溏泄,肌衄,便血,妇女月经过多、崩漏等,舌淡胖多有齿痕,脉虚无力。治以健脾益气法,可选用人参、党参、太子参、黄芪、山药、白术、茯苓、薏苡仁、莲子肉、谷芽麦芽、甘草、大枣、饴糖之类,常用方如四君子汤、六君子汤、香砂六君子汤、参苓白术散。

（2）温脾阳：脾阳虚表现为胃脘隐痛,喜按喜温,腹部冷痛,口苦泛冷涎,大便溏薄,五更泄泻,形寒肢冷,面色白,舌淡胖嫩,脉沉迟无力或弱。治以温补脾阳法,选用人参、黄芪、干姜、附子、荜茇、肉桂、补骨脂等,常用方为理中汤。

4. 肝虚证的补法

（1）补肝血：肝血虚主要表现为视物昏花,面色苍白,四肢麻木,青盲雀盲,眩晕,两胁隐痛,失眠,鸡爪风,手足蠕动震颤,爪甲薄脆变形,皮肤瘙痒,月经量少色淡,脉弦细,舌质色淡。治以养血补肝法,选用当归、白芍、阿胶、何首乌、鸡血藤、木瓜、熟地黄等,常用方如补肝散。

（2）养肝阴：肝阴虚症见肝区隐隐作痛，心烦易怒，头晕眼花，两目干涩，口干口苦，手足心热，骨蒸潮热，盗汗，舌红苔少，脉弦细数。治以滋补肝阴法，可选用地黄、白芍、山茱萸、枸杞子、女贞子、墨旱莲、何首乌、蒺藜、龟甲、鳖甲、乌梅等，方如一贯煎、归芍地黄丸、左归饮、右归饮。

5. 肾虚证的补法

（1）滋肾阴：肾阴虚表现为头眩，腰酸腿软，遗精，健忘，骨蒸潮热，盗汗，五心烦热，口渴，咽干，头目眩晕，耳鸣耳聋，颧赤，遗精，消渴，舌红且瘦，苔少，脉细数。治以滋阴补肾法，可选用熟地黄、女贞子、冬虫夏草、黄精、龟甲、鳖甲、黑豆、桑椹、玄参、天冬、麦冬等，常用方六味地黄丸。

（2）温肾阳：肾阳虚主要表现为腰酸腿软，小便不利或反多，水肿，阳痿，不孕，畏寒肢冷，大便溏泄，动则气喘，呼多吸少，苔白滑，舌质淡胖嫩，脉弱尤以尺脉明显。治疗用温补脾肾法，可选用鹿茸、鹿角胶、鹿鞭、海狗肾、海马、蛤蚧、补骨脂、杜仲、锁阳、巴戟天、肉苁蓉、沙苑子、胡桃肉、狗脊、附子、肉桂、仙茅、胡芦巴、川断、淫羊藿等，常用方剂为右归丸。

四、补药的煎法、服法与常用补药

补药药性的发挥和疗效的好坏，与其煎服法是否正确得当有密切的关系。因此谈谈补药的煎服法甚为必要。

1. 煎法

（1）用具：煎药多采用砂锅陶瓷煲，而不用金属器皿。因为金属易与药物中的某些成分发生化学反应，而使药物变质变味或产生沉淀物，影响有效成分或产生副作用。

（2）煎液：煎药常用自来水或清洁的河水、井水。有时也可加入其他液体,如加酒煎药,是为了增强药物的通经活络作用;加醋煎药,是为了药物入肝或增强收敛作用;加米泔水煎药,则是为了抑制药物的燥性或增强健脾作用。

药物用水多少,以药物完全浸泡,水过药物一两横指为度,还应根据药物吸水的多少、煎药时间的长短、头煎二煎的不同而适当增减加入的水量。一般情况下,植物药多孔隙,应多加水,难煎药、时间长及头煎药都要多加水。

(3)火候:指煎药时的火力强弱。补药一般都应武火(即急火)烧开,文火(即慢火)煎煮,才能使有效成分充分煎出。

(4)先后煎:补药中的贝壳类、骨质类,应先煎半小时后再下其他药物。如无先煎药物,一般都是一剂药同时煎煮。

(5)另煎和烊化:另煎是单独煎煮,贵重补药如人参、冬虫夏草等应另煎。烊化是将药物放热水或药汁中溶化,如胶类药物则应烊化后服用。

2.**服法**　补药一般应煎两三次,将药汁分取两三次服完,即每煎一次,服用一次。急救时,几次煎得的药汁可一次服完。

治疗肺源性心脏病的药物,一般应在饭后 30 分钟服用;治疗肝肾病的药物,一般在饭前 30 分钟服用;补阴而滋腻的药物应在饭前服用。

补药一般宜温服。昏迷者不能自服,可采用鼻饲法。

以上为补药的煎服法,补药也可以像食物那样采用通常的烹饪法制作服用。

3.**常用补药补品介绍**

(1)常用补药

补气药:人参、西洋参、党参、太子参、黄芪、五味子、山药、白术、甘草、白扁豆、五加皮、灵芝、茯苓、黄精。

补血药：熟地黄、阿胶、当归、山楂、白芍、龙眼肉、鸡血藤、何首乌、枸杞子、桑椹、槐实。

补阴药：麦冬、天冬、玉竹、石斛、女贞子、墨旱莲、山茱萸、冬虫夏草、沙参、百合、黄精、灵芝、柏子仁、龟甲、鳖甲、玄参、知母、泽泻、桑寄生、黑芝麻、糯稻根。

补阳药：鹿茸、鹿角胶、鹿鞭、狗鞭、海狗肾、海马、蛤蚧、紫河车、九香虫、补骨脂、杜仲、续断、锁阳、肉苁蓉、巴戟天、仙茅、淫羊藿、菟丝子、沙苑子、骨碎补、韭菜子、狗脊、胡芦巴、干姜、肉桂、附子、胡桃肉、蛇床子、黑大豆。

（2）常用补品介绍

补气食物：栗子、糯米、粟米、花生、莲子、榛子、荔枝、大枣、猪肚、猪肾、野猪肉、羊肚、黄羊肉、牛肉、牛肚、驴肉、鸡肉、鸡肠、鸽肉、鸽卵、鹌鹑、鲫鱼、黄鳝、泥鳅、章鱼、鲢鱼、海参、熊掌。

补血食物：胡萝卜、龙眼肉、葡萄、猪心、猪肝、羊肝、羊胫骨、羊脊骨、牛肝、牛筋、鸡肝。

补阴食物：梨、桑椹、椰子浆、椰子瓤、饴糖、甘蔗、白砂糖、芝麻、豆腐、豆腐浆、小麦、白木耳、菠菜、松子、猪肺、猪胰、猪脑、猪蹄、羊奶、牛奶、兔肉、白鸭肉、绿头鸭肉、乌鸡、鸡蛋、鸭蛋、蜂蜜、鱼鳔、龟肉、蛤蜊肉、鳖肉、燕窝、鹿骨。

补阳食物：羊肉、羊肾、狗肉、鹿肉、洋鸭、麻雀肉、雀卵、虾。

第十七章 "秋收冬藏"话进补

我国民间历来有着数九寒天吃补药的传统习惯。每年"冬至"以后，从头九开始，到九九为止，一些身心虚弱、年老体衰、大病久病不愈，或妇女分娩与外伤失血患者，常吃一些补益气血、强壮身体、提高抗病能力的药物。

为什么要在冬季进九以后使用补药呢？中医学认为：春生夏长、秋收冬藏是万物生长的规律。因人体在春夏季节里活动较多，消耗明显，易于出汗，营养不易吸收和储藏；到了秋收冬藏的情况下，机体活动少，出汗情况明显减少，营养物质易于吸收和储藏，在这个时候服用补药能达到增强体质的目的。这是千百年来劳动人民和医生们在和疾病、衰老斗争的过程中积累的宝贵经验，值得重视和进一步探讨。

补药的种类很多，诸如人参、燕窝、银耳、阿胶、蜂蜜、灵芝草，还有一些丸药、膏剂、鸡药等。这些药物确实具有治疗疾病、补益身体、延年益寿的作用，但由于有些人对这一疗法认识不够全面，从而产生了不少不够妥当的做法。

有些人不相信补药的作用，认为身体靠药是补不好的。为了弄清补药的作用,不妨先举个例子,比如说一张桌子,其中一条腿松动了,桌子便会放不稳,如不及时修理一下,桌子的其他部分也会松动,以致很快垮掉。如果早些修理,不仅能继续使用,而且还会延长使用期。和桌子一样,人们在日常生活、劳动中,特别在疾病之后,身体都会受到一定的损害,如不及时治疗和滋补,就可能出现疾病反复发作,抵抗力日渐衰退,甚至加快衰老过程,所以给患者适当地使用一些滋补药物是可以增强体质、战胜疾病、延年益寿的。

那么,使用补药需要注意哪些事项呢?首先,应根据患者的体质类型、疾病种类、病史长短来选择药物,权衡剂量,合理服用。无的放矢地乱服补药,不仅不能药尽其力,反而会造成身体不适和一些不良后果。

比如,火气大的人,中医称之为阴虚火旺,如果再给他们服用红参、鹿茸、全鹿丸、鹿角胶、桂附八味丸等温性药物,就会出现牙龈肿痛、口舌破溃、牙龈和鼻子出血。如原来有高血压、肺结核、支气管扩张、痔疮出血的患者,还会引起老病复发。相反,寒湿较重,中医称之为阳气虚弱的人,多有消化功能不好、精神气力不足的情况,如果让他们服用银耳、阿胶、蜂蜜、龟甲胶、知柏地黄丸等凉性补药,就会造成患者口淡无味,或流清涎,食欲不振,消化不良,大便稀薄,神疲、乏力,畏寒加重,甚至还会引起一些慢性病的复发。以上情况的产生,是因为违反了中医"热因寒用""寒因热用"的治疗原则造成的。

因此,在使用补药以前,一定要仔细考虑一下自己属于哪一种体质,最好请医生慎重斟酌一下自己的气血、阴阳情况,找出虚在何脏、何腑,妥善处方,以便有的放矢,药达病所,既能达到增强体质的目的,又能避免引起一些不良的后果。

补药究竟怎样使用呢？有些补药采用单味煎汁，比如人参，常取 3～9 g，文火久炖后服用。也有汤方，即根据病情由医生处方煎服。此外，还有膏剂、丸剂等剂型。补药最好在饭前、饭后 2 小时左右进服。汤剂要温，不宜过凉。这样，一方面有利于药物的吸收，另一方面则可避免药物和饮食混杂，造成恶心、呕吐等反应。对于胃肠疾病或消化不良的患者，可以加用一些促进消化的药物，比如香砂六君子丸、二陈丸等，以防止服用后腹胀、不欲饮食、大便稀溏等现象发生，但不宜使用破气药物，如莱菔子、枳实、槟榔及萝卜等。在服用人参时更要忌用破气药物，以免削减药效。同时，补药的用量不宜过大，采取少量长服的原则，短时间的服用往往难以达到预期效果。

最后，介绍一下别具风格的鸡药。它是我国民间倡行的补法，为很多群众所欢迎。其制作方法是选用白色或黑色的老母鸡一只，杀死后去毛、除膛、冲洗干净，将预先备好的中药放在鸡肚内，或加水清炖，或隔水清蒸，待鸡烂汤稠后，即食肉喝汤。服后反应良好者，可 9 天 1 次，连服几次即可。

鸡药，主要以大补气血的中医方剂八珍汤为主加减而成。一般处方中有人参、黄芪、黄精、白术、茯苓、甘草、熟地黄、白芍、当归、川芎等。在这个方剂的基础上，还要根据患者阴阳气血的亏损情况，对症加减一些药物，例如腰痛的患者可以加用续断、桑寄生、枸杞子、山茱萸等，头昏晕的患者可以加用天麻、制何首乌、桑椹等，有外伤疼痛的患者可以加用牛膝、广三七、红花、桃仁等。

但医学界至今对服用鸡药的看法不一致。比如有人坚持使用黑白老母鸡的做法，未免有些故弄玄虚；也有人认为老母鸡汤乃肉味鲜美的佳肴，与中药混杂蒸煮之后，弄得似鸡非鸡、似药非药，汤肉之味确是有些难以入口，胃肠功能不好者可能引起恶心、呕吐、腹泻甚至数日不能进食。因此,有人认为,不妨鸡、药分而食之。既可饱尝鸡之美味,又不减鸡和药物的滋补作用,岂不美哉? 不过,议论之余,还需仔细考虑一下进补鸡药这一方法乃是千百年来劳动群众在实践中摸索出来的一种补法,至今仍受到广大群众欢迎,是一种很有生命力的事物。因此,在我们还没有彻底弄清它的奥秘之前,切不可轻率地否定它。

第十八章 中医"忌嘴"学说的渊源及其实践经验

在民间医学宝库里，珍藏着一门"忌嘴"的学说。它包含着预防疾病和治疗疾病的丰富内容，是我国劳动人民和医生们在与疾病斗争的过程中积累下来的宝贵经验，有普遍的实用价值，值得我们重视和进一步探讨。

"爽口物多终作疾"，指的是饮食没有节制、酒食无度会给人们带来各种疾病。一旦有了疾病，就得吃药治疗，忌嘴就显得重要起来。譬如感冒的人不宜吃生冷、辛辣的食物，因为它会刺激上呼吸道而加重咳嗽、咽痛等症状，使病程延长。患消化系统疾病，除忌食辛辣、生冷外，一些不易消化的食物也不宜吃，因为这些食物会刺激胃肠，加重胃肠负担，甚至会加重病情，引起久久难愈的慢性病。患高血压、心脏病、肝脏疾病的人，则要忌食高脂肪及酒类，因为这类食物除会加重病情外，还会带来严重的后果。上面的例子说明了忌食的重要性。

随着群众文化水平的提高和医药卫生知识的普及，忌食逐渐受到了各方面的重视，是一件大好事。但是，由于对忌食的意义、内容、方法了解得不多,在群众中也产生了很多谬误的做法。特别是对患者具有督导任务的医务工作者的一些不慎重的说法,给预防、治疗疾病带来了一些弊端,甚至直接影响患者的康复。

什么是忌嘴? 一般地说,忌嘴指的是患者在饮食方面的注意事项。不论急性病还是慢性病,或者是慢性病在病情已经有所好转或稳定的情况下,为了防止病情的加重或复发,需要注意很多事件,而忌嘴则是这些事件中很重要的一件。譬如伤寒病的恢复期,由于过早吃了硬质食物,可以引起肠穿孔大出血,称为"食复",患者常常此丧命,这就是不忌嘴带来的不良后果。又如慢性肾炎的患者,需要不吃或少吃食盐,否则就会造成钠盐在体内潴留,全身明显浮肿,甚至引起疾病的加剧和发展,这也是不忌嘴的后果。再如患有变态反应性疾病的人,在找不到明确的病因时,必须考虑食物引起的变态反应这一原因。经过详细地询问病史,我们经常发现大多病例都是由于对一种或多种食物引起过敏反应的结果,如荨麻疹一病,就往往由蚕豆、鸡蛋、茶叶、西红柿、咖啡等食物引起。找到了病因,就必须忌食它们,不然,就会造成疾病的反复发作,甚至并发肾脏、心脏、关节方面的疾病。

怎样才能正确处理好忌嘴一事呢? 首先,必须明确我们忌嘴是为了达到消除对疾病的不良因素,提高机体的抗病能力,从而使治疗达到预期的效果,以使患者早日康复。其次,不可不加分析地一概不忌或一切都忌。

譬如急性肝炎的患者,我们除了强调休息,给予适当的药物治疗外,在饮食方面给患者高糖、多种维生素而不给高蛋白质、高脂肪一类的食物,因为急性肝炎的患者肝细胞呈弥漫性的损害,胆汁代谢紊乱,机体消化、吸收蛋白质、脂肪的能力降低,因此若多吃了这类食物会加重胃肠负担,引起高血氨症,造成恶心、呕吐、腹胀、腹泻的加重,削减机体的抵抗力,延长病期。如果患者在已有高血氨症的情况下,不注意又进食了大量的蛋白质食物,还会加重高血氨症,引起肝昏迷。所以,我们强调这类患者要少吃或短时间内不吃这类食物。

慢性肝炎的患者,忌嘴原则就有所放宽。因为,这时病情呈慢性进展,机体处在慢性消耗的情况下,机体需要大量的热量来维持生理功能,对营养的需求也大大增加。在消化系统功能较好的情况下,我们除适当地给予高糖、高蛋白质、大量维生素类食物外,还可以给予少量的脂肪类食物,这样是不会产生不良影响的。但是,这类患者仍然不能过多食用脂肪类食物,否则长期食用高脂肪食物还会造成肝脂肪变的恶果。对这样的患者,我们采取不忌嘴或什么都不准吃的做法都是不对的。

忌嘴还和人们的体质有密切关系。人群中大约有两种不同类型的体质,其中一种称为水毒型体质,中医学称之为阳虚湿盛,这些人多肥胖,表现为面色苍白、面目四肢浮肿、食量小、食后肚子作胀、大便稀薄不成形,同时伴有四肢无力,具有怕冷多汗、喜静怕动、精神萎靡的特点。这类人如果生了病,一般多为寒证,表现出口不渴、不愿饮水、四肢冰凉,实质上是机体的组织功能呈低下和抑制状态,饮食上则表现出喜欢吃香辣厚味的东西。对这类人在日常生活中应劝其少食生冷、油腻、不易消化的食物,在生病的时候就要强调忌食以上的食物了,因为这类食物会加重症状,延长恢复期,对患者不利。另一种称为筋骨型体质,中医学称之为阴虚火旺,这些人多消瘦,表现为面色发黄或两颧潮红、四肢瘦削、咽干口燥、喜动少静、易于激动或发怒。这类人如果患病,一般多为热证,口干、咽喉肿痛、喜饮水或饮大量凉水、全身发热或低热不退,其实质是机体物质基础不足而功能代谢相对亢进。他们在饮食上表现为喜食生冷瓜果等凉性食物,如果在患病中,就要强调忌食香辣上炎的食物。以上说明,根据忌嘴与人体体质的关系掌握分辨人体体质的要点,对临床饮食禁忌是有很大帮助的。

忌嘴一事,不是一病即忌、一忌到底的,疾病的不同阶段,应有不同的忌嘴内容。例如一个急性细菌性痢疾的患者,发热、腹痛、下痢赤白、里急后重的症状非常明显时,我们应让其禁食有刺激性辛辣香燥、不易消化、黏腻生冷的食物,而给予高热量、易消化的流质或半流质饮食。一旦病情好转,症状消失,食欲增加,消化功能恢复,我们就必须为患者配制具有高营养价值的蛋白质、肉类和少量脂肪的食物,这样对加速康复是有利而无弊的。如果此时仍然坚持这也忌那也忌的做法,即会引起营养不良,抗病能力下降,使疾病迁延而成为慢性细菌性痢疾。

一些患者,由于对忌嘴的意义认识不清,或医嘱不明确,于是在忌嘴一事上造成了一些混乱或偏颇。其表现较突出的有两种情况,一是认为人既生了病就要加强抵抗力,怎么能不吃具有营养价值的食物呢?于是不去考虑患者的食欲减退与消化、吸收能力差的情况,采取百无禁忌的做法,结果造成症状加重、病程拉长,甚至带来严重后果。另一种则是,一生病,不问青红皂白,不管什么病、什么期,一概忌嘴,而且一忌到底,弄得草木皆兵,结果使患者得不到必需的热量,机体储备力量卜降,抗病能力减弱,以致正气不能战胜疾病,造成了不良的后果。

为了处理好患者在病程中的忌嘴问题,我们医务工作者首先要对忌嘴一事有足够的重视,本着维护机体正常需要和抗病能力的原则,根据患者的不同素质,正确处理不同疾病、不同病期的忌嘴事宜。患者也要与医务人员密切配合,接受医生的督导,严守忌食原则,从而达到实事求是,不偏不废,既利于病,又利于健康的目的。

肿瘤防治篇

第十九章　舌诊在癌肿诊断中的意义

中医学源远流长,在诊断各种疾病方面积累了丰富的经验,对舌诊的研究也较深刻,许多舌诊经验至今尚具重要意义,若结合现代医学进行探讨,很能发人深省。现就笔者在临床中使用舌诊诊断癌肿的体会,提供数例,报告于后。

一、病例举隅

1. *病例一*　晋某,男,59 岁,芜湖市镜湖区医院医师。

患者于 1974 年底,突然上腹部疼痛,巩膜、皮肤轻度黄染,食欲不振,乏力明显而疑诊肝炎,经肝功能检查,其结果属正常范围,使用清利湿热的中药 5 剂而症状消失。1975 年春节前夕,因饮食过量,患者又复出现上腹疼痛,巩膜黄染伴发热(T 37.9℃),又服中药 5 剂,诸症又退。同年 5 月 20 日,患者突然剑突下剧痛,一日后出现明显黄疸,发热(T 38.9℃),再服中药 7 剂无效而住医院治疗。因怀疑其为肝癌,做甲胎蛋白、碱性磷酸酶与超声波探查、同位素扫描等检查,难以确诊,病情日益加重,黄疸加深,故而组织会诊,主要意见为:胰头癌压迫症;胃肠肿瘤压迫症;肝胆疾患仍不能排除。复习舌苔变化:舌质红润有泽,舌体未见青紫瘀点、瘀斑,舌中部薄腻苔,无厚腻腐蚀现象。结合望诊,面部及巩膜黄如橘子色(阳黄),未见熏黑。根据以上观察,我们认为可以排除癌肿。为了确诊,患者转上海肿瘤医院行剖腹探查术,证实为十二指肠乳突炎,乳突充血水肿致胆道阻塞而生发热黄疸、疼痛等症状,经治疗后痊愈,至今健在。

2. 病例二　郑某,男,71 岁,农民,住芜湖中和坊 32 号。

患者有慢性肝炎病史,于 1975 年 11 月出现右胁下阵发性剧疼,夜间明显,于右胁下可触及一 10 cm×6 cm 大小之肿块,活动欠佳,质硬,表面呈大节结状。超声波探查,提示右胁下肿块,大小同触诊。肝功能正常,甲胎蛋白阳性、碱性磷酸酶 13 单位%。拟诊:肝癌。由于观察舌苔见舌质红润,舌苔薄腻,无腐浊厚腻现象,于是提出异议。为了确诊,旋即对患者行剖腹探查术,发现其肿块为肿大的胆囊,故行胆囊摘除术,同时取出混合型结石廿余枚。患者术后情况良好,至今健在。

3. 病例三　赵某,女,67 岁,农民,住安徽郎溪县,就诊日期1976 年 2 月。

患者有高血压、冠心病史多年,1976 年 2 月因胸部闷痛加剧,伴喘息不能平卧等情况而就诊;心电图提示冠状动脉缺血明显而使用大量扩张冠状动脉药无效,症情明显加重,进一步做胸部 X线摄片,发现全心扩大,心脏显示烧瓶样阴影;心包穿刺抽得少量血性液体,而诊为渗出性心包炎,使用激素、抗感染药物无效。中医会诊,观察患者舌质淡紫,舌体两侧见青紫瘀斑数块,舌苔厚腻腐浊,根部更甚,轮廓乳头隆起,上覆有豆腐渣样分泌物,而怀疑其胸腔内肿瘤,尚难确诊,因病情继续恶化,而于同年 6 月 19 日死亡。尸解证实患者为纵隔肿瘤,病检报告为胸腺瘤。

4. **病例四**　朱某,男,59 岁,干部,于芜湖面粉厂工作,就诊日期 1973 年 11 月。

患者原有胃溃疡病史,1973 年 11 月病情加重,上腹部胀痛,食少嗳气,疼痛牵及背部,而往中医科就诊。观其人消瘦,面色晦暗,重度贫血;舌质淡紫而胖,舌体有青紫瘀点、瘀斑数处,舌中根部有腐浊厚腻苔,根部尤甚,且见轮廓乳头隆起,上覆豆腐渣样分泌物,而高度可疑消化系统肿瘤,继做 X 线胃肠钡剂造影,报告胃小弯外壁有一管状突出,并与十二指肠球相吻合,诊为先天性胃十二指肠瘘。由于患者病情继续恶化而做剖腹探查术,发现其胃后壁肿瘤,瘤体与十二指肠重叠,并有腹腔广泛转移而关腹,后经中草药保守治疗,于 1974 年 11 月死亡。

5. **病例五**　汪某,男,65 岁,芜湖玻璃厂工人,就诊日期 1977 年 8 月。

患者慢性咳嗽十余年,曾诊为老年慢性支气管炎,近来咳嗽剧,轻度喘息,咳痰带血,来中医科就诊。察其舌质淡紫色,上有青紫瘀斑数块,苔水白而腻,苔根厚浊,舌轮廓乳头明显隆起,上覆豆腐渣样分泌物,因而疑为肺癌。胸部叩诊有实变体征,听诊右上第 2～3 肋间呼吸音减低,伴明显支气管哮鸣音。X 线摄片报告:右上肺见一约 2.5 cm×3.5 cm 大小肿物,边缘呈毛刺状,右上纵隔旁见淋巴结肿大阴影。诊为右上肺外围型肺癌,纵隔淋巴转移。查痰 3 次均见癌细胞,而最后确诊为右上肺癌肿。

6. **病例六**　王某,女,56 岁,退休干部,原工作单位芜湖市人民银行,就诊日期 1977 年 10 月。

患者胃疼廿余年,近来上腹胀满,嗳气,食后加重,甚则反胃呕吐,经中西药物治疗,时好时作。近月来患者发作频繁,腹胀、呕

吐,疼痛加剧,做钡餐透视 2 次。第 1 次 10 月 7 日,报告为幽门口
狭窄,有潴留情况;第 2 次 10 月 26 日,报告发现胃小弯靠幽门部
有 4 cm×5 cm 大小之占位性病变而怀疑肿瘤,建议手术治疗。因
患者对于手术有顾虑,而往中医科诊治。察其舌质红润,无青紫瘀
斑,舌苔白腻而厚,中间发黄,但无腐浊情况,舌根轮廓乳头平坦而
无豆腐渣样分泌物,认为无癌肿可能。为慎重起见,劝患者行剖腹
探查术。后患者于 11 月 21 日手术,在 X 线诊断提示可疑部位发
现一大小 1.5 cm×2 cm 左右的圆形溃疡,溃疡灶周围有充血水肿
的环状隆起,黏膜皱襞向病灶呈向心性集中而构成 X 线假象,故
病理报告为:溃疡灶伴周围黏膜炎变,无恶变情况。

7. 病例七 龚某,男,40 岁,芜湖市商业局干部,就诊日期
1976 年 5 月。

患者长期低热,消瘦,曾于背部、腹部触及数个包块,经中药治
疗,其他包块消失,唯左胁下仍可触及一 6 cm×8 cm、质较硬、活动
度欠佳、表面光滑之包块,同时伴有全身关节红肿疼痛已 1 年余。
外科会诊疑其为腹腔肿瘤,因患者惧怕手术而要求中医治疗。观
察其舌质淡白胖嫩,但未见青紫和瘀点、瘀斑,苔白腻湿润,但无腐
浊现象,轮廓乳头无明显改变,因而认为癌肿可能不大,嘱其进一
步检查。患者于 1977 年 8 月去上海华山医院行剖腹探查,发现原
触及之包块为一巨脾,尚有副脾三叶,于左胁下互相重叠,经手术
切除后,健康情况明显好转,关节红肿疼痛、低热现象均消失。

二、讨论

1."舌"是人体内环境的"窗户"。舌是一个外露的组织,有其
独特的构造和功能。除根部一小块舌骨之外,其余大部分是柔软
的肌肉纤维和丰富的血管、神经和腺体等。舌的外面包被着黏膜,

上面满布各种乳头,在乳头之间又散布着许多个"味蕾",舌的下面还密集着许多"舌滤囊""淋巴小体""腺导管"等。从西医角度看,它和机体的几个重要系统及体液都存在着密切的关系。从中医角度看,"舌为心之苗",与手少阴心经、足太阴脾经、足少阴肾经、足厥阴肝经都相连着,说明与心、肾、脾、肝关系密切。中医又称"察其舌苔,可知疾病一二",说明当机体发生疾病时,作为人体一部分的舌,必然表现出病理的变化。临床一些轻浅、局部的疾病,机体内环境改变轻微,舌苔尚能产生一些变化,并在临床上表现出来;而癌肿为一恶候,一旦罹病,体内即要出现癌肿严重侵犯,机体极力抗御,内环境产生重大改变和紊乱,舌苔也即产生一些明显的重大改变,临床观察意义也就更大。这是我们在癌症诊断中重视舌诊的原因。

2. 当人体处在健康状况时,舌质常为红润。当疾病发生,特别是慢性消耗性疾病,机体功能减退,代谢不良,代谢产物堆积,舌质必然发生色泽上的改变。如研究指出舌质青紫和有青紫瘀点、瘀斑多与心肺疾病、微循环衰竭有关。肿瘤患者,随着瘤体的发展,引起机体慢性的消耗与中毒,多数癌肿患者均有血液系统的改变,如贫血、白细胞与血小板减少,血凝机制也随之发生变化。观察多数癌肿患者,都有不同情况的出血倾向和微循环不良的现象,作为暴露的脏器舌来说,由于构造特点,表现就更加突出了。因此,我们把观察舌质当作诊断癌肿的一个重要部分,认为舌质红润为正常,舌质青紫,出现青紫瘀斑、瘀点为体内有慢性消耗性疾病存在,应配合其他诊断方法,弄清诊断。

3. 舌乳头之间有丰富的味蕾和腺体,它们分泌大量的腺液和代谢产物。正常情况下,我们可以见到薄白润滑的舌苔;当机体处在疾病的状况时,分泌随即增加,由于病理方面的改变,可以见到薄腻苔、中心厚腻苔、根部厚腻苔、干白苔、黄糙苔、黑糙苔等。而笔者观察多数癌肿患者的舌苔，多见舌中心、根部有明显增厚的灰浊、白浊、烟黄甚至呈豆腐渣样的苔，同时轮廓乳头隆起，上布腐浊厚腻或豆腐渣样苔较为显著。

综上所述，在癌肿的诊断中，首先注意患者的病史情况，利用舌诊初筛出一批可疑患者，再结合临床其他方面的详细检查，搞清诊断。初筛标准：舌质色泽红润，未见青紫舌或青紫瘀点、瘀斑，而舌苔薄白微腻，苔根不厚者可初步排除癌肿。慢性病容（如出血、浮肿、神疲乏力等），舌质淡紫或有青紫瘀点、瘀斑，舌苔腐浊厚腻，苔根尤甚，轮廓乳头形态改变显著者，列入怀疑范围，进一步全面检查，以期确诊。凡以上情况又经一再检查而尚难确诊者，不能马上排除瘤肿，需进一步观察。此外，临床一些疾病如风湿性心脏病、冠心病、老年慢性支气管炎、肺源性心脏病、肝硬化、慢性肾功能衰竭等也可出现舌苔方面改变，临床需注意鉴别，以免误诊。

利用舌诊初步筛选癌肿病例的方法尚很粗糙，理论方面的探讨也很肤浅，有待进一步探查、研究，加以提高。但是，由于目前诊断癌肿的方法不多，水平较低，设备也欠完善的情况下，使用舌诊一法进行初筛，在节省人力物力方面，其意义还是很大的。

笔者设想，在实践中进一步观察大量病例，找出舌、苔在癌肿患者身上的特异性表现，使用现在的科学技术，从生理、病理、生化、细胞学方面进行探讨，一定可以找出一条中西医结合诊断癌肿的新路来。

第二十章　肿瘤放疗、化疗毒副反应的中医治则

放射治疗和化学药物治疗是恶性肿瘤的主要治疗手段，然而其毒副反应很大，表现为胃肠消化功能障碍、骨髓抑制、肝功能损伤、神经毒性反应、皮肤黏膜的炎性反应及免疫功能低下等，从而使放疗、化疗不能顺利进行，严重影响了疗效。为此，国内医家在应用中医药防治放、化疗毒副反应方面做了大量的工作，并取得了一定的疗效和进展。本文试就近年来国内发表的文献资料做一总结，探讨中医治疗放、化疗毒副反应的治则规律。

一、清热解毒

癌症患者在放疗、化疗中出现的毒副反应表现为热毒内蕴的较多，因此清热解毒为常用的治法。如李振权等用双料喉风散（牛黄、珍珠、黄连、冰片、甘草、山豆根、青黛等）治疗 35 例鼻咽癌放疗后的口咽部反应，结果显效 12 例、有效 16 例、无效 7 例，表明了双料喉风散有显著的消炎止痛效果。浦鲁言用金银花露治疗肿瘤放疗、化疗口干 978 例，结果平均有效率为 80.5%，并能改善纳呆症

状,且使白细胞回升。冯所安用鼻咽灵(山豆根、麦冬、半枝莲、石上柏、白花蛇舌草等)治疗鼻咽癌放疗毒副反应 226 例,结果显效 25 例、有效 177 例、无效 24 例,总有效率为 87.38%。徐伯平等用龙胆泻肝汤加减治疗放、化疗后合并带状疱疹 11 例,结果全部治愈。赵景芳报道,清热解毒法能减轻皮肤照射反应,治疗放射性口腔咽喉炎、直肠反应等。

二、益气养阴

放疗、化疗后,机体阴精耗伤,阴虚者又多伴气虚,表现为气阴两虚,因此益气养阴亦为常用治法。如易凡用益气养阴法分 4 型辨证治疗 102 例鼻咽癌慢性放射性炎症,结果显效 44 例、有效 49 例、无效 9 例。陈泽涛等用益气养阴方(太子参、黄芪、茯苓、白术、黄精、生地黄、天冬、麦冬、墨旱莲、女贞子、小蓟、半枝莲、白花蛇舌草、蒲公英)联合化疗治疗急性白血病 170 例,结果完全缓解率62.35%,总缓解率 70.59%;并通过动物实验表明益气养阴方有提高化疗药物的敏感性,增强其杀伤白血病细胞的效力,减轻其毒性,保护骨髓,促进造血等作用。金长娟等用黄精五味方(黄精、生黄芪、五味子、北沙参、女贞子)治疗 51 例原发性支气管肺癌化疗患者,结果治疗后白细胞明显提高,总有效率为 76.5%,与输血、输白细胞和激素治疗相接近。王羲明等将益气养阴法应用于恶性肿瘤手术放疗后的患者 67 例,结果全部生存 1 年以上,生存 3 年以上者 32 例(占 47.8%),生存 5 年以上者 15 例(占 22.4%),生存 10 年以上者 2 例(占 3.0%)。蔡晓虹等用具有补肺益气、养阴润燥功能的银耳辅助 30 例恶性肿瘤的化疗,结果显示该药减轻了化疗中出现的毒副反应,改善了患者的一般情况。偏阴虚者,可单用滋阴法,如张玉琴等用滋阴法分 5 型辨治霍奇金淋巴瘤放疗、化

疗后的患者 40 例,结果 1 年生存率为 80％(32/40),5 年生存率为
65.6％(21/32);并发现滋阴疗法可以提高机体的免疫功能,增强
机体的抗肿瘤能力。孙琳等用六味地黄口服液与抗肿瘤药物联
用,对 60 例恶性肿瘤患者进行化疗对比观察,结果显示六味地黄
口服液不仅减轻化疗后的毒副反应,而且具有增强机体免疫功能
的作用。马世平等研究表明六味地黄煎剂对环磷酰胺引起的染色
体损伤有明显的保护作用。阴虚有热者采用养阴清热法,如刘浩
江用养阴清热汤(生地黄、玄参、麦冬、南沙参、石膏、连翘、桃仁、牡
丹皮、甘草、金银花)治疗食管癌放疗反应 42 例,结果显效 29 例、
好转 3 例、无效 4 例,总有效率为 90.4％;徐荣涛采用竹叶石膏汤
防治恶性骨肿瘤化疗毒副反应 18 例,结果显效 5 例、有效 10 例、
无效 3 例,总有效率达 88.3％。

三、健脾益气

脾为后天之本、气血生化之源,放疗、化疗后多出现食少、恶心
呕吐、眩晕、倦怠、贫血、腹泻等毒副反应,治疗使用健脾益气法多
能收效。如季宇彬等的研究表明,补中益气汤可显著提高环磷酰
胺的抗癌活性,降低环磷酰胺的毒副反应。李佩文等报道人参、黄
芪、四君子汤、补中益气汤及黄芪建中汤等可以减轻放疗、化疗的
毒副反应症状,增强机体细胞免疫和体液免疫,对抗放疗、化疗的
免疫抑制作用,消除自由基,保护正常组织,促进骨髓造血功能。
许殿元等应用以健脾益气为主的癌复康(黄芪、党参、生地黄、熟地
黄、仙人掌、三七、丹参、牛黄、麝香等)加化疗治疗进展期胃癌术后
的患者 96 例,结果 5 年生存率为 49％,显示该方具有保护骨髓造
血功能、减轻消化道反应、避免心肝肾功能损伤的作用。朱树宽用
升陷汤加味(黄芪、升麻、柴胡、三七、桔梗、阿胶)治疗子宫颈癌放

疗后便血 11 例,结果痊愈 9 例、好转 2 例。邱佳信从分子生物学角度研究了四君子汤等药物,发现可以阻止 5 - FU、阿霉素等化疗药对非癌细胞(V$_{79}$ 细胞)DNA 单链断裂的增加作用,从而有效地保护了这些非癌细胞,减轻了它们被化疗药物杀伤的程度,并阻断了化疗药物的致癌作用。胡素坤报道,党参与环磷酰胺配伍,不仅使移植肿瘤的实验动物开始死亡时间延长、平均存活时间推迟、日存活率提高,而且对肿瘤体积和重量的抑制均有统计学意义。

四、健脾补肾

一些学者认为,脾肾两虚是放疗、化疗毒副反应的主要病机,主张从脾从肾论治。如广安门医院胃癌研究组用脾肾方(药不详)治疗胃肠癌化疗反应患者 46 例,结果发现健脾益肾方药有减轻化疗药物消化道反应的作用,并具有保护骨髓功能的抑癌作用。经过统计,Ⅲ期胃癌 5 年生存率为 53%,Ⅲ期大肠癌 5 年生存率为 68.5%。汤铭新等实验表明,健脾益肾冲剂(党参、白术、枸杞子、女贞子、菟丝子、补骨脂等)可以增强和保护巨噬细胞和 T 细胞功能,增强化疗药物的疗效,减轻化疗药物的毒性,抑制癌细胞转移,从而发挥抗癌作用。宁春红等用健脾益肾方剂(药同上)治疗 326 例晚期胃癌术后化疗毒副反应的患者,结果提示该方在提高完成化疗疗程率,改善全身状态和消化、造血功能,以及部分免疫功能等方面,具有良好的作用。

五、补益气血

放疗、化疗毒副反应以虚证为多,常表现为气血亏虚,因此补益气血法运用相当广泛。如李顺山等用扶正升白汤(太子参、白术、黄芪、茯苓、鸡血藤、阿胶、丹参、当归、穿山甲、煅皂矾、枸杞子、菟丝子、紫河车、黄精、熟地黄)治疗 103 例因放疗、化疗引起的白细胞减少症,显效率达 88.35%,提示本方对机体免疫、造血功能均有改善作用,能有效地消除肿瘤化疗的毒副作用。刘振学用当归补血汤加味(当归、黄芪、白术、防风)对放疗、化疗骨髓抑制有明显的防治作用,并对其他系统的毒副作用也有治疗作用。马凤友用鸡枸菟煎剂(鸡血藤、枸杞子、菟丝子、大枣)治疗化疗中白细胞下降患者 23 例,显效 l0 例、有效 12 例,总有效率为 95.7%。杨宝印等用补血扶正汤(黄芪、当归、熟地黄、枸杞子、何首乌、阿胶、紫河车、鸡血藤)治疗癌症放疗、化疗患者 33 例,结果说明该方具有显著升高血红蛋白和白细胞的作用,且患者全身情况及精神较服药前好转,食欲改善,夜寐转佳。韩淑琴等用扶正法(党参、黄芪、白术、枸杞子、黄精、女贞子、熟地黄、川芎、当归、白芍、鸡血藤、麦冬、甘草)治疗肿瘤化疗的患者,结果提示上述方药能调理肠胃功能,保护骨髓,促进造血,保护心肝肾及各内分泌器官细胞少受药毒的伤害;同时可提高机体免疫力,增强抗癌能力,抑制癌瘤的增长,甚至对癌细胞有一定程度的杀伤作用。

六、活血化瘀

近年来发现,活血化瘀药既可减轻化疗的副作用,又可增强肿瘤的血流灌注量,有利于抗癌药物、免疫制剂及机体免疫活性细胞充分作用于瘤细胞,从而提高疗效。潘继明在扶正方剂中加一些活血化瘀药,既能减轻化疗副作用,又能增强肿瘤的血流量,有利于抗癌药物充分作用于癌细胞,提高疗效。周菊英以扶正祛瘀法(茯苓、黄芪、党参、川芎、丹参、郁金、红花、土茯苓等)治疗肿瘤化疗所致急性肝损伤 30 例,显效 23 例、有效 3 例、无效 4 例,无一例恶化,总有效率 86.7%。郭振华报道,丹参能激活患者的巨噬细胞,使鼻咽癌患者淋巴细胞中 ACP 增高,吞噬功能增强,并有防止巨噬细胞 Fc‑R 因照射而被破坏的功能。张丽琴等报道,当归可使受辐射损伤的家兔白细胞数量在 9 天后恢复正常。

七、和胃降逆

恶性肿瘤放疗、化疗毒副反应中消化道反应最为突出,主要表现在恶心、呕吐、纳呆等,故常使用和胃降逆法治疗。如封菊秋以和胃涤痰兼止呕的 2 号养胃汤(半夏、枳实、陈皮、茯苓、竹茹、生姜、甘草、党参)对癌症化疗患者随症加减治疗,中药组未出现消化道反应者占 43%(43/100),对照组则为 18%(18/100)。徐怀文用降逆汤(茯苓、生甘草、旋覆花、赭石、香橼皮、远志、焦三仙、刀豆、丁香、姜半夏、姜竹茹、陈皮、柿蒂)治疗肿瘤化疗消化道症状 37 例,结果恶心呕吐、纳差等症状明显较对照组轻,经统计学处理,有显著性差异。刘浩红报道,化疗的胃肠道反应主要表现在脏腑功能失调,故治以和法最为适当,而临证表明,和法又当以调理脾胃为核心,可使化疗后的胃肠道反应迅速改善。杨秀文等使用辛开苦降法(黄连、木香、砂仁、枳壳、草果、茯苓、法半夏、陈皮、甘草、干姜)治疗 40 例化疗引起的胃肠道症状患者,结果有效 39 例,无效 1 例。徐瑞荣等以温胆汤加减(竹茹、枳实、半夏、橘皮、茯苓、甘草)治疗 87 例急性白血病化疗胃肠道反应患者,结果服药后 48 小时恶心、呕吐停止或明显减轻,食欲改善等 79 例,有效率 90.8%。

综上所述,近年来中医治疗放疗、化疗毒副反应在治则方面主要注重清热解毒、益气养阴、健脾益气、健脾补肾、补益气血、活血化瘀、和胃降逆等。一般来说,清热解毒法多适应于头面部肿瘤放疗的毒副反应及化疗初期的治疗;和胃降逆法多用于治疗放疗、化疗引起的胃肠消化功能紊乱;放疗、化疗中期多采用益气养阴、补益气血及健脾益气等法;放疗、化疗后期则采用健脾补肾、攻补兼施诸法;至于活血化瘀法和放疗同时作用,可有增效、增敏的效果。总之,对癌症患者放疗、化疗毒副反应要辨证,从而制订出相应的治疗法则,这样才能起到相得益彰的效果。

第二十一章 以开导汤为主中西医结合治疗晚期食管癌的临床观察

目前对食管癌的早期诊断尚欠理想,很多患者被确诊时已属中晚期,很快出现恶病质,食管阻塞,格食不下,甚至出现茶水难进的危候。在此情况下,临床上采用放疗、化疗或中药治疗,效果每见不好。患者不仅危在旦夕,其痛苦之状也不堪目睹。鉴于以上情况,我们自 1973 年 1 月至 1977 年 12 月,采用中药开导汤合并放疗或化疗治疗已出现食管阻塞的晚期食管癌患者 115 例,有随访结果者 60 例,现将观察结果报告于后。

一、病例选择

1. **性别** 男性 44 例,女性 25 例,男女为 1.76∶1。

2. **年龄** 最小 39 岁,最大 78 岁。

3. **诊断** 69 例患者均经钡餐造影证实食管某段有明显占位性病灶存在,并做食管拉网脱落细胞学检查,发现癌细胞者 57 例。患者出现明显恶病质,进行性吞咽困难,甚至出现食管阻塞,茶水难下的情况。绝大多数为晚期癌肿,已失去手术治疗的机会。

4. **分度**　根据食管阻塞的轻重,我们将 69 例患者分作三度:
① 重度阻塞为茶水难进或进而即呕,共 39 例。② 中度阻塞为可
进流食,共 20 例。③ 轻度阻塞为可进半流食,共 13 例。

5. **编组**　将 69 例患者分为三组:① 第一组为中药开导汤合
并放疗,共 34 例,其中重度阻塞 21 例、中度阻塞 9 例、轻度阻塞 4
例。采取先放疗、后进服中药开导汤者 28 例;放疗、开导汤同时治
疗者 6 例。② 第二组为中药开导汤合并化疗共 13 例,其中重度
阻塞 7 例、中度阻塞 3 例、轻度阻塞 3 例。采取先化疗、后服用中
药开导汤者 10 例;化疗、中药开导汤同时治疗者 3 例。③ 第三组
为接受中药开导汤、放疗、化疗单项治疗组,共 22 例(作为对照
组),其中重度阻塞 11 例、中度阻塞 7 例、轻度阻塞 4 例。

二、治疗方法

1. **方剂组成**　地龙 30 g、沉香 4.5 g、僵蚕 12 g、海藻 12 g、昆
布 30 g、黄药子 18 g、半夏 12 g、胆南星 9 g、天台乌 12 g、白花蛇舌
草 30 g、半枝莲 30 g。随症加减:① 烦躁,口干咽痛,舌质紫暗,苔
黄厚腻加天冬 30 g、知母 12 g。② 胸脘懑闷,两胁及胸骨后疼痛,
噫气明显者加玫瑰花 12 g、降香 12 g、制香附 12 g、枳壳 12 g。
③ 食管分泌物多,呕吐不止,伴全身浮肿者加苍术 12 g、浙贝母
12 g、海浮石 18 g。

2. **用法用量**　采取每日 1 剂,两煎,每次 250 mL 左右,日服 2
次;如病情重笃,茶水难进者,则经口腔缓缓插入胃管注入(下称胃
管注入法);待症情缓解后,改为口服,30 剂为 1 个疗程。联合治
疗的病例多数用于放疗、化疗之后。

3. **放疗**　采取深部 X 线照射,按常规治疗。除患者因不能耐

受其副作用而出现全身衰竭情况或因白细胞下降至 $2.5 \times 10^9/L$ 以下者外,一般总剂量不少于 4000 伦琴。

4. 化疗 用 5 - FU 20 mg/(kg·d),连续静脉滴注 4～5 天,此后剂量减半为 10 mg/(kg·d),隔日 1 次,总量不超过 12 g。间隔 6～8 周,开始第 2 个疗程。

三、治疗经过及结果

首先,对患者进行思想工作,使其正确对待食管癌,顽强地与疾病斗争。同时分别对中药开导汤合并放疗组、中药开导汤合并化疗组,以及各单项治疗组进行治疗与观察。发现联合治疗的患者中,由于近几年放疗、化疗的患者渐增,毒性反应加剧,出现机体功能衰减、神疲、食管阻塞加重、体痛、白细胞明显减少。同服中药开导汤的患者于放疗、化疗中期被迫停服中药,放疗组更为显著,甚至出现全身衰竭的情况,此时,往往被误认为病情恶化而终止治疗,其实质为放疗、化疗的毒性反应所致。我们抓住这一时机,一面采用西医支持疗法,给高渗葡萄糖注射液(2000～3000) mL/d 静脉滴注,少量多次输血(每周给血 200 mL,连续 4～5 次),丙种球蛋白 0.6 g、每周 1 次、连续 4～5 次(或用人体白蛋白),一面开始或重新给服中药开导汤。共治疗 22 例,其中中药开导汤合并放疗组 17 例、中药开导汤合并化疗组 5 例。在服用中药开导汤 5～10 剂之后,20 例患者(中药开导汤合并放疗组 16 例,中药开导汤合并化疗 4 例)均从茶水难进的困境中解脱出来,开始流质、半流质饮食。第 1 个疗程中,病情明显好转者可开始使用面条、烂干饭等,如此可嘱长期服用中药开导汤巩固疗效。生存期都有不同程度的延长,最长者达 3 年 6 个月(从确诊日算起),约 20% 的患者(中药开导汤合并放疗 7 例,中药开导汤合并化疗 3 例,中药开导汤组3例)于服药后症状明显缓解,但在短时间内又复发出现食管阻塞,病情恶化,很快死亡。

四、典型病例

例一:施某,男,57岁,农民,安徽省舒城县籍。

患者于1975年5月8日开始发现进行性吞咽困难、呃逆、食后呕吐,同月28日在某医院做X线食管钡剂检查,显示:食道中段明显狭窄,呈对称性,上段扩张,下段呈明显狭窄,边缘欠光滑。印象:食管癌。后患者做脱落细胞学检查发现癌细胞而确诊,同时见左锁骨上窝有4枚相互重叠、蚕豆大小,表面不光滑、不活动、质地较硬的淋巴结。同年9月10日,患者开始使用深部X线照射,总剂量40000伦琴。后患者出现全身衰弱,恶病质加重,白细胞降至$2.1×10^9$/L,食管阻塞明显,流质难进,只可喂进温开水2~3汤匙,或饮后即吐。采用食管灌注法注入开导汤3剂后,患者呕吐消失,自饮温开水;连续10剂后可进流质、半流质2碗(500 mL左右);第1个疗程后,全身情况好转,可下床自由活动,左锁骨上窝淋巴结缩小为豌豆大小,每餐食烂干饭半斤无呃逆;继续服药30剂,症情平稳,因患者不愿再服药于1976年1月27日停药。1976年9月,患者症情复燃,食管又出现重度阻塞,未经治疗,而于1976年11月29日死亡。此患者生存期延长14个月。

例二:范某,女,63岁,住芜湖市环城西路30号。

患者于1973年4月因进行性吞咽困难而做X线吞钡及食管拉网做脱落细胞学检查,证实为食管中段鳞状上皮细胞癌,因怀疑腹腔转移而未进行手术。使用深部X线共4000伦琴后,患者白细胞降至$1.1×10^9$/L,红细胞降至$1.35×10^{12}$/L,全身情况恶化,改服开导汤;同时进行多次输血,并予丙种球蛋白以支持。服药10

剂后,患者病情明显好转,食管开始通畅,可饮用流质、半流质饮食,精神好转,体力渐渐恢复;嗣后每隔 3 日服 1 剂,追访 3 年病情稳定,尚可从事家务劳动。1976 年 6 月,患者发现阴道流血有臭味,检查证实癌肿转移至子宫,食管又复阻塞,治疗无效,于同年10 月死亡。此患者生存期延长 3 年 6 个月。

例三:杨某,男,63 岁,职员,在当涂县新博供销社工作。

患者于 1976 年 11 月发现进行性吞咽困难而就诊,临床检查发现左锁骨上窝蚕豆大淋巴结 1 枚,活动欠佳,X 线钡剂透视发现食管下段占位性病变,蠕动波消失,脱落细胞学检查确诊为鳞状上皮细胞癌,于同月开始使用 5 - FU,给药 10 g 后全身情况加重,食管阻塞、茶水难进,伴胸脘懑闷、胸胁胀痛、烦躁等;继于 12 月 3 日服用开导汤加减方,开始使用胃管注入法,3 剂显效,可自饮开水、米汤;10 剂后每天可进半流质 1.5 斤左右;第 1 个疗程后,患者全身情况良好,可食烂干饭,饮食起居同常人;继续服药 4 个疗程后,左锁骨上窝蚕豆大淋巴结消失,脱落细胞学检查复查排除转移;随后每隔 3 日进服开导汤 1 剂至今,尚在观察中。

五、讨论

1. 临床观察发现中药开导汤与放疗、化疗的合并作用,在减轻食管癌患者痛苦、延长生存期方面有较好的效果。其中以中药开导汤合并放疗效果较好,放疗与开导汤的前后合用表现了显效快、症状缓解明显、生存期较长的优点。化疗与开导汤组疗效次之。开导汤组显效快,放疗、化疗组显效较慢,症状缓解后,生存期均有延长,说明中西结合治疗食管癌可以缓解症状、缩小瘤体,生存时间得以延长。但放疗、化疗在控制癌肿发展、缩小瘤体、杀伤癌细胞的同时,也损害人体正常的组织与细胞,造成难以忍受的副作用,从而削弱了机体功能和免疫能力,出现一派病情加重的现象,甚至被迫停止放疗或化疗。此时继续服开导汤,帮助机体修复,提高功能,进一步控制癌肿,使病情骤然稳定,对缓解症状、延长生存期起了一定作用。

2. 中医学认为人体脏腑功能失调、气血瘀滞、痰涎凝聚有引起癌肿发生之可能,故临床采用清热解毒、除痰散结、活血化瘀、补虚扶正等法。开导汤立意开管、行气活血的攻破药偏多,主要执中医学"气行血行""攻邪扶正""以攻为补"的旨意,注意开导食管,加强功能,提高自身免疫能力,以战胜疾病。方中黄药子、半夏、胆南星为治疗食管癌的首选药物,具有一定的抗癌功效。枳壳、香附、乌药、昆布、郁金具有一定的行气活血化瘀及软坚作用,用于对症处理,不仅降气、止痛、消胀,还具有抗癌或抑癌作用,从而达到控制癌体、扩张食管、改善阻塞的目的。僵蚕、白花蛇舌草、半枝莲为清热解毒药,有较明显的抗癌或抑癌作用,是攻法中的主要药物。其中僵蚕不仅可以缓解症状,改善恶病质,还可以控制瘤体发展或使之缩小,对肺、胃、食管癌的疗效较好;清热药白花蛇舌草具有刺激网状内皮系统增生,增强其吞噬功能的作用,尚能提高白细胞。天冬、知母能滋阴润燥,同时天冬对增加激素的调节能力和促进自身免疫系统及抗癌、抑癌具有一定作用。沉香、玫瑰花疏肝理气,这里取其降逆止呕的功能而加入本方,增加开管作用。地龙具活络解毒的作用,适用于淋巴肉瘤,引入本方以取其通络活血、除痰散结的作用,我们发现大剂量地龙可明显提高开导汤疗效,抽去该药则受影响。由于药物研究尚欠满意,方中药物的内在机制尚缺乏完全认识,有待进一步实验研究探索。

杂病防治篇

第二十二章 疏肝理气法在辨治下焦疾病中的运用

疏肝理气是临床常用之法,使用范围较广。近年来,笔者在临证中对多种下焦疾患,除根据疾病寒、热、虚、实的不同性质予以辨证施治外,并同时重用疏肝理气之品,经256例患者的临床疗效观察,效果比较显著。

一、临床资料

256例中,男性81例,女性175例;年龄20岁以下者24例,20~45岁者124例,46~60岁者73例,60岁以上者35例。其中急慢性盆腔炎11例,急慢性细菌性痢疾43例,急慢性尿路感染66例,尿路下段结石19例,腹股沟疝14例,脱肛18例,盆腔肿瘤8例,痛经61例,不孕症5例,子宫脱垂11例。

二、治疗方法

256例患者经中医辨证,主要为以下5种证型,分别采取相应的治疗。

1. **热毒炽盛** 治以清热解毒,药用金银花、连翘、黄芩、黄连、黄柏、栀子、大青叶等。

2. **膀胱湿热** 治以清热利湿,药用车前子、车前草、木通、瞿麦、猪苓等。

3. **瘀血阻滞** 治以活血化瘀,药用当归、川芎、丹参、赤芍、白芍、三七、牡丹皮等。

4. **气虚下陷** 治以补中益气,药用党参、黄芪、白术、升麻、柴胡、炙甘草等。

5. **胞宫虚寒** 治以补阳暖宫,药用附子、肉桂、菟丝子、巴戟天、杜仲、补骨脂等。

在以上辨证治疗的基础上,全部病例均同时合用疏肝理气之品:沉香 3～9 g,乌药 12～30 g,青皮 12～28 g,蒺藜 15～30 g;并酌情选用佛手、玫瑰花、绿萼梅、姜黄、香附、川楝子等。对单纯的肝郁气滞证型,则重用上述药物。

三、治疗结果

1. **疗效标准** 凡临床症状、体征消失,病愈无复发者(不孕症者怀孕)为痊愈;临床症状、体征缓解,或病愈有复发者为有效;症状、体征无改善或改善不明显为无效。

2. **疗效** 见表 1。

表 1　256 例患者治疗结果

病　种	例数	痊愈	有效	无效
急慢性盆腔炎	11	8	2	1
急慢性细菌性痢疾	43	37	6	0
急慢性尿路感染	66	49	6	11

续　表

病　种	例数	痊愈	有效	无效
尿路下段结石	19	9	4	6
腹股沟疝	14	11	2	1
脱肛	18	12	3	3
盆腔肿瘤	8	3	2	3
痛经	61	44	9	8
不孕症	5	3	0	2
子宫脱垂	11	7	4	0
合　计	256	183	38	35

四、典型病例

例一：急性细菌性痢疾案。裘某，男，27 岁，1980 年 8 月 18 日初诊。

患者腹痛，大便日 40 余次，发热（体温 39.3℃），头痛，恶心，不欲饮食。血常规：白细胞 18.7×10^9/L，中性粒细胞 0.8，淋巴细胞 0.2。粪便检查：红细胞（＋＋＋），白细胞（＋＋），脓细胞（＋＋＋）；粪便培养见福氏痢疾杆菌生长，诊为急性细菌性痢疾。患者服用痢特灵 2 天，效果不显，遂于 21 日就诊于中医。症见少腹拘急疼痛，下痢赤白，肛门灼热，里急后重难忍，舌红，苔黄厚腻，脉滑数。此乃热毒蕴结下焦，热郁气结，治以清热解毒、疏肝理气：金银花 15 g，黄连 9 g，连翘、牡丹皮、赤芍、生地黄、青皮、木香、薄荷各 12 g，葛根、乌药各 18 g，沉香 6 g（后下），蒺藜 30 g。3 剂。患者服上方 1 剂后，大便次数减，每日 6 次，余症也缓。3 剂服完后，患者腹痛、里急后重消失，大便每日 3 次，体温 37.8℃。血常规：白细胞 8.8×10^9/L，中性粒细胞 0.6，淋巴细胞 0.4。粪便检查：

红细胞(＋),白细胞少许,脓细胞(＋)。继服上方15剂,患者病痊;大便培养3次,福氏痢疾杆菌皆阴性而出院。

例二:急性膀胱炎案。张某,女,36岁,1974年9月21日初诊。

患者小便频急、热痛、淋漓不尽,少腹胀痛,舌尖边赤,苔黄腻,脉细数。尿液检查:红细胞(＋＋),白细胞(＋＋),脓细胞(＋)。证属湿热互结,迫于下焦,且肝郁气滞,膀胱气化失司,治当清热利湿、疏肝理气:木通、黄柏、瞿麦、赤芍、白芍、青皮各12 g,乌药18 g,车前子、车前草各15 g,蒺藜30 g,沉香4.5 g(后下)。2剂后患者自觉症状尽除,但尿液检查无改善,遂更方:一枝黄花、白花蛇舌草各30 g,半边莲、大青叶、连翘、猪苓、石韦、青皮、乌药、赤芍、白芍各12 g,蒺藜15 g,沉香4.5 g(后下)。服3剂后,患者检查尿液:红细胞(＋),白细胞少许。继服7剂而病愈。

例三:卵巢囊肿案。刘某,女,80岁,1979年11月1日初诊。

患者少腹坠胀作痛,脐下偏左可触及一12 cm×8 cm的肿块,质软有弹性,且有触痛。超声波检查提示:下腹部囊性肿物,有多个液平反射。腹腔穿刺证实为卵巢囊肿。患者因年高体衰,恐不胜手术,而转中医诊治。其人面色黧黑,神疲,消瘦乏力,少腹膨隆,腹壁青筋纵横,腹痛隐隐,溲频,大便数日一行,纳差,口干,舌暗有瘀斑,脉沉弦且涩。此气滞血凝,结为肿块,治以活血化瘀、疏肝破气:沉香9 g(后下),乌药、丹参、蒺藜各30 g,当归尾、川芎、赤芍、白芍、姜黄、香附、川楝子、玫瑰花、绿萼梅各12 g,三七末3 g(分吞)。3剂。药后患者少腹胀减,隐痛渐止,溲频消失;再服7剂,精神好转,食欲大增,脐下包块明显缩小(6 cm×5 cm);效不更方,再投10剂。1980年1月3日复诊,患者诸证皆除,少腹已触不到包块,超声波检查示囊肿消失,追访4年未见复发。

例四：脱肛案。牛某，男，63 岁，1981 年 10 月 21 日初诊。

患者脱肛数十年，常年直肠黏膜脱出 3～5 cm，便后更甚，且难回复；露出部分破溃、肿痛、色紫暗，有紫黑色血水渗出，曾用 8％明矾溶液黏膜下注射、针灸、服补中益气汤等治疗，均未获效，求余诊治。其人消瘦，面色萎黄，脘腹胀满，食后更甚，少腹坠痛，舌淡，边有瘀斑，脉沉迟而弱。此为中气下陷之候，且伴气滞血瘀，昔用补中益气汤之属，虽具升举之功，然瘀滞不去，终难奏效，故治以补中益气合疏肝理气：党参、蒺藜、枳壳各 18 g，炙黄芪 15 g，青皮、陈皮、当归、川楝子、白术、柴胡、炙甘草各 12 g，乌药 24 g，沉香 3 g（后下），升麻 10 g。1 剂。药后患者脘腹胀满、少腹坠痛缓解，便后 1 小时脱肛尽收；再服 1 剂，破溃愈合，瘀紫肿痛消失，平常已不脱出，便后脱出稍许，舌质由白转淡红，瘀斑缩小。后嘱其单服补中益气汤。追访 2 年半，患者除在便秘或腹泻时尚有轻度脱肛外，未见重度发作。

例五：不孕症案。李某，女，35 岁，1980 年 3 月 1 日初诊。

患者结婚十载不孕，月经衍期，面色萎黄，手足不温，经前精神抑郁，胸胁闷胀不舒，乳房胀痛不可触，少腹冷而坠痛，牵及股阴，得温则减，经来量少不畅，色暗，有瘀紫血块。妇科检查：子宫略小，微前倾。输卵管造影示：右侧输卵管积水。患者因长期使用激素治疗未效而转中医治疗。其人舌淡胖，尖边有瘀斑，苔薄白，脉沉迟弱。此胞宫虚冷、气血水瘀滞，治以温煦胞宫、疏肝理气：附片、补骨脂、巴戟天、当归、青皮、白术各 12 g，肉桂、桂枝各 10 g，沉香 5 g（后下），乌药 18 g，蒺藜 24 g，菟丝子、鹿角片各 30 g。20 剂为 1 个疗程，经前第 7 天开始服用，每日 1 剂。治疗 3 个疗程后，患者面色转红润，神情欢愉，手足转温，舌淡红，瘀斑渐退，脉尚细弱，妊娠试验阳性，于 1981 年 6 月 18 日产一男婴。

五、讨论

下焦疾病多为气、血、水的病变,而肝主疏泄、藏血,对调畅全身气机,推动血液、津液运行起着重要作用;且足厥阴肝经"循股阴,入毛中,环阴器,抵小腹,夹胃,属肝,络胆……"因此,下焦疾病与肝的关系甚为密切,肝的功能异常可导致下焦疾病的发生,反之下焦病变也可能使肝的功能异常。这种异常临床上以肝郁气滞最为常见。笔者择此,对下焦疾病在辨证施治的基础上投疏肝理气之品,目的在于使肝气条达则营卫自和,气血水运行自畅,促进疾病的早日痊愈。经临床观察,疏肝理气之品能加强其他药物的治疗作用,其治疗效果较单纯辨证为佳。

疏肝理气药对寒热虚实证均可使用,不过具体应用时要所选择。一般实证剂量宜大,可多药合用;虚证宜选择药性平和的,且适当减少剂量。笔者临证时发现,本品对缓解临床症状(尤其是胀、痛、坠等自觉症状)效果比较显著,这可能与疏肝理气药的舒畅气机、调和气血、通利经络等作用有关。

第二十三章　除痹汤治疗急性风湿病

近年来，笔者在民间验方虎杖川芎汤的基础上拟成除痹汤，先后治疗急性风湿病 416 例，均收到较为满意的疗效。

一、一般资料

416 例中，男性 189 例，女性 227 例。10～25 岁者 261 例，25 岁以上者 155 例。其中伴有皮下结节者 92 例；伴有环形红斑者 51 例。而 317 例又呈现不同程度的发热。抗链"O"500～830 U 者 86 例，833～1250 U 者 330 例。血沉（30～59）mm/h 者 128 例，（60～100）mm/h 者 198 例。黏蛋白超过 4 mg％者 197 例。

二、诊断依据

凡具游走性关节炎或兼皮下结节及环形红斑或兼发热者，同时血检抗链"O"在 500 U 以上，或血沉 20 mm/h 以上，或黏蛋白 4 mg％以上，即可确诊。

三、基本方

桂枝、羌活、独活各 9 g,川芎 10 g,虎杖、防风、寻骨风、木瓜、白花蛇、淫羊藿各 12 g。每日 1 剂,60 剂为 1 个疗程。

四、治疗效果

本组 416 例风湿病确诊后均曾用过青霉素,有 389 例接受水杨酸制剂治疗,而其中连续服用 6～12 周者 154 例,余 235 例因胃部刺激症状较重或其他原因而终止用药。有 296 例接受激素治疗,近期效果虽佳,但停药后反跳症状明显。有的患者唯恐对激素产生依赖或副作用而未敢接受治疗或终止治疗。有 21 例因病情明显反复,曾试用免疫制剂硫唑嘌呤,也因副作用较重被迫停药。因此 416 例患者均系应用西药治疗效果不满意而来中医求治的。显效 284 例,治疗 1 个疗程临床症状和体征消除,实验室检查恢复正常。有效 87 例,治疗 2 个疗程临床症状和体征消除,实验室检查恢复正常。无效 45 例,治疗后症状和体征未见改善,实验室检查无改变。

五、典型病例

何某,女,19 岁,学生。患者感冒后发热不退,体温在 38℃左右,四肢关节肿胀,以指关节为甚,胸闷、气短,周身出现环形红斑,心率 148 次/分,律整,心前区闻其Ⅲ级收缩期杂音,血沉 92 mm/h,抗链"O"1250 U,黏蛋白 16 mg%,类风湿乳胶凝集试验 3 次阴性,心电图示窦性心动过速,诊为急性风湿热,服抗风湿西药治疗,虽症状缓解,但脘中嘈杂疼痛,不能进食,以致突然大呕血而被迫停药。患者于 1977 年 11 月 20 日改服除痹汤,1 个疗程后,症状基本消失,实验室检查也恢复正常,基本痊愈;后以原方加减以巩固之,随访 3 年未复发。

第二十四章 风湿病起因与治湿法则

风湿症是中医和民间医学的一个传统病名，也有简称"风湿"的。它是指风寒湿气侵犯人体所引起的多种病症，患者可出现怕冷怕风、头昏胸闷、恶心、乏力、关节酸痛、饮食不香、起风疹块或低热不退等症状。风湿痛是最多见的一种疾病，指的是风寒湿气侵入人体皮肤、肌肉、神经、关节而引起的局部疼痛，中医又称痹病。至于风湿病则是一个现代医学的一个病名，临床除具有发热、关节疼痛、皮肤出现环形红斑、皮下可见风湿结节甚至心悸、心慌，出现心脏受损的典型症状外，还必须在实验室的检查中发现患者血沉加快、黏蛋白增高、抗风湿因子增高，方可以确诊。由此可见，风湿症是中医的病症名，其中包括风湿痛和现代医学的风湿病。这样就不会将风湿症与风湿病混为一谈了。

为什么有些人关节酸痛，起风疹块或低热不退，化验中却查不出风湿病的改变呢？这就涉及中医和西医的认识不同了。中医认为风寒湿邪侵入人体，引起经脉不和，气血不通，"不通则痛"造成肢体酸痛不舒等症状，它可以发生在各种人身上。诊断上除了从人体的素质、症状、舌苔、脉象,以及经久不愈和"作天变"的特点中找出依据外,由于目前的认识水平关系,实验室检查还难以找到明显的反应来。所以我们说它是一个症状明显、诊断较难的病症,有待我们进一步在病因、病理、诊断方面做更深的探讨。

风湿病是因链球菌"O"的感染,在人体内引起的抗体所造成,这种抗体好像一批双目失明的持枪士兵,在人体内不分敌我地进行"扫射",结果对抗了"敌人",也伤害了自己。它常常侵犯人体的心脏、肾脏、关节等,引起心肌炎、风湿性心脏病、肾炎、风湿性关节炎。我们也称这种疾病为免疫性疾病。

如此说来,中医的风湿症和现代医学的风湿病不相同。那么,为什么现代医学在病名上却要冠以"风湿"二字呢?其中的奥妙是"风""湿"二字致病因素确和风湿病的发生关系密切。中医认为感受风寒、久居湿地、过食生冷、过度疲劳都可以引起人体阳气的损伤。卫外能力减弱,易被外邪侵袭而发病。上呼吸道链球菌感染的发病原因也是在疲劳、淋雨、受凉、消化不良等因素的作用下,机体的抗病能力削弱了,促成了该病的发生,同时它与中医的风湿症临床症状有类似之处,如天阴加重、反复发作、久久难愈的特点与中医风湿痛相同。中医学认为寒邪为阴寒杀厉之邪,湿邪为重浊黏腻的阴邪,伤害人体之阳气,阻滞气血的运行,产生疼痛而且难以治愈。现代医学的研究也同样证实了风湿病的患者与空气的温度、湿度、气压关系密切并属于中医风湿症的范畴,称为风湿病。

风寒湿这个怪物引起的疾病极广泛,患有风湿痛的患者每当天气变化,刮风、下雨之时,就得酸痛一阵,像个小气象台一样灵验,引起心脏病的患者,痛苦就更深重了。那么,怎样才能预防风湿的侵袭,避免风湿症,特别是风湿病的发生呢?下面就给大家介绍这方面的常识。

　　为了预防风湿症的发生，首先得搞清它的病因，这里先介绍几种现象。众所周知，地处潮湿的东南各省、雾露地、高寒的西北高原和东北地区，是我们风湿症、风湿病的高发地区。这是因为当地的人生活在风湿很重的环境中，空气湿润、寒冷，易于侵犯人体，造成人体脉络不和，功能衰减，除自觉困乏外，往往因血流不畅而出现风湿痛。还有居住在阴暗低湿地方的人，因屋内没有阳光，土地潮湿，空气污浊，家中成员许多患有风湿痛甚至患风湿病和因风湿病而引起的风湿性心脏病、关节炎。此外，长期的水中、坑道下作业，如果通风条件不好，风湿症和风湿病的发病率也较高。以上说明，气候、居住、工作条件是引起风湿症的重要因素。其次为了防暑而过食生冷，或长时间置身于冷水之中，过度的疲劳和久卧、久坐、缺少体力活动等都可以减弱机体的防病抗病能力，引起风湿症和风湿病的发生。所以说雨季多风湿症的说法是实践的总结，是正确的。

　　那么，怎样才能在风寒湿的环境中不得风湿症呢？首先我们谈谈奇妙的大自然，它既以乖戾的气候使得人们患病，却又为人们战胜风寒湿做了巧妙的安排。瞧，四川和东南诸省盛产风寒湿的天敌——辣椒、生姜、胡椒、肉桂等，人们常以此作为菜肴和调味品，它们就是驱风湿的佳品。当大家被"辣子"辣得口中嘘嘘、满身出汗的时候，却觉得胸中爽朗、遍体松快，这是什么原因呢？原来这些蔬菜中含有大量辛辣味的刺激素，可以引起交感神经的高度兴奋，使血流加快，组织代谢加强，汗液大量分泌，机体的抗病能力也随之加强了，平日浸受的风寒湿邪被一驱而净，真可谓"邪随汗去"。此外，适当地饮用一点酒，也可以帮助我们舒筋活血、驱散风湿。目前临床上使用的驱风湿药酒、活血止痛膏药乃至于医生开的治风湿的药方也都是在这一原理的指导下制作的，疗效也很好。

　　预防风湿的具体办法还有尽量减轻机体的过度疲劳,不要在疲劳的情况下喝冷水;淋雨、出汗时不要以冷水浇身;冒雨、涉水和坑道工作后最好使用热水浴,并蒸腾到汗出方止。久坐少动职业的人,一定要多多从事体育锻炼,而且应该每次运动到汗出方休。患有慢性疾病和肢体残疾的人,更应该选择自己力能胜任的运动。住处一定要有阳光,通风条件好,衣物勤洗勤晒;不穿湿衣,不睡湿被。此外,还应注意口腔卫生,预防感冒,减少链球菌感染的机会,这样就可以预防为害甚深的风湿症及风湿病的发生了。

第二十五章　哮喘病因病机及治则的探讨

历代医家对哮喘病机的见解颇多迥异,对其治疗多宗"发时治肺""平时治肾"的法则。笔者为求索更好的治效,试就其病因病机、治疗法则等略陈管见,以期诸同道教正。

一、病因病机

1. 历代医家的见解

(1) 主痰说:朱丹溪认为"哮喘专主于痰"。近代陈氏也认为"哮喘以痰为本病主"。因宿痰内伏,能反复发作,故不论其痰从何而来,发病之期应以痰为矛盾的主要方面,治疗必须祛痰。

(2) 多种病因相合说:《证治汇补》认为"哮为痰喘之久而常发者,因内有壅塞之气,外有非时之感,膈有胶固之痰,三者相合",发为本病。近代医家亦认为哮病"主因为宿痰内伏于肺","诱因外邪、饮食、情志、劳倦等皆有影响,且多互相关联,其中尤与气候关系最为密切"。

(3) 主火说:沈金鳌说,"独诸病喘皆属于热"。良由"诸逆冲上,皆缘之壮火食气,销烁肺金。真阴虚,故火盛旺"。

(4) 主虚说:王海藏说:"气衰不足故喘。"张介宾也认定哮喘"发久者,气无不虚……当眷眷以元气为念,必使元气渐充,庶可望其渐愈,若攻之太过,未有不致日甚而危者"。

(5) 宿根论:《景岳全书》说:"喘有宿根,遇寒即发,或遇劳即发者,亦名哮喘。"后世对"宿根"的见解不一,有的认为是痰,有的认为是素体不足,还有的认为是过敏原。

2. **病因病机的探讨**　上述之说,从不同角度揭示了本病的病机。笔者以诸医家的见解为基轴,结合患者的发病情况,对病因病机追本溯源,试加探析。

(1) 患者家族中多有哮喘、湿疹、荨麻疹等病史可询及,不少患者在幼儿时期即始发本病,有的患者迨至成人期肾气充盛时可不治渐愈。说明发病与先天素禀不足,肾气亏乏,病后体虚,以及幼儿期"脾常不足",肺脏尤娇,"肾常虚"有关。

(2) 患者易患感冒,每因气候转变,寒温失调,感受外邪,接触某物而引发本病。究其根由在于卫弱,卫弱良由肺脾肾之不足。缘"卫气根源于下焦,滋养于中焦,开发于上焦"。肺气虚不能宣发卫气以御邪;脾气虚不能滋养营卫、升发清阳而使卫外弱;肾气虚不能蒸发卫气而使卫气生源匮乏。故此认为,固表强卫的根本,当实肺脾肾之不足。

(3) 患者痰盛,且每因外邪袭犯而发生"痰随气升,气因痰阻"的病理变化。而痰是外邪犯肺和肺脾肾不足的病理产物。外邪袭肺,肺失宣肃可停津为痰,化火可熬津为痰,肺阴虚则火旺可灼津为痰,肺气虚通调输布乏力,体津可停聚为痰。脾气(阳)不足,运化失司,可聚湿成痰。肾气(阳)不足,气化不行,开阖不利,水湿可上泛为痰。

鉴于上述,故可认为:哮喘的内因是素禀肺脾肾不足,以致卫气虚弱,表卫不固,痰浊内生。外因是六淫的七情、劳倦、房劳、饮食及与患者不相容的某种物质,常触发本病。痰作为继发性致病因素,可碍肺之宣肃、气之升降,治当不可忽视,然非内在之因,外邪犯肺,肺失宣肃,痰阻气道,是病之标。肺脾肾不足,肺不主气,肾不纳气是病之本;这个本即所谓宿根,是人之"过敏素质"的造由,是招致哮喘持续状态和反复发作的主因。

二、治疗法则

本病发作期既有外邪袭肺或痰阻气道的标实证,又有肺脾肾不足而以肾不纳气为主的本虚证,加之喘逆不断地耗散肺气,而施补气培元药多缓不济急,须伍酸敛药急敛耗散之气,补敛相济,以冀肺气敛降、元气敛纳而喘平。故其治当依其证候,分清寒热和阴阳偏颇,立标本同治、宣降敛纳并举的法则。本病缓解期因标实证不显,肺脾肾本虚未复,常易被外邪引发,故治宜益气健脾、补肾培元为主,收敛元气、固表御邪为辅,旨在固本强卫,使元气敛藏根宅,杜绝生痰之源。其偏阴虚者,气阴同补;偏阳虚者,气阳同补。如此坚持服药较长时间,庶可望大减复发或根治。

三、遣方选药

鉴于本病特点,遣方选药总宜合其标本同治,宣降敛纳并举之法度。如选麻黄辛温宣散,善宣肺平喘、发散风寒;葶苈子辛苦性寒,善降泄行水、泻肺平喘,李时珍谓其"肺中水气愤郁满急者,非此不能除",其与麻黄相配,升降相协,相得益效;细辛辛温善散,能外散风寒,内化寒饮,为温肺平喘之良药,但医者常虑其中辛散力强,有小毒,多守"辛不过钱"之说,笔者证诸临床,入汤剂用 6 g 而无副作用,却能顿消病势;乌梅、五味子酸敛,能敛耗散之肺气,助纳上逆之肾气,且可制麻黄、细辛散之太过,其与麻黄、细辛相伍,一散一敛,定喘之效尤彰;射干苦寒善降,能清肺解毒、消痰散结;补肾阳药选温润不燥之补骨脂、淫羊藿、鹿角片、蛤粉等,与补肾精药枸杞子或熟地黄配用,旨在从阴引阳,以生发元气,并党参(或红参)、黄芪、白术等补肺脾之气以养元气,共同发挥肺脾肾运津消痰、固本强卫、纳气平喘之作用。上选之药,组合成方以治疗气阳虚的寒性哮喘。若系气阴虚之热性哮喘,可以上方化裁,加咸寒泄降、通络止痉之地龙,以清热解毒,利尿平喘;加适量大黄泻热通便以助肺气清肃;加大量石韦清热利湿,消痰平喘;并加麦冬、五味子敛肺滋肾,助肾纳气平喘。

四、辨治举隅

1. **肺热伴气阴虚例** 朱某,女,30岁,本市塑料厂工人。1983年3月21日诊:患者有哮喘病史15年,不分季节每因感冒而发;诊得面色青赤,喉间哮鸣,入夜则哮喘大作,少咳无痰,不能平卧已14天;伴有心慌憋闷,口干咽燥,口苦厌食,大便滞下,舌红,苔黄中剥,脉细数无力。患者素体本虚,今外邪客肺化热,耗气伤阴,肺失宣肃,故拟标本同治,宣肃敛纳并举。处方:麻黄9 g,葶苈子、党参各25 g,细辛5 g,乌梅、射干、五味子各10 g,地龙、麦冬、补骨脂、枸杞子各15 g,大黄4.5 g,石韦30 g。每日1剂,水煎3次,分3次服(下同)。投药2剂,患者哮喘平,大便调,停药观察;隔3日哮喘复作,原方加淫羊藿12 g,又药10剂,病情稳定,嘱晨服固表散(自拟方:黄芪、僵蚕、蝉蜕按7∶3∶2配方)12 g,晚服参蛤散(红参、蛤蚧按2∶1配方)5 g,七味都气丸7 g,如此服药40天,有年余哮喘未发。

2. 肺寒伴气阳虚例　陈某,男,34 岁,本市汽运公司司机。1979 年 5 月 6 日诊:患者诉自幼即发哮喘,虽治未效,但于 18 岁后竟不治而愈,24 岁后每年春季发作;近 46 天来哮喘持续不解,夜不安卧,端坐喘息,缘于劳累过度,酒后夜行当风而发,经治未效。刻下:面色青晦,额汗淋漓,痰多色白,胸膈窒闷,心慌气促,行动艰难,形寒肢冷,虽时值初夏,仍着厚衣,唇绀,舌淡,苔白腻,脉沉细数。证属肺寒伴气阳不足,缘肺脾肾素禀不足以肾虚为主,加之积劳益损,外感风寒,以致肺失宣肃,肺不主气,肾不纳气,哮喘不已。此案与经旨"夜行则喘出于肾,淫气病肺"颇为合拍。姑予标本兼治,益气助阳,宣降敛纳并举。外方:麻黄 9 g,细辛 5 g,葶苈子 25 g,乌梅、五味子、桂枝各 10 g,白术 15 g,黄芪、党参各 3 g,射干、补骨脂、淫羊藿、鹿角片各 12 g。投药 10 剂,患者神情俱佳,哮喘平息;停药 1 周,因受凉哮喘复发伴吐泻,予小青龙汤合理中汤进服 3 剂,吐泻止,痰仍多,哮喘未平,改予 5 月 6 日方将葶苈子改为 30 g,细辛改为 6 g,并加干姜 5 g,连服 7 剂,哮喘复平;嗣后嘱服玉屏风散(黄芪、白术、防风按 7∶3∶2 配方)12 g,六君子丸 6 g、五味子粉 3 g,如此坚持服药 40 余天,随访 4 年未发。

第二十六章 燥病探源与抗燥治疗

　　风急天高的深秋以刚劲燥烈的气势夺走了大地的绿装,也同样给人们带来了"燥病"。它使许多人发生皮肤皱揭脱屑、鼻息作热、口干渴、咽喉肿痛、唇舌及口腔破溃、大便秘结,有的还会引起鼻衄、齿衄。而肺结核、支气管扩张、肺气肿的患者,会出现干咳或咯血;痔疮患者会因便秘而诱发便血;高血压、心脏病、眩晕症的患者也可能发病。

　　这是什么原因呢? 中医学认为,秋天属金,燥气当令易耗伤万物的津液。大地为之龟裂,树木为之枯萎,人也为之津液亏损。诚然,秋季雨水渐少,空气湿度下降,加之气温渐趋寒冷,人体表水分丧失,皮肤、黏膜表面干燥,毛细血管脆性增加,人体的组织器官也会产生相对收缩,特别是管腔部分较为明显,于是便会出现上述症状,体质差的慢性病患者则往往因适应性差而发病。

　　大自然以其乖戾的气候使人致病,却又巧妙地为人们提供了防燥的条件。秋季成熟的梨、柿子、甘蔗、苹果和南方盛产的香蕉,即是防燥佳品。它们以肥美甘润的果汁和丰富的维生素,既给人们以甜美的享受,同时也驱散了可恶的燥邪。当然,对一些较重症状及复发的慢性病,还应进行必要的治疗。若咽干口燥,喉头肿痛,唇舌破溃,除服用维生素 B_2、维生素 C 外,还可用中药沙参 12 g、麦冬 12 g、玄参 12 g、生地黄 12 g 煎服。鼻腔、齿龈出血,便血、咯血可用白茅根 30 g、芦根 30 g、墨旱莲 30 g、生大黄 12 g 煎服。发作眩晕者可用菊花 12 g、生何首乌 12 g、钩藤 12 g、生大黄 12 g 煎服。发作胸闷、心悸及心前区疼痛的患者则应立即去医院认真检查和治疗。此外,为了预防燥病的发生,还可用洗净的梨皮或甘蔗皮阴干,煎水代茶饮,既经济又行之有效。

第二十七章　神经症的中医辨证治疗

一、概述

神经症,包括神经衰弱、癔症。该病多发于青壮年,其病因与精神创伤、长期过度紧张疲劳,致使大脑皮层兴奋抑制功能紊乱有关,尚有各种内脏神经症(如心血管神经症,胃肠神经症等),更年期综合征的神经精神症状也有与其相同者。中医学《金匮要略》记有"妇人脏躁,喜悲伤欲哭,象如神灵所作,数欠伸",及"奔豚病,从少腹起,上冲咽喉,发作欲死,复还止皆从惊恐中得之",属癔症范围。Hysteria原为希腊文子宫之意,来源于中世纪,认为本病因子宫运动而来,这显然是错误的。巴甫洛夫学说认为,本病的产生与患者的神经类型及精神创伤有关。详细发病机制,迄今还有不同认识。

中医学没有神经症的记载,举凡不寐、惊悸、头痛、眩晕、遗精、郁病、虚损等症皆可由本病所致。《章太炎医论》指出:"今世所谓精神者,自癫狂以外,则百合病久病之后,气血亏损,波及脏腑功能,一时失调也可致病。"其所指百合诸症与现代医学所指的神经症类似。本病多由七情所致,大病久病之后,气血亏损,脏腑功能暂时失调也可致病。本病主要与心、肝、脾、肾四脏关系密切,治疗方面多立足辨证施治,补益气血,调整脏腑,临床也多有效。

二、病因病机

1. 忧惧失望、思虑过度致七情所伤,阴虚阳亢,阴难内守,阳气浮越,致心神、肝魂不稳而生多种证候(责之于肝郁)。

2. 脾失健运,痰浊内生,化火生风,或扰于脑窍,或阻于络脉,气血运行受阻,脏腑经络失养可引起多种证候(责之于痰)。

3. 或因劳倦,或因思虑,或因情志,致气血阴阳亏损,肾精空虚,无以填精充脑,清窍不清,也可引起多种证候(责之于肾精)。

4. 大病久病之后,气血大伤,营卫失和,也可引致该病,正如章太炎先生云:"百合之候,伤寒热病愈后往往见之,久亦自愈。颇有形体如常,读书治生亦所不废,而精神疑诅,心持两端,多所畏怖者,不尽于大病先后见也。"又云:"暴病血热,则神经昏迷,锢病血虚,则神经失用。"以上均指出了该病与病后的密切关系。

此外,性格特点、思想水平、医源性因素也可导致本病的发生,但终不离心、肝、脾、肾之失调。

三、症状

神经衰弱的患者主要特点为大脑皮层易于兴奋和迅速疲劳,相当于中医的气阴两虚证。轻症患者表现为头昏晕胀痛,失寐多梦,健忘,心神不宁(注意力难以集中),同时情绪低沉,精神萎靡,烦躁易怒,男子阳痿、早泄,女子不月。患者疑虑多端,焦躁不宁。

神经衰弱的患者尚有主诉多而客观体征少的特征。多数患者只有手指和眼睑颤动,腱反射活跃,脑电图显示皮层兴奋性增强的双侧对称低波幅快波。

癔病患者多情感反应强烈而不稳,敏感,好胜,自负,暗示性强,精神症状常有情绪不稳,易激动,时常暴跳如雷,大吵大闹,撕衣毁物,号啕大哭或胡言乱语,手舞足蹈,狂笑不止等。其精神状况与实际生活有关,而不脱离现实,且有戏剧性。少数患者有错觉及幻觉,如不言、不食、少动,违拗及对周围反应迟钝(称为癔症性木僵)。

运动方面的症状,可出现运动兴奋与运动抑制症状,前者可表现痉挛发作、震颤等,后者可表现各种形式的瘫痪、缄默等。

感觉方面的症状,可表现为身体某一部分感觉过敏,感觉异常或感觉消失,其特点为感觉障碍的范围与神经分布区不一致,与正常部位常截然分开(如自中线分开的半身感觉障碍),可受暗示影响而不断变化。有的患者表现出五官方面的症状,如突然失听、失音、失明、视野缩小或黑蒙。植物神经和内脏器官方面症状可见咽部阻塞感(癔症球,中医称梅核气),呃逆,呕吐,心悸,呼吸困难和血管舒缩功能障碍如皮肤发凉、发绀及皮肤肢体麻木等。

四、辨证治疗

中医根据见症,加以分型、立法、治疗。临床上常分为以下6型。

1. 阴虚肝旺型

主证:头昏耳鸣,眼花干涩,急躁易怒,少寐多梦,口干咽燥,手足心热,舌质红,脉细数。

治则:滋阴平肝。

方药:杞菊地黄汤加减:枸杞子、菊花、生地黄、山茱萸、牡丹皮、白芍、生牡蛎、酸枣仁。

2. 心血虚型

主证：心悸失眠，健忘多梦，舌质淡，脉细。

治则：养血安神。

方药：黄连阿胶鸡子黄汤加减：黄连、阿胶、生白芍、生地黄、炙甘草、茯神木、鸡子黄、牡蛎、酸枣仁、柏子仁、丹参、五味子。

3. 心脾两虚型

主证：心悸，健忘，失眠，多梦，食少，腹胀，便溏，疲倦无力，面色萎黄，舌质胖，周有齿痕，苔白或腻，脉细弱。

治则：补益心脾。

方药：归脾汤加减：党参、茯神、白术、当归、龙眼肉、远志、酸枣仁、炙甘草。

4. 心肾不交型（肾水亏耗，心阳偏亢，水火不济）

主证：心悸，心烦，失眠，遗精，健忘，耳鸣，腰酸腿软，脚跟痛，口干，五心烦热，舌质红，脉细数。

治则：滋补肾阴，交通心肾。

方药：六味地黄丸合交泰丸加减：川黄连、生地黄、牡丹皮、山茱萸、金樱子、山药、油桂、酸枣仁、远志。

5. 肝气郁结型

主证：两胁肋胀痛或走窜而痛，胸中闷阻，心情不舒或咽喉发堵（梅核气），口干而苦，苔少，脉弦。

治则：舒肝解郁。

方药：逍遥散加减：柴胡、当归、白芍、白术、香附、青皮、川楝子。咽堵加紫苏梗、厚朴、乌梅。

6. 肾阳不足型

主证：遗滑精冷，阳痿早泄，性欲减退，腰脊疼痛，畏冷肢凉，两腿无力,面目、四肢浮肿,苔水白,舌质淡胖,脉沉弱。

治则:补肾助阳。

方药:右归饮加减:熟附子、肉桂、山茱萸、山药、淫羊藿、菟丝子、巴戟天、金樱子。

五、神经症痼疾的治疗探讨

由于神经症症情复杂,症状交错,病程漫长,临床治疗常有累难见效者,尚须辗转试探,逐步摸索。目前多用疏肝解郁,大剂量重镇安神、调和营卫、行血活瘀等法,临床常见效果霍然,现举例介绍如下。

何某,女,67岁,家庭妇女,肥东人,1963年11月就诊。

自诉:周身骨节不可触,触则呃逆不止,病史年余,多治疗不效,诊者以手按肩背、骨骼及髂前上棘,患者果然呃逆不止,时久则呼唤痛苦难忍,松手后果然呃逆即止。询问病史,往无他疾,唯常与儿媳争纷,胸脘闷阻,喜叹息,两胁时觉胀疼,口干,舌红苔少,脉弦无力。似与郁病有关,遂与逍遥散加大剂量疏肝解郁药:柴胡12 g,生白芍9 g,玫瑰花12 g,绿萼梅9 g,川楝子12 g,蒺藜18 g,乌药12 g,青皮9 g,广郁金9 g,生香附9 g,鳖甲30 g,炮山甲9 g。每日1剂,2煎。3剂后症情大减,按诸骨节呃逆转为轻浅,次数减少,也有不生呃逆。原方加牡蛎18 g,再进3剂,诸症悉退。

徐某,女,48岁,农民,芜湖人,1973年7月就诊。

代诉:月经3月未至,喜独处,喜猜疑,多愁易怒,时悲痛欲绝,时嘻不止,寻衅不遂,反捶胸顿哭,家中碗筷尽皆被摔,嘻笑时又口中念念有词。其人容颜消瘦,颧泛红润,脉来弦涩而迟,舌淡尖边红,苔薄黄少津。患者素性娴静,不多言语,今一反常态,又正值更年,似妇人脏躁(更年期精神分裂症),营卫失调,投甘麦大枣汤加减：炙甘草 12 g,麦冬 18 g,大枣 20 枚,浮小麦 30 g,当归 12 g,合欢花 12 g,太子参 12 g,陈皮 9 g。连服 3 剂,患者精神宁静,悲哭嬉笑渐止,尚呆坐神痴,饮食少进。上方加半夏 6 g、姜竹茹 12 g、生谷芽 18 g,再进 3 剂,患者饮食起居如常人,唯消瘦乏力、神疲,再与八珍汤调补气血。

赵某,男,23 岁,知青,芜湖人,1977 年 11 月就诊。

自诉：因蒙受精神刺激后失眠,已历年余,近来症情加重,彻夜不眠已 19 天,烦躁不安,神疲乏力,欲睡又不能入睡,不睡又精神萎靡,极端痛苦,此间曾使用逍遥散、归脾汤、交泰丸、柏子养心丸、天王补心丹、黄连阿胶鸡子黄汤之类,均未见效。诊其脉浮滑而软,重按无力,舌红无苔,一派阴虚阳越之象,使用滋阴敛阳、大剂重镇之品：石决明 30 g,牡蛎 30 g,龙齿 18 g,磁石 30 g(纱包),飞辰砂 4.5 g,酸枣仁 30 g,地龙 30 g,龟甲 30 g,鳖甲 30 g,琥珀末 9 g(分吞),丹参 30 g。以生铁落半斤先煎取汁 3 杯(约 750 mL)再煎上药。第 1 剂后 2 小时患者即生睡意,当日下午 5 时即入睡,至次日上午 7 时方醒;又以上药减量 1/3 再服 5 剂,诸症悉减,每晚可睡 6～8 小时。因患者形体瘦削,气血亏损,阴虚证尚著,与六味地黄丸合天王补心丹长服,随访半年未再发作。

陈某,女,29 岁,农民,当涂县人,1972 年 4 月就诊。

患者产后满头痛,畏风冷,以布裹首,痛时须以 60～70℃ 左右之温水浸泡头部,疼痛尚得略略缓解,脉沉弦,舌暗红,苔白腻厚。初以羌活胜湿汤 3 剂不效,再投温胆汤 3 剂也未见效,嗣后又给重镇安神药仍无效。再诊其舌暗红中有少许紫斑,脉弦中夹涩,似与瘀血头痛有关,遂改投通窍活血汤加减：葱白 7 根,生姜 3 片,当归 9 g,川芎 9 g,丹参 9 g,延胡索 12 g,红花 9 g,桃仁 9 g,藁本 9 g。诸症尽退,嘱服当归养血膏巩固疗效。随访 5 年,未见再作。

第二十八章　更年期综合征营卫失和病机初探

　　女性更年期是指妇女从性成熟期逐渐进入老年期的过渡,包括绝经前期、绝经期和绝经后期,在此过程中,由于机体神经内分泌的紊乱,可出现一系列性激素减少所致的症状,称为更年期综合征。更年期综合征在中医学可归属于绝经期前后诸证、脏躁等范畴。传统上认为肾气衰退引起的诸脏腑乃至全身功能失调是造成更年期综合征的主要原因。在临证中,我们发现更年期综合征患者往往表现出一系列营卫失和的症状,在补益气血、疏肝解郁、安神定志的基础上通过调和营卫的方法,往往疗效颇佳。神经内分泌紊乱为更年期综合征的主要原因已无疑义,随着近年的神经-免疫-内分泌网络研究的兴起,有文献指出任何疾病都可以表现为此网络的紊乱。因此,深入探讨营卫失和在更年期综合征神经内分泌紊乱发病规律中的作用,对于指导临床用药及病、证的客观化和规范化的研究,进而探讨营卫实质有着重要的理论和实践意义。

一、营卫失和是更年期综合征病理变化的综合表现

中医学对于更年期综合征的生理、病理变化早有认识。《素问·上古天真论》云："女子七七，任脉虚，太冲脉衰少，天癸竭，地道不通，故形坏而无子也。"此时肾气渐衰，天癸逐渐减少以至紊乱、消失，月经将断而至绝经，由于素体因素及生活环境的影响，不能适应此生理过渡时期，出现了脏腑阴阳气血不协调的一系列病理变化。肾气衰退是更年期生理性转变的趋势，是引发天癸、冲任虚惫的基本原因，亦是造成更年期综合征的基本病理因素。

更年期综合征的肾气衰退引起了两方面的病理变化：一方面，肾气的衰退引起了阴阳失衡，以肾阴虚为主或以肾阳虚为主；另一方面，肾气的衰退造成了脾胃之气的衰退。在此过程中，或以肾气衰退为主，或以脾胃之气衰退为主，二者共同造成了机体整体功能的衰退，营卫不和正是在此基础上产生发展的。从气的生成角度来看，肾气属先天，营气和卫气属后天，如《素问·痹论》说："营者，水谷之精气也，和调于五脏，洒陈于六腑，乃能入于脉也。"先天之肾气与后天之精气应相须为用，相互滋生，才能达到动态平衡。因此，肾气的衰退必然引起脾胃功能的衰退，脾胃失煦，化源不生，则营卫不足，加上素体因素及环境的影响，则出现营卫失和的表现，即《伤寒论》所云"卫气不共荣气和谐故尔"。

此外，由于更年期整体内分泌功能的失调，机体阳气渐衰，如《素问·上古天真论》云女子"六七，三阳脉衰于上，面皆焦，发始白"的状态，阴液缺少阳气的温煦和化生更显缺乏。此时，物质基础缺乏，功能相对亢奋，出现阴阳失衡，脏腑气血不协调的改变，即阴虚火旺的证候，则更加重了营卫失和的病理状态。故更年期综合征患者可表现出一系列复杂的临床表现，如眩晕耳鸣、烘热汗

出、心悸失眠、月经异常变化(经期紊乱,经色、经质、经量改变)、面目及下肢浮肿、纳呆便溏等症状,其中以营卫失和的表现尤为突出。

二、调和营卫是从整体上调整脏腑阴阳

更年期综合征的表现和治疗,从《内经》《伤寒杂病论》始,经过《景岳全书》《傅青主女科》,至近代张锡纯《医学衷中参西录》,所论均不离阴阳两纲。在临床中,更年期综合征营卫失和主要表现为发热、汗出、易感外邪、心悸失眠等症状,重者可出现精神恍惚、喜悲哭、烦躁易怒等神经精神症状,治以调和营卫与补益脾肾并重,桂枝汤和甘麦大枣汤为其基本方。究其方义,无论是桂枝汤中的桂枝、芍药或是甘麦大枣汤之甘草、大枣,均是补脾胃以生气血,调阴阳以求平衡之意。现代研究表明,桂枝汤对体温、汗液分泌、免疫与内分泌功能有双向调节作用。桂枝中的桂皮油能扩张血管,增加和调节血液循环;白芍中的白芍总苷可增强巨噬细胞的吞噬功能,增加心肌血流量,改善心肌供血的作用。在治疗上,现代医学主要是对症治疗或雌激素替代治疗。

对于患者整体的内分泌失调来说,无论是采用雌激素的序贯治疗还是雌激素、孕激素的联合用药,作用并不明显,甚至会引起乳胀、白带多、头痛或水肿等反应。给予调和营卫的桂枝汤或甘麦大枣汤加减治疗后,患者的烘热汗出、烦躁易怒、心悸失眠等症状有显著改善。有研究表明,对于心悸怔忡、自汗出、多梦惊恐的冠心病患者采用和营法治疗效果显著,对此虽未做过大样本调查,但就其个体疗效来看,其作用优于单纯西药治疗的效果,我们推测其机制可能是通过调和营卫使机体阴阳重新达到平衡,从而改善机体的神经内分泌状态而起效的。

三、营卫失和与神经内分泌紊乱的内在联系

现代医学认为,神经内分泌的失调是引起更年期综合征的主要原因。更年期最早的变化是卵巢功能的减退,然后表现为下丘脑和垂体功能的减退,即下丘脑-垂体-性腺轴发生整体功能的衰退。激素水平的改变以雌二醇(E_2)、孕酮(P)、卵泡刺激素(FSH)、黄体生成素(LH)最明显。机体的这种变化在生理状态下可通过自稳系统的调节经过一段时间而达到新的平衡,某些患者不能适应机体的这种变化,则表现出较明显的症状,故更年期综合征存在着时间长短不同和症状轻重有别的现象。

从中医学角度看,脏腑阴阳失调会导致营卫不和,营卫失和与神经-内分泌-免疫网络又存在着某种内在联系。《灵枢·邪客》云:"荣气者,泌其津液,注之于脉,化以为血,以荣四末,内注五脏六腑。"说明营气有着内泌津液的功能。李中梓在《内经知要》中有"肾水主五液,五气所化之液悉归于肾"的说法。此处的五液可能与现代医学的内分泌激素有着某些内在的联系。通过梳理中医学对营卫认识的发展脉络不难看出,营卫理论虽是用阴阳哲理解释人体脏腑气血功能的体用问题的理论,但营卫的实质却是物质的,即营卫可以理解为具有阴阳属性的功能化物质。无论是营气的"泌济津液"或是卫气的"温分肉而充皮肤",都是其物质化的表现。因此,营卫泌济津液功能的改变与更年期综合征神经内分泌变化存在着相似的性质。

四、讨论

上述理论及临床提示,更年期综合征营卫失和病机的实质与神经内分泌紊乱存在着一定的相关性。我们认为,人体可能存在

一条以肾气为中心的调节链,天癸、冲任、营卫是此链的一系列基本环节,其功能类似于下丘脑-垂体-性腺轴,肾气的变动影响着天癸、冲任、营卫的功能,其中营卫可能是与神经内分泌相联系的实体物质,其实质可能是某些具有内分泌功能的脏器或效应物质,其功能与现代医学的内分泌的作用相类似。因此,临床上可通过检测更年期综合征患者 P、E_2、FSH、LH 等一系列激素的变化,指导更年期综合征的治疗,以探明更年期综合征营卫失和病机的实质。

第二十九章 运用"下病上取"理论治疗子宫内膜异位症的经验

子宫内膜异位症病变广泛,形态多样,极具浸润性,可形成广泛而严重的粘连,又具有激素依赖性、易于复发等特点。现代医学关于子宫内膜异位症的发病机制的理论主要有子宫内膜种植学说、体腔上皮化生学说、淋巴和静脉播散学说等。现代医学对于子宫内膜异位症主要采用期待疗法、手术及促性腺激素抑制剂等药物治疗,但复发率高,药物治疗副反应较大,如引发闭经、更年期综合征等。

子宫内膜异位症可归属中医学"痛经""癥瘕""月经失调""不孕症"等病证范畴,中医药在治疗子宫内膜异位症方面的优势显著,辨证治疗、用药方式多样化,既能缓解症状(尤其是针对痛经、月经不调方面),且无明显毒性和副作用(尤其是补益类及活血化瘀类中药),对机体免疫系统的调节具有双相性和多效性,因此更加适合有生育要求的轻中度患者。而瘀血是中医学术界公认的子宫内膜异位症的致病因素,如张景岳《景岳全书·妇人规》曰:"瘀血留滞作癥,唯妇人有之……气逆而血留,气虚而血滞……气弱不行……则留滞日积而渐以成癥矣。"大多数医家在对子宫内膜异位症的治疗上均把活血化瘀作为根本治疗大法。

一、对子宫内膜异位症的诊疗思路及用药经验

1. **诊疗思路** 由于现代疾病病机趋于复杂化、综合化,单纯运用活血化瘀疗法治疗子宫内膜异位症疗效欠佳。结合妇女的生理特点,考虑到多数子宫内膜异位症患者并非单一致病因素,常由于气滞、瘀血、痰湿多种因素之间胶结不解日久,终致癥瘕包块。肝郁气滞是其最基本的的病理基础,虚实兼夹、多痰多瘀是基本病理变化,而肾阳失于温煦、痰瘀交阻等则是其病理发展的结果。正如《灵枢·百病始生》云"若内伤于忧怒,则气上逆,气上逆则六输不通,温气不行,凝血蕴里而不散,津液涩渗,著而不去积皆成矣",这与子宫内膜异位症发生发展的基本规律相似。

首先,"百病生于气"。人体是一个有机整体,气机升降出入运动是人体生命活动的基本形式,其功能障碍是导致各种疾病的根本原因。因此,结合"天癸既行,皆从厥阴论之"(刘河间《素问病机气宜保命集·妇人胎产论》)及"女子以肝为先天"(叶天士《临证指南医案》)等古训的启发,笔者认为肝病多郁,故以肝气郁结立论辨治本病,故疏理肝经、破气散结、解郁止痛先。

其次,痰瘀互结致病理论已逐步被中医学界所重视,痰瘀同源且痰瘀可同治同样适用于子宫内膜异位症的基本病机。痰饮既生,随气机升降无所不至,拥塞脉道而生瘀血;瘀又阻碍气机,郁久化热,津液输布失常而成痰。体内异位病灶多为离经之血瘀与离源之津液互结阻滞于冲任胞宫而致,正如国医大师邓铁涛教授所指出的:以津血同源为基本理论依据的痰瘀相关理论广泛见于疑

难杂症,其中,痰是瘀的早期阶段,瘀是痰的进一步发展。联合运用涤痰化瘀药物以求使有形之癥瘕积聚缓消于无形,终得痰消瘀散。

对于临床顽固性子宫内膜异位症患者,笔者采取疏肝行气、涤痰化瘀法仍不奏效,后突破传统治疗模式,以《内经》中"上病下取,下病上取"的整体观念为指导,其文献最早见于《素问·五常政大论》"气反者,病在上,取之下,病在下,取之上",《灵枢·终始》"病在上者,下取之;病在下者,高取之",即通过人体上下内外经络的联络贯通及气机升降的相互影响而治疗疾病。受该理论启发,笔者创新地运用辛香走窜治疗上焦病症的药物,以其辛散香通、温燥透达、走窜气机之力,达到通调下焦冲任血脉之目的,并可引其他药物直达病所,则气机可通,痰瘀得消,肾阳得温矣。

2. **组方用药经验**　在上述诊疗思路的指导下,笔者在治疗组方原则上择四磨饮、柴胡疏肝散、金铃子散、二陈汤、少腹逐瘀汤、四物汤、四逆汤之方义综合加减化裁以治之。临证以疏肝解郁之品为君,沉香、乌药、青皮、蒺藜破气散结,佛手、绿萼梅、制香附、川楝子、生白芍疏肝解郁以止痛;臣以附子、油桂、干姜、艾叶温暖胞宫冲任,择半夏、胆南星化痰散瘀结,予川芎、赤芍、三七、牛膝行血破瘀以达"通则不痛"之目的,再择血肉有情之品如蜈蚣、全蝎、鳖甲走血脉经络而涤痰祛瘀止痛,使癥瘕积聚之有形之物缓缓消融于无形之中。此外,灵活佐用藁本、白芷、细辛等常用于治疗上中焦病症的药物,以其辛温透达、走窜气机之功运用于下焦病症,临床每用于顽固性子宫内膜异位症患者,犹如枯木逢春。白芷归肺、脾、胃经,《本草求真》谓其"气温力厚,通窍行表……能治阳明一切头面诸疾",药理研究表明其还具有抗炎、解痉、舒张动脉血管、加快血液流动、改变血液性质、止痛的作用;藁本,辛温,入膀胱经,有温中止痛之效,具有辛香走窜、善循经络而行的特点;细辛,辛温,归肺、肾、心经,辛温走窜,达表入里,助阳化气。上三味虽为佐药,然既可发挥活血化瘀、理气散结之用,又可助其他药物吸收扩散。综上,对于使用传统辨治方法无效的病患,此"下病上取"之法不失为治疗的新途径。

3. 典型病案举隅　程某,女性,32 岁,公务员,安徽人,2013年1月22日因"少腹痛伴乳房胀痛3年余"就诊。患者3年余前开始因工作压力大,出现少腹疼痛,经期加重,甚则剧痛虚脱;经期双侧乳房、乳头硬结,触痛明显;月经量少、色暗,有紫黑色瘀块,并出现焦虑症状。患者曾于2009年在安徽医科大学第一附属医院诊断为右卵巢子宫内膜异位囊肿、盆腔子宫内膜异位症。2009年12月20日该院妇科 B 超示右侧附件区囊性包块(40 mm×27 mm),考虑为右侧子宫内膜异位囊肿,经腹腔镜检查,证实盆腔内多处巧克力囊肿包块,并做数处切除后,服用激素药物加桂枝茯苓丸治疗,症状未能减轻,且趋加重,后又至中医院妇科门诊服用少腹逐瘀汤、补肾祛瘀方等,均未取得明显疗效。

初诊:患者面容憔悴,面生褐斑,问诊同前,舌淡暗苔薄白,脉沉弦。中医诊断:经行腹痛;癥瘕。辨证:气滞血瘀。西医诊断:子宫内膜异位症。治法:行气化瘀、温宫止痛。处方:沉香5 g,乌药30 g,青皮10 g,蒺藜30 g,川楝子10 g,佛手15 g,玫瑰花15 g,制香附15,制附子10 g,油桂10 g,干姜12 g,艾叶15 g,制半夏12 g,胆南星10 g,全蝎5 g,蜈蚣2条,鳖甲12 g,川芎15 g,赤芍15 g,三七5 g,怀牛膝18 g。上药浓煎3次,混合取汁750 mL,每日3次,早中晚各1次,每服250 mL。

二诊(2月4日):服药10天后患者诸症稍减,月经如期而至,但少腹疼痛仍剧,遂来复诊。笔者在原方基础上,加藁本15 g、白芷 15 g、细辛 5 g,嘱其经前及经闭后服用上方,共服 30 天。

三诊(3 月 11 日):患者少腹疼痛症状明显缓解,无乳房、乳头胀痛等不适症状,经量增加,经色转红,有少量血块,妇科检查显示腹腔内巧克力囊肿包块显著减少,遂嘱继续服用上药至 60 天。之后患者诸症悉退,生活起居、经带均如常而停药;随访至今,未复发。

按: 在临床上不仅要结合妇女的生理特点,而且应考虑到多数子宫内膜异位症患者多为气血痰瘀多种因素之间胶结不解日久而致。因此,治疗上标本兼治,综合用药。疏肝解郁、活血化瘀以达"通则不痛"之目的,以血肉有情之品走血脉经络而涤痰祛瘀止痛,使癥瘕积聚之有形之物缓缓消融于无形之中。附子、油桂、干姜之类温暖胞宫,调动体内诸阳以防阳气被遏。诸药相济,祛瘀生新,通达冲任。若效仍欠佳,独辟蹊径,以《内经》中"下病上取"的整体观为依据,加用藁本、白芷、细辛等辛香走窜药物。此类药物虽常用治上中焦病症,但其辛香走窜之力可通达下焦冲任血脉,且助其他药物直达病所,诸症皆缓。综上,在疏肝理气、活血化瘀、化痰散结的基础上配伍辛香走窜类药物,不失为一种缓解子宫内膜异位症临床症状、防止复发的创新而有效的方法。

第三十章　病　案　五　则

一、治愈慢性前列腺炎伴发男性不育症案

笔者曾使用中医清热解毒兼补肾填精法,治愈慢性前列腺炎伴发男性不育症一例,治疗效果颇佳,特记录于此。

胡某,男,35岁,工人,门诊号37710。

患者于1965年因急性尿路感染伴发急性前列腺炎,因治疗延误而成慢性,反复急性发作多次,症状为:尿道口、尿道灼痛,小便淋漓,小便及大便前尿道口有白浊流出,后期情绪紧张或用力时白浊即出,且头昏乏力,精神萎靡,失眠多梦,健忘。指检前列腺肥大、质硬,前列腺液检查示:量少稀薄,脓球(＋＋),白细胞(＋＋＋),红细胞(＋＋)。患者曾长期接受抗生素及中药治疗,收效不显。

1970患者结婚,发现有阳痿、性交时不能射精。婚后其爱人一直未受孕。经妇科检查,其爱人健康无病。患者遂于1978年7月28日对精液做精子形态、计数、活动力检查,结果为:计数

3.2×10^7,活力情况差,死精子占 60%,确诊为慢性前列腺炎伴发继发性男性不育症,继续使用抗生素及维生素 E 治疗,疗效欠佳;又行改用中医养阴滋肾之剂,症状加重,1979 年 4 月 23 日精子计数降至"0"而转来我门诊治疗。根据病史,结合中医论治,此患者属正虚邪恋,宗治病必求于本,故先治以清热解毒、利湿之法。1979 年 4 月 26 日三黄汤、银翘散加减方:川黄柏 12 g,黄连 5 g,白花蛇舌草 30 g,半边莲 30 g,金银花 18 g,连翘 12 g,蒲公英 15 g,紫花地丁 12 g,青皮 12 g,天台乌药 15 g,蒺藜 18 g,一枝黄花 30 g。每日或隔 1~2 日服 1 剂。嘱戒房事,忌酒及辛辣之品,并嘱停服其他药物。服药 102 剂后,患者自觉症状明显好转,1979 年 10 月 11 日精液检查:量约 6 mL,精子计数 4.2×10^7,运动一般。继用中药控制症状,并加用大剂温补肾阳、填补肾精之品,使用五子衍宗丸为主方加减:菟丝子 30 g,枸杞子 15 g,金樱子 15 g,半边莲 30 g,白花蛇舌草 30 g,青皮 12 g,一枝黄花 30 g,川黄柏 12 g。每日 1 剂,共服药 21 剂。1979 年 11 月 2 日精液检查:精液量 6 mL,计数 10.3×10^7,无形态异常,死精少(不超过 10%),活动力良好。因射精不良,嘱其用人工授精法(即以注射器收集精液,立即向子宫颈口注入),如此 10 余次,其爱人于 1979 年 12 月受孕,1980 年 9 月生一女孩。

根据上法,笔者曾治数例,具获良效,上例最为典型,特记录下来以供同道参考。

二、加减茯苓皮汤治疗发热不退案

例一:李某,男,48 岁,1972 年 5 月 18 日初诊。

患者于 1972 年 2 月初开始发热不退,早晨 6 时体温 37.5℃,10 时升为 38~38.5℃,14 时至次日晨 4 时体温 38.5~39℃,旋后体温渐降。病史迁延 2 月余,多次住院检查未能确诊。西医先后使用多种抗生素、抗病毒药物、抗结核药物及激素、免疫制剂环磷酰胺等试验性治疗,未获效果。中医根据辨证曾使用过辛温、辛凉解表、清热利湿、清热解毒、养阴清热及甘温除热等治法,也未获效,在支持疗法维持下,于 5 月 18 日上午 9 时,再邀中医会诊。

症见:首重如裹,肢体酸楚,偶有畏风怕冷或寒热往来,午前神志尚清,午后神疲乏力加重,时有昏蒙,口干不欲饮,胸闷时烦,腹胀大便结,数日一行,溲短赤而热,其人面垢,舌淡胖舌尖红,苔腻根厚,脉濡滑微数。此寒湿困脾,中阳阻抑,郁久化热。遂与加减茯苓皮汤:茯苓皮 30 g,大腹皮 12 g,苦桔梗 12 g,北连翘 12 g,焦栀子 12 g,白通丝 12 g,薏苡仁 18 g,藿香 12 g,薄荷 12 g,煨草果 10 g,黄芩 10 g,炒神曲 12 g,芦根 30 g。

当日上午 11 时,患者于体温 38.9℃的情况下,进服上药第一煎,12 时 30 分患者即周身出汗,13 时体温降为 36.7℃,患者仍按医嘱服完 3 剂中药。5 月 21 日再诊时,患者热退神清,体温 37℃,诸症尽解,故嘱停药,因患者家属疑虑,又复撮药 15 剂自服,随访至今,除偶遇外感,发热数日而解外,未再见发热不退。

例二:杨某,男,60 岁,1993 年 11 月 8 日初诊。

患者自诉持续发热(38℃)1 月余,曾服先锋、螺旋霉素,不见热退。症见:晨轻夜重,畏风寒,头昏体酸,四肢重着无力,口干咳嗽,不欲饮水,呕恶纳呆,小溲赤热,大便秘结,面色萎黄,舌质淡红,苔白黄腻,脉弦滑。证属寒湿浸渍,湿困中阳,郁积日久,寒热错杂。方用茯苓皮汤加味:茯苓皮、生薏苡仁、干芦根各 30 g,大腹皮、苦桔梗、杏仁、连翘、枳壳、通草、黄芩、草果、神曲、薄荷、藿香、佩兰各 12 g。3 剂。药后患者低热即退,畏风寒、头昏体酸症状亦除,唯便秘仍存,原方加生大黄 6 g,通腑泻热,续进 2 剂。三诊时患者神清,食欲渐增,两便自调,步履有力,舌红,苔薄白,诸症渐愈。

按：本例患者属半表半里之证。表未解,症见低热、畏风寒、头昏;病入里则溲赤、便秘、口渴不欲饮。治疗上需解表清里兼顾。方中重用茯苓皮、生薏苡仁、大腹皮健脾和胃,渗湿于下;连翘、黄芩、薄荷清热解毒、开宣肺气,桔梗、杏仁祛痰止咳,配藿香、佩兰芳香化湿,合用以化湿浊、解表热;脾虚不能为胃行其津液,输化无权则化为痰,蕴为热,故见腹胀便秘、纳呆,入枳壳、大黄行气通腑,佐草果燥湿温中,和以芦根养阴生津、利尿清热、止呕除烦。全方注重上开肺,下通肠,使湿热从上下分消,乃治脾湿发热之良法。

三、蒌白泻肺汤治疗慢性哮喘案

张某,男,61岁,1993年9月6日初诊。患者自诉有慢性支气管炎病史20年,反复发作,秋冬季节尤甚,长期依赖激素、氨茶碱未能控制,近10年频繁咳嗽,喘促,痰白量多,心悸胸闷,夜不能卧,身体消瘦,面色萎黄,舌质红,苔白腻,脉细滑。听诊:两肺满布哮鸣音,第一心音增强,心尖搏动位明显左移。心电图提示:偶发室早,左心室扩大伴劳损。治宜清肺平喘、止咳化痰。方用自拟蒌白泻肺汤:瓜蒌皮、桑白皮、制半夏各10g,桔梗、杏仁、连翘、枳壳、百部、紫菀、款冬花、炙枇杷叶、麦冬、白芥子、紫苏子、莱菔子、地龙各12g。6剂。药后患者即觉喘促好转,痰量减少,夜能安卧,听诊两肺哮鸣音明显减轻,效不更方,继进6剂。9月20日三诊,患者复查心电图示,早搏消失,心悸渐平,精神倍增,咳嗽胸闷诸症悉除,原方加补骨脂12g、巴戟天15g,再服10剂,以巩固疗效。

按：首先,喘证虽有寒喘、热喘之分,但纯寒纯热者少,寒热错杂者多。发作之时既要注意选宽胸理气、祛痰定喘之药,又须注意药物配伍寒温并用,以防过寒之品碍气过湿。方中瓜蒌皮、桑白皮清肺化痰,利气宽胸,降气平喘;入连翘、枳壳清热解毒,行气宽中;配微温之款冬花、紫苏子、白芥子、杏仁、紫菀、百部、制半夏、枇杷叶止咳化痰,润肺平喘;入麦冬一味养肺阴,润肺燥,又有清心除烦安神之功。其次,长期喘促易造成肺通气障碍,导致肺络瘀阻,可加地龙活血化瘀、疏通肺络、清热平喘。现代药理研究证实:地龙可舒张支气管,降低肺动脉压,并有解热消炎的作用。再次,喘证缓解期要加用补肾固本之药。由于喘证日久,肾气不足,摄纳无权,气喘不平,若只泻其实,不补其虚,喘咳仍不易平复。补骨脂、巴戟天补肾助阳、纳气定喘,可改善患者体质。

四、新制龙牡汤治疗高血压案

吕某,男,62岁,1993年6月28日初诊。患者自诉有高血压多年,今日复查血压210/110 mmHg,头昏晕痛,胸闷心悸,口干便结,性情急躁,下肢麻木,右耳发蒙,脉弦硬,舌红,苔薄腻。心电图示:S-T段改变。诊为眩晕,证属肝阳上亢、肝阴不足型,治拟息风平肝、滋阴养血。方用自拟新制龙牡汤:牡蛎、龙骨、菊花、川芎、枳壳、白花蛇舌草各12 g,鳖甲、龟甲、降香、赤芍、白芍各15 g,石决明18 g,钩藤24 g,丹参30 g。6剂。二诊:药后患者血压稍降,为180/110 mmHg,大便已行,胸闷肢麻明显好转,仍觉头晕痛,原方加怀牛膝18 g,续服10剂。三诊:患者心烦已静,心悸渐平,头昏痛减轻,右耳发蒙症状消除,脉转弦细,仍依前法增减,调治月余,病情稳定。

按:对于高血压阴虚火旺型患者,认为其易致火炽风生,气血上逆,挟痰为祟,故临证中善用潜阳镇逆之介石类药为主,如牡蛎、龙骨、石决明,盖咸寒质重,性能沉降,可定奔腾之火,又安心神。入龟甲、鳖甲以滋阴潜阳,配钩藤、菊花清在上之风。鉴于患者形体丰肥,有胸闷、脉弦硬等病史,方中入枳壳行气理气、疏肝解郁,与丹参、川芎、赤芍等活血药配伍,调畅气机,活血通脉。现代药理研究证实:丹参、川芎均有不同程度的降低血压、扩张冠状动脉的作用,为立法选药提供了科学依据。

教学研究篇

第三十一章 中医教育的现状与未来

中医药学产生伊始，中医教育便应运而生。在漫长的演进和时代更迭中，作为中医药学的伴生物——中医教育，与中医药学始终有着兴衰与共、休戚相关的紧密联系。为更好地促进中医教育事业的发展，推动中医药现代化，对中医教育进行现状分析和前景展望将是不无裨益的。

一、中医教育的现状

（一）当今中医教育的任务

中医学在古代已取得了卓越成就，今天仍有很高价值和声望，是前人留下的一份极为宝贵的遗产。因此，当今中医教育的任务之一是继承和发扬这份宝贵遗产。但中医学毕竟是成于多年以前的传统科学，由于历史的局限，作为一门严格意义上的学科，中医学尚有许多亟待发展完善的地方。这就决定了当代中医教育的任务不仅是继承，更重要的是发展、提高和完善；既要继承和发扬中医学的传统和特色，又要冲破中医传统体系，引进现代科学技术和科学方法,促使中医现代化。因此,培养人才、发展中医、为社会提供服务,业已成为当今中医教育的主要任务。

(二)学校教育占主导地位

中国当代中医教育以学校教育模式占主导地位。全国现有高等中医院校 28 所,中等中医学校 51 所,设有中医、中药、针灸、推拿、骨伤、养生、康复、中医护理、中医管理、中药鉴定、中医古籍整理、五官、中医基础、藏医、蒙医等 15 个专业,另有 15 所西医院校设立中医药专业,在校学生约 8 万人,每年毕业生约 1.5 万人。截止到 1990 年,高等中医院校为国家培养了近 12 万名高级中医药人才,其中不少已成为中医教学、科研、医疗的骨干力量。

(三)师承家传式教育依然存在

这种教育是学校教育的一种辅助形式。国家采取了切实有效的措施鼓励学有专长的名老中医将自己的医疗经验技术传给子弟,同时动员名老中医聚徒授学。这类人才,国家通过考试发给文凭,安排工作,享受规定待遇。师承家传式教育模式的实施对弥补学校教育的不足,推动中医教育发展起到了积极作用。

(四)高级继承人的培养

从 1978 年开始,中医院校和科研机构开始招收中医药研究生,并于 1982 年开始招收博士学位研究生,这是培养高级中医药人才的主要途径。目前已有 20 多个学科专业被批准招收硕士、博士学位研究生。现有硕士学位授权点 120 个,博士学位授权点 15个。与此同时,在一些地方相继建立了高级学徒教育制度,即由地方政府职能部门与当地中医院校联合选拔既有较为扎实的专业理论基础,又有一定医疗水平和实践技能的中医院校毕业 2 年以上的医生入高徒班学习,完成 2 年研究生学位课程后,跟随名老中医进行为期 1 年的中医临床实践,毕业后享有硕士研究生的同等待遇。

（五）中西医结合新型人才的培养

1955 年 10 月,中医研究院(现中国中医科学院)建立了西医离职学习中医的高级学习班,抽调从高等医学院校毕业的西医系学生系统学习中医药学。这是我国西医学习中医,培养中西医结合新型人才的教育制度的开端。1958 年,南京中医学院(现南京中医药大学)开办了第 1 期西学中的中研班,开始把西医学习中医纳入中医药高等教育轨道。其后各地中医学院相继举办了一年制、两年制的西学中班。30 多年来,全国共培养出高级西学中医师 4000 多名,初步形成了一支独特的、富有生机的中西医结合医疗队伍。近年来,一些中西医院校还招收了一定数量的中西医结合研究生,为中西医结合队伍注入了新鲜血液。

（六）当代中医教育的进步与缺陷

1. 当代中医教育的进步　1949 年以来,随着党的中医政策不断落实,中医教育规模不断扩大,初步形成了比较完整的教育体系,主要表现在以下几个方面。

（1）专业设置渐趋齐全：目前全国中医院校学科专业已发展到 15 个,基本覆盖了中医学理论与临床学科体系。

（2）教育层次渐臻齐备：研究生教育,本、专科和中专教育得到进一步发展,能培养博士生、硕士生、本科生、大专生和中专生等多层次的中医药人才,初步适应了我国目前经济建设和中医事业发展的需要。

（3）办学形式丰富多样：目前中医教育除招收国家培养的全日制本科、专科和中专生外,还具有函授、夜大、师带徒、社会力量办学、自学考试等多种办学形式,为中医药人才培养开辟了多种途径,初步形成了学校培养、在职教育、继续教育、自学成才的中医教育网络。

（4）现代教学手段的渗透：随着现代科学技术的发展，教学模型、教学图表、电化教学及计算机教学等现代教学手段已在中医教学中得到运用，这对于提高教学效果、培养学生智能、活跃教学气氛起了很好作用。

（5）实验教学的开展：目前实验教学日益受到人们的重视，如中药学、方剂学、针灸学、诊断学都相继开设了实验课。这些实验教学的开展，不仅能提高教学效果，激发学生兴趣，培养学生动手能力，而且有助于学生掌握现代实验手段以研究中医，对中医学的发展与提高无疑会有巨大作用。

2. 当代中医教育的缺陷

（1）传统口授仍占主导地位：长期以来，中医院校课堂教学大多采用"填鸭式"的"满堂灌"。学生只被当作接受知识的机器而非学习的主体，智能培养和技能训练被忽视，以致造成学生知识面较窄，主动学习、临床运用和科研能力较差。这种状况若长此下去，势必影响中医教育质量和人才素质的提升。

（2）实验教学比较薄弱：近年来，中医院校虽尝试中医理论实验课，但尚有许多不成熟之处，从整体来看，目前中医院校的实验教学仍嫌薄弱。

（3）临床教学有待改进：实践性是中医药学和中医教育的一个鲜明特点，然而目前仍存在着理论脱离实际的状况。不少院校见习、实习基地未能完全配套，大多数中医院校的教学实习均安排在最后一年，不仅教学课时不够，而且教学效果也不显著，不少学生走上工作岗位后暴露出动手能力和实验技能较差的弱点。

二、未来中医教育的展望

1. 新型教学模式的创建　现代科学技术的飞速发展推动着

医学科学技术的不断进步,作为新技术革命的微电子学、生物工程、光纤通讯、激光技术、核磁共振技术、电子计算机技术、新型生物材料在医学上的应用,促进了医学科学的高度分化和结合,出现了一批新型边缘学科,如生物医学工程、医学电子学、激光医学、超声医学、电子计算机医学应用等。细胞分子学和医学遗传的发展、免疫学的进步、器官移植的成功也给医学科学新理论、新技术的不断涌现创造了条件,世界医学科学正蕴藏着新的突破。同时,社会科学、人文科学与医学科学的相互渗透使医学模式的传统观念受到冲击,现代医学科学技术发展的新情况使中医药理论和实践面临着严峻挑战。因此,未来的中医教育必须吸收现代自然科学技术和社会科学成果,建立新型的教学和人才培养模式,大力培养既具有中医药专业理论知识又能掌握自然科学技术和社会科学成果并能综合运用的复合型人才。唯有如此,未来中医药教育才能适应社会环境和综合科学技术发展的要求,才能促进中医药的现代化,将中医药纳入现代科学整体化发展的轨道。

2. **教材、教学语言的革命与规范化** 中医学理论形成于2000多年以前,在其创建和发展中渗透着古代哲学、天文、地理、气象、生物、物理、化学、心理学等多学科内容,显示出内容的复杂和精深。同时,由于历史和时代的局限,中医药理论体系尚欠严密,医学术语概念含混,表达未能规范化,使中医学理论始终未能摆脱古奥晦涩、抽象笼统的局限,在一定程度上影响了面向现代人的中医理论教学效果和教学质量。未来的中医教育必须实行教材与教学语言的革命,逐步实现中医理论表述的科学化、规范化和现代化。

3. **培养模式从统一走向个性化** 目前,中医院校的专业设置、课程结构、教学层次和办学形式大同小异,人才培养模式亦基本相同。这种人才培养模式的统一淡化和削弱了中医院校各自的优势和特色,未能适应社会对中医药人才的多品种需要。随着中医教育的改革和发展,未来的中医教育将会使各个中医院校根据本身的办学条件(师资、图书、设备)和学科优势,因校制宜,设置不同专业,培养带有本校特色和个性的专业人才。不同院校之间可以形成人才培养的互补优势,这样既可以解决中医药人才分配专业单一的倾向,又可弥补社会对中医药人才需求的缺口,有利于造就适合未来社会需求的多品种、多规格的中医药人才。

4. **医教研综合系统的建立和完善** 高等中医院校的主要任务是培养高级中医药人才,承担医疗和科研任务。中医院校的附属医院是中医院校医疗职能的履行者,为中医教学提供重要的临床实习基地。同时,医疗水平的提高又能更新、丰富中医教学内容,而中医药理论研究能提高教师的理论水平和专业修养。因此,中医教育的发展有赖于中医科研的突破和医疗水平的提高。同时,中医教育的发展也能为中医医疗和科研提供专业人才,有利于科研和医疗水平的提高。三者之间是一个互相依从、彼此互补的综合系统。未来中医教育应建立和完善医教研综合系统,通过优化医教研各子系统的功能,建立合理有序的系统结构来强化综合系统的功效,提高教学质量和办学效益。

5. **广泛开展与世界医学教育的交流** 随着改革开放的不断深入,未来的中医教育将深入开展与世界医学教育的广泛交流,大力发展中医药留学生教育,广泛吸收、接纳外国留学生来中国学习中医药理论,使中医药理论和技术为人类健康事业做出应有的贡献。同时,我国的中医院校也将陆续派遣留学生、访问学者、考察团、学术交流团去世界其他国家的医学院校学习现代医学科学理论、教育管理经验,促进我国中医教育的现代化。

总之,当代中医教育为中医事业的发展奠定了良好基础,未来中医教育为我们展示了广阔的前景,只要我们勇于开拓,不懈努力,走改革开放之路,深化中医教育改革,加强国内外医学教育领域的交流合作,中医教育必将走向世界,走向未来,走向现代化,为全人类的健康事业做出更大贡献。

第三十二章 中医现代化与 高等中医教育

　　近年来,随着现代科学的飞速发展和医学科学的日益进步,人们普遍感到实现中医现代化已势在必行,迫在眉睫。所谓中医现代化,我们认为是指在继承和发扬传统中医学优势和特色的前提下,运用现代自然科学技术和社会科学的技术与成果,对中医理论和临床进行全面研究和更新,使之达到现代科学技术的发展水平,并纳入现代科学整体发展的轨道。中医现代化是传统中医学发展的内在要求,是传统中医学摆脱困扰、迎接挑战、开辟未来的必由之路。

一、中医现代化的构想

　　1. **中医理论和学术观的现代化** 中医现代化首先是中医理论和学术观的现代化。中医理论现代化是指利用现代自然科学、人文科学、社会科学的理论和成果来整理、研究、丰富和发展中医学理论,并用现代语言及科学知识进行阐述,使中医理论科学化、规范化和通俗化。所谓学术观的现代化则指以马克思主义哲学、新的思维方式为指导,以现代方法论(如信息论、系统论、控制论、耗散结构、协同论、突变论)为工具来研究中医理论。如中医"证"的实质与经络、针灸、气功的本质即可用现代科学理论和成果来研究和阐明,又如"气"在人体结构和功能中的地位和作用可用协同论中序参量理论来研究。

2. **中医技术的现代化**　中医技术的现代化是指利用现代科学技术手段使中医诊治规范化和科学化,包括诊断的仪器化、临床的试验化、给药途径和剂型的现代化。其中诊断的仪器化是指以声、光、电、磁、力等先进诊断技术帮助或强化传统的望、闻、问、切四诊,使其进一步客观化和科学化。临床的试验化是指利用现代科学技术、仪器设备和试验手段诊治患者,使临床效果科学化。剂型的现代化是指通过剂型改革,使方药达到高效、快速、方便和经济的效果。例如口服丹参煎剂可治疗心脑血管疾病,将其制成丹参注射液后,静脉注射可显著提高疗效,更适用于危急患者的抢救。

3. **中医机构及其功能的层次化与规范化**　目前,中医事业缺乏严格配套的组织机构,医教研系统不齐备,功能不协调,管理不规范,这在很大程度上影响了中医理论的发展、技术的进步和人才的培养。因此,实现中医机构及其功能的层次化和规范化势在必行。我们设想中医机构及功能可分为以下 3 个层次:省级或省级以上医教研机构,其功能除对疑难杂病的治疗外,还承担中医课题的研究和中医药人才的培养,它是诊治疑难杂症、开展中医科研和培养中医人才的主要基地;地市级医教研机构主要承担常见病、多发病的防治,是中医广泛实践的基地,也是总结经验教训、培养中医人才、进行科研初试的基地,随着中医事业的发展,其职能可向省级机构职能延伸;县级或县级以下机构主要职能在于运用传统中医学理论,使用中西医结合的方法为广大人民防病治病,随着医疗条件的改善,其职能也可向地市级中医机构延伸。

4. **中医人才队伍现代化** 中医现代化,关键在于中医人才队伍的现代化。要实现中医现代化目标,就必须大力培养和造就一支现代化中医人才队伍。这支队伍既要有扎实的中西医医学理论功底、精湛的中西医医疗技术,又必须掌握现代自然科学、社会科学和人文科学技术成果,并能融会贯通,综合运用。这支队伍应以科学的哲学观和先进的方法论为指导,善于实践,勤于发掘,勇于进取,富于创新,既能继承和发扬传统中医药的优势和特色,又能用新的理论丰富、发展和完善中医理论体系,是中医现代化建设的中坚力量。

二、中医现代化的基础

实现中医现代化的基础在于高等中医教育的发展和振兴。

1. **高等中医院校是中医现代化人才的摇篮** 高等中医院校承担着培养各类各级中医和中西医结合合格人才的重任。多年来,高等中医院校培养了数以万计的中医及中西医结合人才,为中医事业的发展、进步做出了重要贡献。随着中医事业的不断发展和教育改革的日益深入,为实现中医现代化的目标,高等中医院校将致力于现代化中医人才的培养和造就,它不仅是中医现代化人才的摇篮,而且也是中医步入现代化专业人才继续教育的唯一基地。

2. **高等中医院校是中医及中西医结合临床的中心和重要基地** 高等中医院校拥有一支数量可观、层次较高、素质较好的中医和中西医结合医疗和管理人才队伍,具有较为齐全的中医和中西医结合临床科室及较为先进的医疗设备。它以中医和中西医结合的理论和方法防病治病、服务社会,在疑难杂症的诊治、医疗手段的使用、医疗人才的培养、临床科室的建设和现代化管理的推行等方面对各级中医机构具有指导和示范作用,是中医、中西医结合临床的中心和重要基地。

3. **高等中医院校是中医科研成果腾飞的基础**　高等中医院校不仅具有中医药人才、技术、设备、资料的优势,而且拥有一支训练有素、水平较高的科研人才队伍。它是中医药及中西医结合理论和临床课题的主要承担者和完成者。过去它以丰硕的科研成果继承和发扬了中医特色和优势,丰富和发展了中医理论体系和临床技术。如今,为完成国家和地方各类课题,高等中医院校正在发挥优势,挖掘潜力,组织力量协作攻关。随着中医现代化的日益发展,高等中医院校必将成为中医理论和临床科研成果腾飞的发射场。

4. **高等中医院校是各级中医机构医教研综合系统的建立及规范运转的指导和示范中心**　中医现代化是中医教育、科研、医疗的全面振兴和同步繁荣,它需要各级中医机构建立医教研综合系统,通过优化各系统的功能,建立合理有序的系统结构来强化综合系统的功能,促进医教研的协调发展和同步提高。高等中医院校主要任务是培养高级中医人才,并承担中医科研和医疗任务,利用医教研互相依从、彼此互补的关系,建立中医医教研综合系统,它对各级中医机构医教研综合系统的建立及规范运转具有指导和示范作用。

5. **高等中医院校是传统中医药理论宝藏的发掘者**　随着现代化工业的高度发展,返朴归真、回归自然的浪潮已在发达国家掀起。人工合成的化学药品因严重的毒副作用和对整体功能的忽视,逐渐被人们冷落,而天然药物再一次为科学界所重视,并形成了再发展的优势,这就提醒我们对传统中医药应给予重新认识、评价和研究。以《内经》为代表的中医经典文献是在吸取和综合古代自然科学、社会科学和人文科学成果的基础上形成的中医理论体系。但后世的医家忽视了理论的发展、实践的升华,以及与社会、自然和人文等学科的进一步融贯,以医论医,导致了中医学术领域呈萎缩状态。由于目前认识水平、实践广度的限制,传统中医药学中,许多天然药用动、植物未被认可,一些传统药物尚待重新研究,许多经验未能总结,大量理论宝藏亟待发掘。而在这方面,高等中医院校是最有潜力和优势的,无疑是传统中医理论宝藏的发掘者。

综上可见,高等中医院校在中医现代化建设中具有树业的先驱作用。努力办好高等中医院校,振兴高等中医教育事业是中医现代化的必由之路,是当前振兴中医事业的首要任务。

第三十三章 中医课程体系改革的若干构想

高等中医教育的改革,正经历着教育思想的转变。为适应未来中医药事业的发展,必须重视对中医药人才知识结构的完善和能力素质的培养,使之具有正确的思想观念、宽厚的理论基础、敏锐的观察能力、缜密的分析能力、准确的判断能力、实际的操作能力、独立的思维能力和一定的创新能力。这是高等中医教育所面临的重要任务,也是改革与发展的一个重要目标。

由于课程体系在教学计划中居于核心地位,是人才培养过程不可逾越的中心环节。因此,这一目标的实现,既是一个对学生知能结构的综合和完善的过程。更是一个课程体系的改革与转轨的过程,它在很大程度上取决于能否解放思想,对现行的课程结构进行大胆改革,并建立起新型的课程体系。

应当指出,高等中医课程体系的改革是一项复杂的系统工程,其所涉及的问题很多,我们设想可从如下 4 个方面进行探索。

一、建立新的课程适应机制

同其他类型高校一样,中医课程的改革面临着双重任务,一是要跟上世界高等教育课程改革的步伐,解决共同存在的课程综合化和课程职业化等问题;二是立足于我国当前中医药事业的现实情况,围绕中医教育改革与发展的目标,建立起新的课程适应机制,实现课程体系的转轨。

我们设想,新的课程适应机制的建立,必须遵循高等教育的客观规律,必须使原有课程体系相应地发生重大变革,这可以体现在4个主要特征上。

其一,改变过去对基础课与专业课之间关系的陈旧认识,其中包括改变过去围绕狭窄专业来安排课程的方式,代之以"宽厚基础课程-专业方向课程-知识拓展课程"这样的安排方式;改变对共同课和基础课关系的模糊认识,组织统一的普通基础课程。

其二,改变过去把课程看作是互不联系的学科堆砌的陈旧观念,代之以"课程体系是一个有机整体"的思想,最大限度地发挥课程的总体功能。

其三,要求课程在统一性的基础上求得多样性,这种多样性可以表现在课程的不同层次上,即教学计划的多样性、教学大纲的多样性、教学内容的多样性和教学方法的多样性。

其四,要求在加强普通课程的同时,完善课程总体的有机构成方式,这种完善并不意味着只讲实用而削弱基础,相反,是在加强基础课程的同时才能得以实现。

按照上述新的课程适应机制,未来的中医课程体系较之现行的课程结构模式将有很大的不同。首先,是压缩必修课时数,调整普通课、学科基础课和学科专业课三类课程的结构和比例,建立优化而精干的"核心课程"。与此同时,扩大选修课范围,增加课程的灵活性和多样性,使之成为中医课程中的"扩展课程"。此外,有目的、有计划、有组织地开展课外活动、社团活动和社会实践活动,建立良好而健康的校园文化环境,使之成为中医课程体系中的"隐形课程",进而形成一个在新的适应机制调节下由"核心课程-扩展课程-隐形课程"相互配合、相互补充、相互促进的中医课程新体系。

二、构建新的课程组合模式

课程组合模式应与课程适应机制相统一,它们是为完善学生的知识和能力结构服务的。换言之,不同的知识与能力结构要求决定了不同的课程组合模式。从以往的研究和讨论中,我们大致可以初略地概括出一个适应未来需要的和谐发展的中医大学生至少需要以下几方面的知识和能力。

① 普通基础知识。② 中医专业知识。③ 现代科学技术知识。④ 科学方法论知识。⑤ 实践操作性知识。⑥ 道德伦理性知识。以上是就中医药人才知识结构和基本要素而言,然而它却是高等教育构建新型的课程组合模式的重要依据。我国自从20世纪50年代末期开办高等中医教育以来,课程结构基本上是以苏联的课程体系为蓝本,结合中医传统的教育模式而形成的。最近10多年中,中医教育的课程建设已在现代化和中国化的道路上迈出了重要的步伐,但从总体上说,目前的课程结构尚未突破传统的课程模式,主要表现在过分强调各学科的独立性和自身完整性,不注意研究本学科在专门人才培养中的位置及其学科之间的联系。此外,比较着力追求基础课为专业课服务,着眼于从纵向考虑的狭口径的"公共课-专业基础课-专业课"的结构模式。这种模式的实践结果表明存在一些弊端,如基础幅面不宽、实践能力不强、学科渗

透不够、发展后劲不足等。克服这些弊端的一条有效途径,就是从调整课程结构模式入手。我们应当借鉴历史上的经验教训,采取"扬弃"的态度,建立起一种新的与知识结构相对应的模块式课程组合结构,即整个课程结构由上述六大模块有机结合而成。

我们认为,这种模块式课程组合结构具有一些明显的优点:一是利用教学计划形式把学生的知识结构反映出来,体现学科渗透思想,便于从知识的整体去保证课程整体结构的优化;二是它按照课程本身的属性设立模块,保证知识结构中每一块的相对独立性,着眼于扩大知识面,培养一专多能;三是它把各类课程的关系及其在整体中的地位、比例一目了然地反映出来,防止各类课程互相争夺位置,克服了课程设置中的冲突与膨胀问题;四是它可以根据不同的专业方向选择不同的模块组合,不同的课程模块可以有不同的开设方式,各模块的比例及排列顺序和组合形式还可根据各校、各专业的实际情况而定。总之,模块式课程组合结构有利于保证学生知识结构的完整性、综合性,可以更好地体现中医专业人才知识结构的主体性、优势性和时代性特征,因而有利于促进复合型人才的培养。

三、采取新的课程组织策略

课程体系的改革是一项综合性的系统工程,它自始至终离不开一个组织方式问题。从某种意义上说,课程组织方式的合理性往往影响着课程设置的有效性。为保证学生知识结构的完整性,既着眼于学生知识面的拓宽,又充分发挥专业特色,使统一性与灵活性相结合、阶段性与连贯性相衔接,可以选择一些新的课程组织策略。

1. **课程的短学时策略** 本策略的特点是遵循布鲁姆掌握性

教学原则,改变每门课程一定要在一学期或几个学期全部上完的开课传统,将100学时以上的大型课程进行压缩,增加50学时甚至30学时以下的小型课程门类,如深化课、微型课,从而在不增加计划总学时的前提下扩大学生的知识幅面。

2. **课程的小型化策略**　与课程的短学时策略相配套。本策略是将一些大课分成要求不同、内容各异的若干部分,然后分别组织教学。例如将某主干课程分为Ⅰ、Ⅱ、Ⅲ……几个部分,其中课Ⅰ作为统一要求,而课Ⅱ,或课Ⅲ,或课Ⅵ则作为拓宽、加深的展延课、提高课让学生进行选择,这样既有利于教师精选教学内容,削减教学时数,同时也有利于减轻学生负担,发挥学生的主动性,增加选课的自由度。

3. **选修课的组合策略**　学科知识的综合化发展是出人才的有效途径,应通过增加选修课的比重使中医大学生具有更宽广的学科知识,从而更好地发掘学生的才能。选修课的组合方式有"拼盘式"和"序列式"两种。

"拼盘式"的组合是先将供选课程按课程模块分为甲、乙、丙、丁等若干类,每类之中又有若干门课程。规定块类课程必选的门数或学分数,然后由学生在每类之中按要求选择若干门组成一套课程。"序列式"的组合是先将全部选修课按某种原则如毕业后流动方向不同,或按学生兴趣爱好的不同等组合成若干系列,然后由学生在这些已搭配好的组合课程中进行选择。严格地说,这两种组合方式各有不同的侧重,低年级学生主要是打好基础,着眼于扩大知识面,注重知识结构的完整性,因此,采用"拼盘式"组合为宜。对于高年级学生而言,应在强调打好基础的前提下着眼于适应不同的发展方向和兴趣爱好,有选择地加深某一方面知识的学习和技能的掌握,因此可采取"序列式"组合。

4. **主辅结合的弹性策略** 本策略根据学生素质类型和才能条件的差异性,给一部分学有余力的学生提供一定的学习条件,允许他们在学习主修专业的同时,加修另一专业的若干门规定课程,即在主修专业规定的学习年限里完成 2 个专业的学习任务,从而成为双学科知识的复合型人才。在目前多数中医院校未能实行双学位制的情况下,这种策略不失为一种有益的改革和探索。应该积极鼓励学生跨专业选课,允许学生根据需要提前或推迟选学某一些课程,实行弹性策略,以便为其获得更为宽广的知识和能力创造条件和机会。

5. **课程的隐形化策略** 本策略对学习过程中的非计划的隐形课程给予了足够的重视。所谓隐形课程,是指学生在学校的学习情景中无意识获得的经验。在学习过程中,隐形课程的影响几乎涉及在学校的以动态或静态形式存在的所有事情。学生在获得"显著课程"——有计划的知识体系同时,用一种潜在的摄取机制,"自觉"地接受了隐形课程的影响。这样,既有助于知识体系的顺利构建,也有利于学生全面的成熟和发展。因此,非常有必要将"隐形课程"——非计划的学习活动作为组成"完整教育"必不可少的因素而纳入课程体系,并使之与"显著课程"有机地结合为一体。学校可以通过讲座、报告会、研讨会、音乐会、美术、书法、摄影、棋牌、体育、文学、演讲、辩论、艺术欣赏及社会调查、社会实践等丰富多彩的形式和活动,使学生在获得相应的科学知识的同时,还可以在生动有趣、富于审美魅力的学习氛围中发展个性、陶冶情操、培养能力,并切身体验到知识的力量和真理的博大,使"科学、文化、人生、心理"四位一体的人才模式在这种学习活动中获得交响式的发展,并最终培养成为时代所需要的优秀人才。

四、选准新的课程改革方向

中医课程体系改革的最终目的是培养具有广博扎实的基础、在中医学科领域有一定专长和良好素养的复合型人才,这就决定了课程改革的基本方向和重点必须是加强基础理论教学,拓宽基础课程范围,为增强临床实践技能提供强有力的后劲。

教育心理学认为,打好基础是培养学生智能的基本功。基础理论概括性强、适应面广,反映了该学科普遍规律性知识,在人类全部知识体系中比较稳定,具有思维结构的特点,带有方法论的特征,拥有"知识母机"的功能。因此,只有基础理论扎实,才能根深叶茂、源远流长,才能比较容易地向其他学科迁移和综合。人才学研究也表明,人才的成长必须经历一个由预备、充实到发展的过程。大学生的年龄正处在智力预备、充实阶段,也是一个人能力旺盛的时期。因此,中医课程的设置要与大学生成才规律相适应,着重培养其坚实的理论基础、宽阔的知识幅面和较强的独立获取知识的能力,使之在"金字塔"式的课程体系中成为高瞻远瞩、勇于开拓、富有后劲的人才。

当然,加强基础理论,关键是优化基础课程的有机构成,并不等于多开几门基础课或增加基础课学时。一切事物都有保持自己"质"的数量界限,基础课的面不是愈宽愈好,不是基础课内容可以漫无边际,而是要在一定范围内使基础理论内容真正揭示出本学科的内在规律和理论价值,便于学生举一反三、触类旁通。同时,加强基础理论课、拓宽基础课范围,必须正确处理好系统性和针对性的关系,处理好经典理论与最新成就的关系,处理好基础理论与基本技能的关系,使学生能够在基础层次上构筑起良好的知识框架。

　　另外,应当强调的是,加强基础理论并不意味着对专业课和临床实践环节的忽视。专业课和实践环节都是培养高质量专门人才的重要途径,都是课程体系的重要组成部分。基础课提供必要的知识储备和基本技能与方法的训练,而专业课和实践环节则结合专业特点去巩固、扩大和加深这些知识,并且使学生在实践过程中学会综合地利用基础知识去独立分析、解决临床实际问题的方法,提高从事实际工作的适应能力。因此,从这个角度看,二者虽各有侧重,但却是彼此呼应、相得益彰、不可或缺的。

第三十四章 关于中医课程体系改革的再认识

中医课程体系改革是一项涉及诸多因素的系统工程，要使这方面的工作能够卓有成效地开展起来，尚需进一步把握课程教育规律，并注意转变教育观念，研究课程理论，适应发展趋势，从而保证高等中医教育的课程改革沿着正确思路向前推进。

一、转变中医教育观念——课程改革的重要前提

就目前高等中医院校的课程体系和运作模式而言，受传统教育观念的影响，以专业教育为核心的课程模式和教育思想仍然占主导地位，而这种思想和观念与市场经济条件下的高等医教育发展趋势是有一定差距的。因此，及时转变中医教育观念，应成为推进高等中医院校进行课程体系改革首先要解决的认识问题。

1. **实现知识教育向素质教育的转变** 教育目标的追求经历了一个从单纯传授知识到强调能力培养，发展到今天的重视素质教育的阶段。在教育目标的追求上，素质教育与传统的知识教育的目标层次完全相反。传统教育目标层次结构为知识内容-实用

技术-态度和技能,而素质教育目标层次结构则为态度和技能-实用技术-知识内容。与此同时,行为素养作为一种非智力因素已成为素质教育追求的重要目标之一。因为一个人的行为素养远比他所掌握的有限知识重要,一个具有良好素养的学生能很好地借助图书馆和现代教学手段获取所需的知识信息,更能在专业文化知识方面认识并充实自我。这种变化并不意味着知识不重要了,恰恰相反,它正是知识高度发展的结果。素质教育反映到课程上,就是学校首先要为学生提供全面发展所需要的尽可能多的课程,这种课程不仅要有专业教育课程,更重要的是要有包含发展学生良好素质的普通教育和人文教育课程。在课程内容的编排和选取上,不仅要考虑知识的理论性、系统性和逻辑思维的训练等问题,还要考虑其能力培养和其他非智力方面的协调发展,即课程体系的设计和课程内容的安排首先要注意的是人才素质的全面发展,而非单纯的某一门专业知识的掌握。

2. 促进专才教育向通才教育转变　目前我国高等中医教育模式基本上是一种专才教育模式,这种模式越来越不能适应我国社会主义市场经济对复合型专业人才的需求。因此,从教育体制上促进专才教育向通才教育的转变,是高等中医教育适应市场经济和未来社会发展的战略举措。

通才教育的模式反映在课程上,就是要实行真正意义上的完全学分制,改变过去留有计划经济印迹的学年学分制。从学分制发展历史看,它不仅是个教育制度的改革问题,更主要的是体现了课程结构及其运行模式对社会经济发展的一种主动适应。学分制具有很高的自由度和灵活性,可以跨学科、跨系、跨专业、跨年级,甚至跨校选修课程。它侧重于拓宽学生的知识面,培养学生的多种能力,所以符合因材施教的原则,能够很好地达到通才教育的目标。同时，学分制要求我们树立起新的课程观念，课目要增多，课时要减少，结构要优化，功能要齐全，力求实现课程计划的灵活性、学生智能结构的完整性、理论与实践结合的紧密性和自然科学与人文社会科学的渗透性，从而促进办学水平和教育质量的提高，跟上现代高等教育的发展步伐。

3. **推动学问中心课程向智能结构课程转变**　教育研究者们常根据课程结构和内容的特点，把高校的课程分为"学问中心课程"与"智能结构课程"两大类。"学问中心课程"强调教学内容的全面、系统和纵深，具有知识结构单一化、培养模式统一化等特征，它可以使认识过程得到发展，逻辑思维获得锻炼，但往往忽视了能力培养，特别是忽视了创造思维能力和实践动手能力的培养。严格地说，中医院校传统的课程内容是颇为典型的"学问中心课程"，在学习方法上注重循循善诱、亦步亦趋，在思维方法上注重演绎推理、逻辑训练。其反映到课程内容上，就是重视理论表述的详尽性、学术观点的统一性、体系结构的完整性，缺乏人才培养过程中应具有的直观性、启发性、综合性、应用性和趣味性等特点。

与之相反，"智能结构课程"不仅仅是以怎样学习知识为根据，它更强调学生所应获得的各种能力。因此，其特点是根据各种智能要求来编排和阐述课程内容，注重培养和训练学生对概念的理解、应用、分析、综合和评价的能力，其核心是培养学生的科学方法和科学思维。

因此，推动中医课程由学问中心型向智能结构型的转变，有助于推动中医教育与现代高等教育接轨，符合未来高等教育的发展趋势。

二、研究课程编制理论——课程改革的重要环节

课程编制理论是一项系统的、长期的、有计划的研究工程，是

安排课程内容、编写使用教材的重要基础。课程编制理论重点研究课程内容如何选取和优化组合等问题,其中包括研究教学目的、教学内容、教学对象和教学方法四个主要环节。

这四者是一个有机整体,需要通过理论与实践的结合,进行合理协调编制,才能使学生的知识与能力结构达到科学优化的要求。国外自 20 世纪 30 年代泰勒的课程编制理论问世以后,出现了课程编制理论研究的一股热潮,产生了许多流派和观点。其中以美国学者泰勒与布鲁姆的"课程编制目标模式"和美国学者布鲁纳与英国学者斯坦浩斯的"课程编制过程模式"最为著名。前者以泰勒的课程编制原理为理论基础,由布鲁姆发展为系统的"教育目标分类学",其特点是强调课程编制中目标的重要性。后者是以布鲁纳的"学科基本结构理论"为基础,以斯坦浩斯的"中心原理"为学说的一种理论模式,其特点是强调"课程内容的内在价值"。这两种模式各有利弊,但在国外课程编制理论研究和实践中都占有重要地位,特别是布鲁纳的学科基本结构理论,在美国 20 世纪 60 年代以来医学课程改革与编制中起到了很好的理论指导作用。

目前,我国高等中医院校课程改革的实践中,对课程编制理论尚未引起足够的重视。现行的课程改革基本上是一种经验式的改革,其改革的思想、理论、原则和方法都不十分明确,或者说缺乏某种必要的系统的课程编制理论的指导。因此,研究和构建具有中医教育自身特色的课程编制理论、原则和方法,就显得日益迫切。只有在理论体系和思想原则上有了比较成熟的、符合中医教育自身实际和规律的课程编制理论,我们的课程改革才会有科学的理论基础,才能使课程编制更好地服务于学生知识与能力的培养,达到科学优化的要求,才能编写出具有自身特色、数量众多、类型多样、质量上乘的教材来。从这个意义和要求上看,课程编制理论的研究和探索不仅是必要的，而且是迫切的，需要教育理论研究工作者和广大教师的共同努力。

三、适应未来发展趋势——课程改革的主要目标

1. **基础化趋势**　越来越多的学者认为，由于科学技术的迅猛发展和变化，大学阶段的教育也应该归属基础阶段，避免过早地把学生引入专门训练。近几年，我国高校加强基础教育取得了一些成绩，其主要措施是以加大基础课比重为主。从总体上看，进展还不平衡，综合性大学基础教育抓得比较好，而相对来说，中医院校则显得滞后，所以继续重视基础教育是很有必要的。我们不仅要加大基础课的比重，还要研究基础课内容的选择和组合的形式；不光要强化中医药专业的基础课教学，而且还应当重视其他自然科学和人文社会科学基础的教学，真正达到"拓宽知识，强化基础"的教改目的。

2. **综合化趋势**　课程的综合化趋势，近几年来在我国教育界有所体现。一些高校开设了交叉渗透的综合性课程，在一定程度上优化了课程结构，增加了现代综合科学新知识。但从整体上看，高等中医院校综合课程仍处于微观层次的综合。宏观层次和跨学科层次的大综合还未形成，而微观层次的综合受学科体系的限制，存在一定局限性。因此，从整体上研究和实施宏观层次的、冲破学科界限的综合课程，是今后高等中医教育改革课程体系、适应综合化趋势应追求的主要目标之一。

3. **职业化趋势**　进入 20 世纪后，职业化趋势便不断地冲击着传统高校的大门。职业化趋势体现到课程上，就是从课程设置到内容体系都要根据社会需求组织课程。过去那种把课程学习与职业需要截然分开的传统教育模式已不能适应当今社会生产和生

活不断变化的形势。为此而出现的继续教育、终身教育已得到普遍的认可,其目的就是包括高等教育在内的整个教育过程都与职业生活更加紧密地联系起来,职业的方向性已成为高校课程发展的重要目标,课程的职业化倾向已渗透到课程体系的多个方面。近几年来,不少中医院校已在这方面做了积极探索,比如设置职业方向选修课程,使之更直接地密切系统理论知识学习与实际工作实践的关系,加强课程中的实践性教学环节,提高临床实践教学在培养计划中所占的比重,注意培养学生实验设计能力、实践动手能力、社会调查能力和组织协调能力等走向社会、选择职业所必备的素质,在一定意义上看,这是符合课程职业化发展趋势的。

第三十五章　中医临床课教学法初探

中医临床学科是一门理论性、实践性均较强的课程。它的任务是教会学生灵活运用中医学基础理论知识,对疾病进行灵活、准确的辨证论治。临床教学的成败,直接影响学生未来的临床水平。

多年来,中医临床学科医教人员为提高临床课教学质量做了大量工作,但由于各方面因素,至今中医临床课教学还很难完成它所负担的重任,导致中医后继乏人。为此,笔者认为有必要对中医临床学科的教学现状和如何提高临床课的教学质量做一探讨。

一、中医临床课的教学现状

1. **重复基础,缺少"临床"特色**　目前,中医临床课教学法几乎与基础课相同,以课堂讲授为主,缺少多种教学形式,未在"临床"上下功夫,使大部分讲授内容重复中医基础理论,教与学缺少"活"的特色,学生感觉枯燥乏味,专业学习兴趣受到影响。

2. **讲授辨证论治,不讲辨证法**　中医临床课主要讲授中医的辨证论治,目前在讲授病证的辨证论治中主要有两种倾向。一是讲授纲目过大,囊括辨证类型过多,学者难以掌握。例如胃脘痛一证,只讲虚、实、寒、热四类,忽略夹食、肝气、阴虚、瘀血各具体病型的临床特点、治疗差异的讲解,导致学生只知大要,不求甚解。二是按教材机械讲授辨证类型,忽视时令、气候、环境、情感及个体差异等多种因素对疾病的影响,造成学生死记几型、几法、几方和头痛医头、脚痛医脚,忽视天、地、人的统一观,不善变通化裁,束缚了学生临床辨证论治的灵活性。

3. **背离教学大纲,讲授放任自流** 教学中有两种情况,一是不按教学规程,不按教材要求循序渐进地讲授,过分突出教师个人的实践经验,更有甚者背离中医学基本原理。例如介绍方药疗效时,不讲君臣佐使、药物的性味归经,乐道于介绍某药的化学成分、作用机制、代谢过程。二是过分强调趣味性,撇开辨证,乐道于介绍单方、验方的疗效,以一方、一药代替中医学的治疗体系,导致学生不能完整继承中医学的宝贵遗产,削弱学生未来对复杂病症的辨证治疗能力。

4. **带教力量薄弱,实践与理论脱节** 由于目前附属医院、教学协作医院尚未办成以中医学治疗手段为主体的教学基地,加之科室不全,临床课教师脱离临床,实践经验缺乏,带教力量薄弱,学生临床机会少,导致临床课讲授与临证实践比例失衡,个别学科无法见习、实习,出现"从理论到理论"的严重脱离实践的情况,导致学生感性知识缺乏,专业知识难以巩固。

二、如何上好中医临床课初探

笔者就多年中医内科学教学体会,提出一些浅见,借以抛砖引玉。不妥之处,敬请斧正。

1. **摆好基础与临床的辨证关系** 中医基础课是指导临床学

科的指南,基础理论、中药、方剂等课程是为临床实践服务的。犹如构筑大楼一样,首先必须具备的是技术娴熟的工人和砖瓦、预制板块等基本建筑材料,临床辨证论治同样要求医生有熟练的基本功与灵活的变通本领。这样,才能在临床中利用基础理论及方药知识,准确地进行辨证施治,从而得到理想的治疗效果。二者的辨证关系中通常存在着"死"与"活"的相对不同,基础课程在理解的前提下,要求在记忆上下功夫,这样才能熟练掌握各项正常生理及辨证指标、常用方药,知常而达变,打好灵活的辨证论治基础。临床课的教学就必须使用中医的精华——整体观及辨证论治方法,在临床上取得较好的疗效。一个基础知识贫乏或不坚实的医生,很难做到正确的辨证论治。这样,就必须要求临床课教师在教学中打好理论基础,讲好临床,在灵活变通上下功夫。为了克服临床课背离基础理论的倾向,尚需在讲授中教会学生以舌脉症测证分型,以型择法,以法择方药。此中必须加入时令、气候、环境、性别、年龄、情志等"活"的疾病因素,使病机分析、辨证类型、治疗法则及方药的灵活性、针对性更加完善。不可过分宣扬一方一药的特殊疗效和以病择药的方法。例如肝气犯胃之胃脘痛,宜疏肝理气,选用柴胡疏肝散治之。此中必须注意各种"活"的因素,强调个体的特异性,进行加减化裁,如阴虚肝旺需防伤阴、夹食者必须消食、气逆者需降气等,必须逐一讲清,不可一带而过。只介绍柴胡疏肝散或金铃子散一方,相投即愈,或介绍大黄、甘草二药治之即效,均为不妥,当慎之。

2.**以理系纲,以纲系目,重视病因病机讲授**　病因病机是临床课中的理论部分,即使用中医的基础理论剖析病症的原因及发病机制。深透的讲授不但可使学生加强记忆,并可推演出临床的辨证类型,为证治打下基础。例如水肿一证,应透彻讲清"肺气通

调,脾气转输,肾气开阖"的三大机制和肺脾肾三脏功能障碍、三焦
决渎无权、膀胱气化不利所引起的病理变化,以及按肺、脾、肾三大
病位推演出风邪外袭、肺气失宣的风水泛滥型与脾虚湿阻、运化失
常的脾阳不振、肾阳衰微型,再强调一下湿郁化火还可引发湿热壅
盛一型。于是水肿各类型悉具,就能在掌握和记忆辨证类型方面
达到事半功倍的效果。

　　3. **触类旁通,讲清重点病因及辨证类型**　临床病证常以八纲
为主,结合致病因素及病邪侵犯部位推演出数个辨证类型,病型多
达七八个,每个证型均有主证、治则、方药,内容之多往往难以记
忆,若死记硬背,学生负担沉重,收效也差。为解决以上问题,只需
讲清具代表性的重点病型,余者即可触类旁通。在病因证治方面,
如眩晕与内伤头痛,病因证治十分相似,讲清肝阳上亢型眩晕的病
因治疗,肝阳头痛即可触类旁通。呕吐、泄泻、霍乱、痢疾病因均有
相通之处,讲清一证,余者可相互援引。教学中灵活地讲好异病同
治的法则和内容,对加强学生融会贯通的能力可起到积极作用。

　　在证候类型方面,如感冒一病,类型可多至 10 余型,只要重点
讲清寒热两型的特点,余者寒轻、热重、夹暑、夹湿、表寒里热、气
虚、阳虚、血虚、阴虚各型即可在寒热两型的基础上审因辨证,以证
求治。

　　利用病机归转的连续性进行推演讲授,如肝阳上亢多见眩晕
耳鸣、头胀痛、烦劳恼怒加重、面时潮红、少寐多梦、口苦、舌红、苔
黄、脉弦,使用天麻钩藤饮加减治疗。若出现面红目赤、心烦易怒、
咽干口苦、大便秘结,则应认为病及肝火,法当清泻,龙胆泻肝汤治
之。若出现头目晕眩、肢体麻木、四肢颤动等风动证候,则又应认
为病及肝风,法当平肝息风,治应羚羊钩藤汤。如此分肝阳、肝火、
肝风三段讲解,对帮助学生理解、加强记忆均有裨益。必须认识到

疾病辨证分型是为便于初学者的学习而根据某一疾病常见的自然症候群相对地制定了一些病型,临床中由于个体特异性及气候、性别、年龄、情志等诸多因素的影响,很难在一个疾病中找到一个标准型患者。多见者,往往是一病多证或一证多型的患者。这在辨证论治的灵活性方面就提出了很高的要求。只要运用急治其标、缓治其本的原则,找出主要病证,掌握住主要证型,变通灵活地制订治疗法则,选方、用药达到准确无误,就效果霍然。这一任务则应落实在临床课中解决,学生这一能力的熟练程度是未来临床水平高低的关键。

4. **立足实践,尽早步入临床**　中医学是门对实践要求高,需要长期积累经验的学科,中医临床课即是步入实践、传递经验的课程。为了培养学生的实践能力,为今后经验积累打好基础,必须立足临床,反复实践,方能成为未来临床实践的楷模。要训练中医病案的书写方法;要进行病案讨论,训练怎样活化书本知识;要学习如何搜集病历资料,分析证情主次,明快地阐明病理机制,熟悉治疗法则及方药的使用,达到灵活掌握辨证论治的目的。

5. **随师临证,临床应诊**　以上训练方法只是介于理论和实践的中间形式,理论部分仍占主导地位,不是真正的实践。"百闻不如一见","百见不如一做"。只有让学生及早地、广泛地、长期地深入临床,亲自采摘病史,归纳病因病理,制订治疗法则,独立处方用药,才是巩固所学知识的较好形式。

原随师抄方应诊的方法可以仿效,但笔者对目前只从一师到底的方式持有异见。目前院校毕业的带教老师尚少,老中医随师学医及家传者颇多,他们在个人经验方面是极其丰富的,但就知识的全面性方面尚有不足之处。为了不致院校培养的学生流于"哪个庙里的和尚读哪条经"的狭小局面,使学生有较宽阔的视野,积累丰富的经验,"扬各家之长,避一家之短",适当多从几位老师是有益的。

为了使理论和临床有机完好地结合起来,医学院校附属医院的建立和完善是当务之急。此中,临床各科的配齐和教师理论联系实践状况的改善更是迫在眉睫了。有关尽早步入临床,理论结合实践较好的形式,有如下几种。

(1)理论与实践课分段进行:现中医院校执行的两段做法,即基础课程结束后教学实习一阶段,为第一实践阶段;临床课结束后进行生产实习(即毕业实习),为第二实践阶段。这种做法,讲授理论与实践时距相差甚远,影响理论知识的理解和巩固。其优点是在一较长时间内能较全面完整地观察疾病的全过程,从而对某一疾病留下深刻的、完整的印象。在条件允许的情况下,能否实行边理论讲授边临床实践、讲一病证见一病证,或上午上理论课、下午进行临床实践,或者请患者临堂示教和学生下病房,进行真正的临床讲课,这对提高学生专业学习兴趣、加强临床课的生动活泼局面、帮助专业知识的理解和记忆有一定的好处。其缺点是讲一个病证见习一个病证的做法往往导致学生只能看到病证的某一片断,对全面掌握病情变化、有系统地进行辨证治疗尚有不足之处。究竟如何摆好以上二者关系,还有待进一步实践总结。

(2)古医案及典型病例的阅读和讨论:阅读古代医案是直接接受先人辨证论治经验的一种方式,可扩大学生知识领域,了解古代各家流派特色。这方面的问题,只有恳切希望有关部门重视并予解决,笔者就不纸上谈兵了。

第三十六章　浅论中医研究生
的素质培养

素质通常是指人的先天神经系统的特性，以及感觉和运动器官方面的特点。先天遗传素质只能为人的发展提供生理基础，只有在接受环境教育和改造客观世界的实践活动中才能逐步形成、进而构成人的后天思想政治素质、科学智能素质和生理心理素质。

中医研究生是中医教育事业培养的高级专门人才，如何加强对他们基本素质的培养、促使他们早日成才是研究生教育中不容忽视的课题之一。本文试就此做一粗浅的论述。

一、思想政治素质

社会主义高等教育要求具有优良政治素质的中医研究生，必须坚定社会主义方向，热爱祖国医药事业，培养为医学科学献身的精神。

1. **坚定正确的政治方向**　在我国改革开放、建设有中国特色社会主义的重要历时期，就是要坚持"一个中心，两个基本点"，保持清醒的头脑，不偏离社会主义方向。中医研究生必须把坚定正确的政治方向作为精神支柱和力量源泉,自觉克服各种背离社会主义的错误倾向,努力把自己培养成为社会主义建设的合格人才。

2. **强烈炽热的爱国情操** 研究生的爱国情操应集中表现为民族自尊心和民族自信心,表现为对祖国、对民族的前途命运的关心和对中医学的献身精神。

3. **高尚的道德品质** "医乃仁术",历代医家都把"仁爱救人""赤诚济世"作为事业的准则。研究生应该热爱医业,刻苦钻研业务,精益求精。必须具有爱人助人的精神,为医公正,努力担负起对患者、对社会、对医学科学、对整个人类应尽的职业道德义务和责任。

二、科学智能素质

广义而言,科学智能素质包括知识、智力和能力三个方面。良好的科学智能素质要求中医研究生不但要具有丰富的科学知识和较高的智力,而且还应具备较强的运用知识进行创造性劳动的能力。

1. **勤奋博学,建立合理的知识结构** 20世纪下半叶以来,现代医学随着多学科的不断渗透,出现了在微观上越来越深入、宏观上越来越扩展的既高度分化又高度综合的发展趋势。面对这种趋势,中医药应该如何与现代医学同步发展、如何走向现代化等问题已刻不容缓地摆在我们面前,同时也对中医药人才的知识结构提出了更新更高的要求。

首先,中医研究生必须具备精深的中医药专业核心知识,必须系统全面地学习和掌握中医药学的基础理论,不仅要精读《内经》《伤寒论》《金匮要略》《神农本草经》等经典专著,还要通晓辨证论治、理法方药的玄奥机制,特别是要根据自己的专业和研究方向,着力于专业知识的精深度和先进性,娴熟掌握各种高难度的专业技能。

其次,中医研究生必须在一定程度上学习和掌握现代医学理论,特别是其中观点较新、发展较快的生物化学、免疫学、分子生物学、遗传工程学和细胞生物学等。同时还应学习和掌握现代医学的一些科学诊疗技术,丰富自己的研究手段,如 X 线、同位素、超声波、电子扫描、心电图、脑电图、核磁共振等,以运用现代医学知识与技术为发展中医服务。

再次,中医研究生还应有广博的多学科知识。现代科学的发展,既向纵深发展,又交互渗透,自古以来中医就是借助同时代的科技成就同步发展,未来中医药学的发展也必定是在与众多学科的结合渗透中走向现代化。因此,作为高层次的中医药研究人才,其知识结构中的多学科知识应包括三个方面:一是与中医学相关的自然科学知识,如数学、物理、化学、系统论、信息论、控制论、生物全息论、耗散结构论和电子技术等;二是与中医学相关的社会科学、人文科学知识,如哲学、心理学、伦理学、社会学、天文学、地理学和历法学等;三是思维科学知识的掌握,此类知识有利于提高中医研究生的创造思维能力,提高观察力、记忆力、思维力、想象力和注意力。

2. 不断实践,努力提高学习研究能力　中医研究生必须具备较强的学习与科研能力,这就必须在实践中注重对自学能力、动手能力、表达能力和创造性研究能力的培养。

(1)自学能力:面对当代社会知识的急剧增长,培养自学能力在中医研究生的学习中具有重要的意义。研究生要能自行确定学习与研究的目标,制订学习研究计划,查阅文献资料,独立阅读与思考,独立分析综合,撰写心得报告,并对自学情况做出较为客观的评价,同时提高阅读古文和外文的能力。

(2)动手能力:动手能力主要是指进行实验操作或临床实践的能力,这是中医研究生学习与研究能力的重要方面。研究生既要熟练掌握一些实验操作技能技巧,独立完成临床基本操作,学会使用各种常用医疗器械设备,还应避免消极的模仿,减少盲目性。在实践中,必须手脑并用,将动手活动的全过程贯穿于脑活动之中。

(3)表达能力:主要是指语言表达、文字表达、图像表达和数理计算等能力。中医研究生在学习研究中经常要遇到课题设计、病例讨论、专题辩论、学术报告、实验报告、文献综述、撰写论文及论文答辩等,因而必须注重语文知识的学习,了解常用文体及其基本结构,掌握逻辑学知识,学会归纳问题,使思路周密、连贯,进而使表达趋于规范。

(4)创造性研究能力:在医学发展史上,从岐黄、神农,到华佗和孙思邈,无不以其卓越的创造性才能而名垂青史。创造性研究是中医研究生所有能力中的核心。科学研究的重要任务和特点就在于正确探索和揭示未知事物的本质和规律。在学习和研究中,研究生要有对未知事物探索的求知欲,要有新意,有创造,如此才能繁荣中医药学,才能促进中医学的发展。

三、身体素质及心理素质

中医研究生必须具有良好的身体素质及心理素质。要形成健康的心理,首先应该培养正确的价值观,从哲理高度来认识人生的意义,培养起符合社会发展需要的积极情感和社会主义人道主义情感,学会用唯物史观分析和认识社会尚存的不完善的方面,从而培养出健康的心理素质。同时,要经常持久地进行体育锻炼,以充沛的精力投入到学习和研究之中,并为今后的工作奠定良好的生理基础。

　　总之,一个人的思想道德素质、科学文化素质、身体素质、心理素质及创造才能等对他的整个事业都有着直接的影响。中医研究生基本素质的培养不仅关系到他们本人的成长,同时也关系到中医事业的发展与未来。每一个中医研究生都应有高度的历史责任感,努力提高自己各方面的素质,使自己早日成为社会主义建设的合格人才。

第三十七章 研究教学评价方法，探讨人才培养标准

衡量一所高等中医院校教育水平的标准，不仅要看它培养学生的数量，更重要的是看它培养出来的人才能在多大程度上适应社会发展的需要。随着我国高教体制改革的不断深入，中医药专业的毕业生已面临着"双向选择"的现实。"人才竞争岗位，岗位竞争人才"局面的形成，将促使高等中医院校必须建立使学校具有主动适应社会发展需要的有效机制，在激烈竞争的过程中不断改革发展。

严格地说，中医药人才培养标准的制订与评价方法的研究是有密切关系的，都是属于教育测量学的范畴，它们在办学质量评鉴的"目标评估"中均占有极其重要的地位，因此必须引入现代教学评价的理论和方法，结合本专业的实际情况来探索制订人才培养标准问题。

一、教学评价的性质及其与人才培养关系

教学评价是根据一定的价值标准对教学活动的成效对照教育

目标所规定的要求进行科学的判断。因此，教学评价的主体应该是与人才培养过程密切相关的一切教学活动。为了全面认识中医药人才培养标准及其评价的性质，有必要先对我国高等教育开展教学活动的一般性质进行概略的考察。

高校的教学，是学生在教师的引导下，系统学习科学知识和技能，发展智力和体质，树立社会主义道德品质的过程。根据我国新时期的教育方针，高等学校的教学主要有以下三个方面的任务。

1. *培养学生系统地掌握科学知识与技能*　人类世代积累的科学知识与技能是人们认识世界和有效地改造世界的基础，是人们进行创造活动的条件。

2. *促进学生智力与能力的发展*　学生在积累知识、掌握知识、运用知识进行创造的活动中，将形成与发展一定的智力与能力。学生的智力与能力是其以后主动地开拓知识与技能，以及发展能力的潜力所在。

3. *促进学生在政治、道德、心理和思想诸方面的素质得到全面发展*　作为社会主义大学，要注重培养学生具有坚定正确的政治方向，逐步形成辩证唯物主义世界观和社会主义的道德品质，使之成为社会主义事业的建设者和接班人。

另外，根据"教育要面向现代化，面向世界，面向未来"这三个方面的要求，我们所培养的社会主义现代化的人才，应具有以下四方面的素质：一是政治上能坚持四项基本原则，具有崇高的共产主义理想和道德品质，热爱祖国，热爱社会主义；二是具有接受新知识和对新事物有快速反应的能力，培养探索精神和创新意识；三是具有扎实的基础知识和丰富的专业知识，了解学科前沿，能接受新技术革命挑战；四是具有良好的心理素质和体能素质，能承受现代社会快节奏的压力。以上四方面，部分是通过学校各种教学活动得以实现的,而所有这些高等学校的教育目标和现代化人才的要求就构成我们确立中医药人才培养标准并进行教学评价的依据。

二、制订中医药人才培养标准应遵循的几个原则

如前所述,教学评价是一种价值判断的活动,我们应该遵照社会主义教育方针和教学目标所规范的要求,根据现代人才全面发展的标准,来认识中医药人才培养标准问题。而在解决这一问题之前,有必要就其确立标准的有关原则进行探索。我们认为,制订中医药人才培养标准应注意如下几个原则。

1. *坚持高等中医教育社会主义性质的原则* 坚持社会主义的办学方向是我国高等教育办学的指导原则。为此,在制订中医药人才培养标准的过程中,必须把毕业生是否适应我国社会主义政治、经济、文化、科技等发展的需要作为一个重要内容加以衡量。一切课程都有教育性,都必须把对学生的思想品德教育融于教学活动之中。教学内容、教学方法要体现面向现代化、面向世界、面向未来的要求,学校的一切教学工作必须贯彻教育与生产劳动相结合、促进人的全面发展的方针,用马克思主义的辩证唯物主义和历史唯物主义观点指导学校教学的全过程。

2. *坚持人才素质全面发展的原则* 在这方面,特别是在知识、能力、品德等方面,如何反映时代的特点,是高等中医药教育进行人才培养和质量评价过程中必须认真研究的问题。根据马克思主义关于人的全面发展的学说,以及党的教育方针和邓小平同志提出的教育"三个面向"的要求,我们认为,在制订中医药人才培养标准并实施教学质量的评价过程中,应对受教育者的思想品德素质、科学文化知识素质、能力素质、心理素质及身体素质等进行全

面的考察。

3. **坚持教学与临床实践相结合的原则**　坚持教学与生产劳动相结合,是马克思主义关于培养全面发展人才的基本观点,也是我国高等教育的基本方针之一。现代社会大工业生产具有现代科学技术与现代化的生产有机结合的特征,因此,实行教育与生产劳动相结合的原则更是培养现代化人才的需要。这一原则的贯彻,不仅要体现在教学计划的制定上,也要体现在各种教学活动之中。教学内容与教学方法的选择,应当力求与现代临床实践的需要和发展相适应,力求能反映现代中医药科技发展的水平。另外,在社会实践、临床实习及正在发展的产学合作教育中,既要注意满足专业的教育需要,也要重视从事临床实践与参加生产劳动的教育意义,对学生进行实践观点、劳动习惯的教育,培养学生重视实践、热爱劳动的优良思想品质,促进学生树立为人民服务的思想。

4. **坚持课内与课外相结合的原则**　高校的课堂教学是达到教育目的的基本途径,但不是唯一的途径,要注意引导学生课外的学习,培养学生的独立思考、独立开拓知识的习惯和能力。作为课堂教学之外的教学活动形式,如学术活动、社会实践与科学实践等,在人才全面发展过程中所具有的重要意义越来越为人们所认识。我院自 1986 年以来,已连续 9 年组织学生利用第二课堂开展中医药学术研讨活动,取得了显著的成效,1993 年被国家教委授予"优秀教学成果二等奖"。实践表明,学术研讨活动所形成的学术环境给学生以科学精神的熏陶,有助于他们及时获得最新的学术信息与知识,而社会实践和科学实验则是促使学生的知识通过实践转化为能力并进一步发展知识的途径。在这些教学活动中,学生有机会综合地运用所学过的知识技能,发挥自己的主动性和创造性,同时,这些活动又为课堂教学内容和方法提供新的信息,促进课堂教学的发展。

5. **坚持因材施教的原则**　未来的社会,"将是一个以个人自由发展为一切人自由发展的条件联合体",因此,在全面发展的概念中,不仅不排斥个人的个性发展,而且是以个人自由发展为条件的,可以说全面发展是个性发展的基础,个性发展又是全面发展的条件。坚持因材施教原则的目的在于引导学生使其个性得到发展,创造条件使学生得以按其自身条件、个人志向和社会需要,有选择地形成最佳知识结构和能力结构。因此,一切教学活动的进行和人才培养标准的制订都要很好地贯彻这一原则。

三、对中医专业学生毕业考核标准的初步设想

高等中医院校的毕业实习是按照教学计划进行的,在校教学过程的终末阶段,是学生对所学专业基础理论与专业知识的全面回顾和综合运用的实践教学过程。对于学生来说,这又是他们进入专业岗位之前的职业训练阶段。因此,毕业实习是使我们的培养对象进一步完善知识能力结构、使之适应社会用人部门需要的关键性教学环节。要保证这个环节的教学质量,除了必须研究和改革后期教学的体制和教学方法之外,还必须研究如何根据教学评价的一般方法和人才培养的一般要求,科学合理地进行毕业质量的考评鉴定,严格地把好人才的出口关,保证能向社会输送符合质量要求的中医药人才。

根据中医院校中医专业人才培养目标的要求,我们认为其考核内容的覆盖面必须能够基本上涵盖本专业人才质量要求的各个主要方面,并充分反映学生的知识与能力的协调水平,具体来说,可从如下几个方面着手。

1. **专业理论的掌握与运用能力**　通过卷面理论考核的方式,

考核其对开展本专业实际工作直接有关的基础理论知识和重要临床理论知识的掌握程度，前者应包括中医基础理论、中医诊断学、中药学和方剂学等，后者主要是中医内科学和西医临床基础。

2. **临床辨证论治能力**　直接通过实践过程考核和评价学生运用中医理论和四诊方法搜集与分析临床资料、诊断疾病、确定治疗方案和遣方用药的专业实践能力，同时评价学生在接触患者时的表述能力和协调医患关系等人际交往能力。

3. **临床急诊工作能力**　考核学生在急诊工作中对常见急症的分析判断和紧急处理能力，从而评价学生对专业知识和技能掌握的系统性及灵活运用能力、应变能力和与其他医护人员协作共事的能力。

4. **运用现代医学专业知识与技能的能力**　考核学生掌握现代医学查体方法和必要诊疗技术的一般水平，以及对常用实验室检查生理常数和临床意义的了解情况，从中评价学生对医疗工作的适应程度和与西医工作者共事协作的能力。

5. **医疗文件写作能力**　考核学生书写门诊病历、住院病历、病程记录、出院记录、检验申请单等医疗文件的写作水平，从中分析学生的临床思维及文字表述能力。

6. **文献检索与资料积累的能力**　考核学生对图书馆检索系统掌握与应用情况，以及实习过程中进行临床与科研资料积累的情况，从中评价学生摄取、整理和贮备信息的能力。

7. **论文写作与答辩能力**　考核学生在实习过程中开展临床研究、进行毕业论文撰写的情况，评价学生进行初步科研设计、临床观察、科研分析及综述文献资料等能力。

8. **外语与计算机水平**　考核其外语四、六级水平及计算机等级水平，以评价其全面发展自身素质，适应"三个面向"需要的基本情况。

9. 思想道德素质水平 根据学生在实习全过程中的表现，从实习态度、工作作风、组织纪律、医疗道德及履行实习医生职责等多方面进行综合考评鉴定。

总之，毕业考核标准的制订及方法的改革是中医院校后期教学改革的重要组成部分，也是制订中医药人才培养标准最主要的环节。其最终效益不仅在于客观全面地反映毕业生知识与能力的实际水平，而且可以促使学生在实习岗位上认真学习，还可以通过严格考核发现前后期教学中的薄弱环节，为教学改革提供大量的可靠的反馈信息，从而带动后期教学进行适应性的改革。因此，从这个意义上说，其根本目的，并非仅仅是为了评价我们的办学水平如何，更重要的是为学校输送合格人才起把关作用。当然，真正的把关应该是建立一个严格的"考核-评价-选优汰劣"的机制，只有建立起有权威的考核淘汰制，才可能真正把竞争机制引入教学领域，而最终使中医院校能够向社会输送大批知识与能力平衡发展的有用人才。